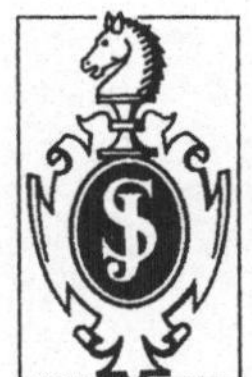

G. Hierholzer G. Kunze D. Peters (Hrsg.)

Kontaktallergie und Trauma
Neue Berufskrankheiten
Nr. 2108 bis Nr. 2110
Widerspruchsverfahren und Qualitätssicherung

Gutachtenkolloquium 9

Bearbeitet von
G. Hierholzer, P. M. Hax, U. Heitemeyer,
S. Hierholzer, H. Scheele

Mit 99 Abbildungen und 16 Tabellen

Springer-Verlag

Berlin Heidelberg New York
London Paris Tokyo
Hong Kong Barcelona
Budapest

Professor Dr. med Günther Hierholzer
Ärztlicher Direktor der Berufsgenossenschaftlichen Unfallklinik
Großenbaumer Allee 250, D-47249 Duisburg

Direktor Assessor Georg Kunze
Hauptgeschäftsführer der Maschinen-
und Metall-Berufsgenossenschaft,
Kreuzstraße 45, D-40210 Düsseldorf
und
Geschäftsführer des Landesverbandes Rheinland-Westfalen
der gewerblichen Berufsgenossenschaften,
Hoffnungstraße 2, D-45127 Essen

Direktor Assessor Dirk Peters
Stellv. Hauptgeschäftsführer der Hütten-
und Walzwerks-Berufsgenossenschaft,
Hoffnungstraße 2, D-45127 Essen
und
stellv. Geschäftsführer des Landesverbandes Rheinland-Westfalen
der gewerblichen Berufsgenossenschaften,
Hoffnungstraße 2, D-45127 Essen

Das Buch erscheint im Auftrage des Landesverbandes Rheinland-Westfalen
der gewerblichen Berufsgenossenschaften, Essen und
des Hauptverbandes der gewerblichen Berufsgenossenschaften, Sankt Augustin

---

ISBN-13:978-3-540-58089-8   e-ISBN-13:978-3-642-79055-3
DOI: 10.1007/978-3-642-79055-3

Die Deutsche Bibliothek – CIP-Einheitsaufnahme
Kontaktallergie und Trauma. Neue Berufskrankheiten Nr. 2108 bis Nr. 2110 [u.a.]. Mit 16 Tabellen. G. Hierhol-
zer ... (Hrsg.). [Im Auftr. des Landesverbandes Rheinland-Westfalen der Gewerblichen Berufsgenossenschaft,
Essen und des Hauptverbandes der Gewerblichen Berufsgenossenschaften, Sankt Augustin]. – Berlin; Heidel-
berg; New York; London; Paris; Tokyo; Hong Kong; Barcelona; Budapest: Springer, 1994
(Gutachtenkolloquium; 9)   ISBN-13:978-3-540-58089-8
NE: Hierholzer, Günther [Hrsg.]; Neue Berufskrankheiten Nr. 2108 bis Nr. 2110; Gutachtenkolloquium: Gutachtenkolloquium

Gesamtherstellung: E. Kieser, 86356 Neusäß
SPIN: 10128949   24/3130-5 4 3 2 1 0 – Gedruckt auf säurefreiem Papier

Vorwort und Laudatio für Herrn Professor Dr. med. J. Probst

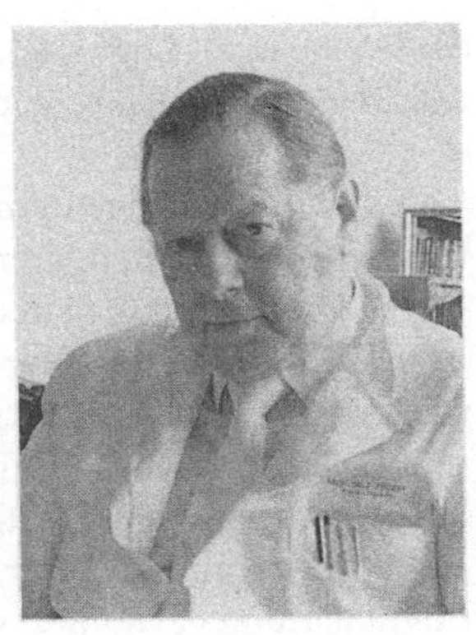

Mit dem 10. Duisburger Gutachtenkolloquium verfolgen wir zwei Ziele. Es sind fachlich aktuelle Fragen aufgerufen, wir haben uns aber auch vorgenommen, die Disputation zu Ehren von Herrn Professor Dr. Jürgen Probst durchzuführen. Mit diesem Zeichen wollen wir keinesfalls in Konkurrenz treten zu der Ehrung, die Herr Kollege Probst in diesem Jahr durch den Trägerverein der Berufsgenossenschaftlichen Unfallklinik in Murnau und durch den Landesverband Bayern und Sachsen in eindrucksvoller und wohltuender Form erfahren hat. Der Zusammenhang unserer obengenannten Ziele liegt in der unfallchirurgischen Vorgeschichte der 60er und 70er Jahre.

Bekanntlich hat vor rund 30 Jahren ein bestimmter Aufgabenbereich der Unfallchirurgie eine besondere und die Kräfte weitgehend bindende Entwicklung genommen. Ich spreche damit die Osteosyntheseverfahren an, d. h. die operative Frakturbehandlung, und es gab in dieser Zeit keinen qualifizierten Unfallchirurgen, der sich an dieser modernen Aufgabe nicht beteiligen wollte.

Herr Professor Probst hat nun insofern ein bemerkenswertes Beispiel gegeben, als er in dieser Phase früher und intensiver als andere auf die ebenfalls zu beachtende Bedeutung der chirurgischen Begutachtung hingewiesen hat und sich diesem Aufgabenbereich aktiv im Sinne der praktischen Durchführung, in Form der klinisch-wissenschaftlichen Bearbeitung, und lehrend widmete.

Die Osteosynthese verlor in den letzten Jahren zwar nicht grundsätzlich an Bedeutung, die Verfahren sind aber inzwischen doch weitgehend standardisiert, und die Entwicklung gleicht dem Fortgang einer Detailarbeit in weniger spektakulären Schritten.

Das Gutachtenwesen hat in den letzten Jahren dagegen eine Renaissance erfahren, und wir sollten in der Chirurgie Herrn Professor Probst dankbar dafür sein, daß er uns vorangehend dafür den Weg gewiesen und die Augen geöffnet hat.

Wir sind zusammengekommen, um neu aufgetretene Fragen der chirurgischen Begutachtung in Zusammenarbeit mit Verwaltungsjuristen, Vertretern der technischen Berufe und Ärzten zu bearbeiten, aber auch Probleme zu diskutieren, die sich wiederkehrend stellen. Ein besonderes Anliegen liegt auch darin, dem Gebot der Transparenz der Begutachtung und der Entscheidungsabläufe der Versicherungsträger Rechnung zu tragen.

Es stellt sich bei dem Kolloquium eine Tradition ein, der Leistung verdienter Einzelpersonen Respekt zu zollen und ein Wort des Dankes zu sagen. Dies richtet sich in diesem Jahr an Herrn Professor Probst. Er ist seit 1955 im Dienst der Berufsgenossenschaften. Seine wichtigsten Lehrer waren Alfons Lob und Georg Maurer. Mit einem umfangreichen Rüstzeug ausgestattet übernahm er 1969 als Ärztlicher Direktor die Leitung der Berufsgenossenschaftlichen Unfallklinik in Murnau.

In Murnau hat Herr Kollege Probst sich natürlich nicht nur der Begutachtung gewidmet, sondern er hatte auch einen wesentlichen Anteil am Um- und Neubau der Klinik, aus der inzwischen ein traumatologisches Zentrum mit allen angrenzenden Fachabteilungen geworden ist. Wichtige Daten seiner Laufbahn sind die Habilitation 1972, die Ernennung zum Professor 1977, die Präsidentschaft der Deutschen Gesellschaft für Plastische und Wiederherstellungschirurgie 1977 und der Deutschen Gesellschaft für Unfallheilkunde im Jubiläumsjahr 1982. 1984 war er Vorsitzender der Bayerischen Chirurgenvereinigung. Das Amt des Generalsekretärs der Deutschen Gesellschaft für Unfallchirurgie hatte er früher über Jahre hindurch schon inne und übt es seit 1989 erneut mit Erfolg aus. Herr Probst ist bekannt als ein hochverdienter Kliniker und klinischer Wissenschaftler.

Die Aufgabe im klinischen Hauptamt übergab Herr Kollege Probst im April 1993 an Herrn Priv.-Doz. Dr. Bühren, dafür übt er nun die Ehrenämter in zahlreicher Form „hauptamtlich" weiter aus, wie z.B. als Beratender Arzt des Landesverbandes Bayern/Sachsen der gewerblichen Berufsgenossenschaften.

Der Terminkalender von Herrn Professor Probst läßt daran zweifeln, ob er derzeit schon genügend Muße findet, um seinen besonderen historischen Neigungen nachzugehen und dieserhalb die Literatur zu bereichern.

Verbunden mit dem Dank aller, die das Duisburger Gutachtenkolloquium tragen, richtet sich unsere Hoffnung auf eine weitere aktive Zusammenarbeit. Wir verbinden damit die besten Wünsche für bevorstehende Jahre in Gesundheit, und wir grüßen den alten Freund und den jungen Ehrengast.

G. Hierholzer

Inhaltsverzeichnis

VIII

Autorenverzeichnis

ASMUS, B. G., Dr. med., Berufsgenossenschaftliche Unfallklinik,
Großenbaumer Allee 250, D-47249 Duisburg

BILOW, H., Dr. med., Abteilungen für Orthopädie und
Querschnittlähmungen, Berufsgenossenschaftliche Unfallklinik,
Schnarrenbergstr. 95, D-72076 Tübingen

BINDEMANN, D., Assessor, BV Köln der Maschinenbau- und
Metall-Berufsgenossenschaft, Bergisch Gladbacher Str. 3,
D-51065 Köln

BOLM-AUDORFF, U., Dr. med., Hessisches Sozialministerium,
Dostojewskistr. 4, D-65187 Wiesbaden

BONNERMANN, R., Dr. jur., BV Bochum der Bergbau-Berufsgenossen-
schaft, Waldring 97, D-44789 Bochum

BRANDENBURG, ST., Dr. jur., BV Bochum der Berufsgenossenschaft für
Gesundheitsdienst und Wohlfahrtspflege, Kurt-Schumacher-Platz 3–7,
D-44789 Bochum

DÜRR, W., Professor Dr. med., Unfallchirurgische Abteilung,
Evang. Stift St. Martin, Johannes-Müller-Str. 7 D-56068 Koblenz

ECHTERMEYER, W., Professor Dr. med., Unfallchirurgische Klinik,
Klinikum Minden, Friedrichstr. 17, D-32427 Minden

EICHENDORF W., Dr. rer. nat., Abteilung Öffentlichkeitsarbeit,
Hauptverband der gewerblichen Berufsgenossenschaften,
Alte Heerstr. 111, D-53757 Sankt Augustin

EILEBRECHT, G., Assessor, BV Dortmund der Bau-Berufsgenossenschaft
Wuppertal, Kronprinzenstr. 62–66, D-44135 Dortmund

EKKERNKAMP, A., Priv.-Doz. Dr. med., Chirurgische Klinik und Poliklinik,
Berufsgenossenschaftliche Kliniken Bergmannsheil – Universitätsklinik, Gilsingstr. 14, D-44789 Bochum

ERLINGHAGEN, N., Assessor, Sektion III der Steinbruchs-Berufsgenossen-
schaft, Hausdorffstr. 102, D-53129 Bonn

HAX, P.-M., Dr. med., Berufsgenossenschaftliche Unfallklinik,
Großenbaumer Allee 250, D-47249 Duisburg

HEITEMEYER, U., Priv.-Doz. Dr. med., Berufsgenossenschaftliche
Unfallklinik, Großenbaumer Allee 250, D-47249 Duisburg

HIERHOLZER, G., Professor Dr. med., Berufsgenossenschaftliche
Unfallklinik, Großenbaumer Allee 250, D-47249 Duisburg

HIERHOLZER, S., Dr. med., Berufsgenossenschaftliche Unfallklinik,
Großenbaumer Allee 250, D-47249 Duisburg

JOSTEN, CH., Priv.-Doz. Dr. med., Chirurgische Klinik und Poliklinik,
Berufsgenossenschaftliche Kliniken Bergmannsheil – Universitätsklinik, Gilsingstr. 14, D-44789 Bochum

KAISER, V., Dr. jur., BV Stuttgart der Holz-Berufsgenossenschaft,
Vollmoellerstr. 11, D-70563 Stuttgart

KLOSE, R., Dr. med., Berufsgenossenschaftliche Unfallklinik,
Großenbaumer Allee 250, D-47249 Duisburg

KUHN, ST., TAD Mainz der Berufsgenossenschaft für Gesundheitsdienst
und Wohlfahrtspflege, Göttelmannstr. 3, D-55130 Mainz

LÖPMEIER, P., Dipl.-Ing., BV Bremen der Großhandels- und Lagerei-
Berufsgenossenschaft, Bürgermeister-Smidt-Str. 59–61,
D-28195 Bremen

MEHRHOFF, F., Dr. jur., Hauptverband der gewerblichen Berufsgenossenschaften, Alte Heerstr. 111, D-53757 Sankt Augustin

MÜLLER, K. H., Professor Dr. med., Klinik für Unfall- und Wiederherstellungschirurgie, Ferdinand-Sauerbruch-Klinikum,
Arrenberger Str. 20–56, D-42117 Wuppertal

MÜNCH, TH., Orthopädietechnik, Großenbaumer Allee 250,
D-47249 Duisburg

MÜNCHOW, R.-G., Hannoversche Allgemeine Zeitung, Bemeroder Str. 58,
D-30559 Hannover

NEHLS, J., Assessor, BV Erfurt der Holz-Berufsgenossenschaft,
Theo-Neubauer-Str. 14–18, D-99085 Erfurt

OEHME, J., Assessor, Gebietsverwaltung Ost der Tiefbau-Berufsgenos-
senschaft, Helmstedter Str. 2, D-10717 Berlin

PANTER, W., Dr. med., Betriebsarztzentrum der Hüttenwerke Krupp
Mannesmann GmbH, Ehinger Str. 227, D-47259 Duisburg

PAUL, R., Dipl.-Ing., Technische Abteilung der BV Dortmund der
Bau-Berufsgenossenschaft Wuppertal, Kronprinzenstr. 67,
D-44135 Dortmund

PETERS, D., Assessor, Landesverband Rheinland-Westfalen der
gewerblichen Berufsgenossenschaften, Hoffnungstr. 2, D-45127 Essen

PLINSKE, W., BV Würzburg der Berufsgenossenschaft für Gesundheitsdienst und Wohlfahrtspflege, Franz-Ludwig-Str. 9a, D-97072 Würzburg

PROBST, J., Professor Dr. med., Asamallee 10, D-82418 Murnau/Staffelsee

RAKOSKI, J., Professor Dr. med., Dermatologische Klinik der TU
München, Biedersteiner Str. 29, D-80802 München

RICKE, W., Assessor, Großhandels- und Lagerei-Berufsgenossenschaft,
M 5, 7, D-68161 Mannheim

ROESGEN, M., Priv.-Doz. Dr. med., Abteilung Unfallchirurgie, Kliniken der
Landeshauptstadt Düsseldorf, Krankenhaus Benrath, Urdenbacher
Allee 83, D-40593 Düsseldorf

Rüschenschmidt, H., Dipl.-Ing., BV Dortmund der Maschinenbau- und Metall-Berufsgenossenschaft, Poststr. 8, D-44137 Dortmund

Scheele, H., Dr. med., Chirurgische Klinik, Krankenhaus Maria Hilf, Sandradstr. 43, D-41061 Mönchengladbach

Scheuer, I., Priv.-Doz. Dr. med., Unfallchirurgische Klinik am Kreiskrankenhaus, Schwarzenmoorstr. 70, D-32049 Herford

Schröter, F., Dr. med., Institut für Medizinische Begutachtung, Landgraf-Karl-Str. 21, D-34131 Kassel

Schwerdtfeger, U., Assessor, BV Köln der Holz-Berufsgenossenschaft, Kalscheurer Weg 12, D-50969 Köln

Settner, M., Dr. med., Berufsgenossenschaftliche Unfallklinik, Großenbaumer Allee 250, D-47249 Duisburg

Szymanski, H., Dipl.-Ing., Bereich Arbeitswirtschaft, EBG Gesellschaft für elektromagnetische Werkstoffe mbH, Castroper Str. 228, D-44791 Bochum

Welsch, K., Abt. FSK, Albingia-Versicherungs AG, Ballindamm 39, D-20095 Hamburg

Teil I
Kontaktallergie und Hautirritation in der Traumatologie – ohne Berücksichtigung von Hautexterna

Die Metallallergie bei Osteosynthesen – Pathophysiologie, Epidemiologie

S. Hierholzer

Einleitung

Zum jetzigen Zeitpunkt orientieren sich Diskussion und Untersuchungen im Zusammenhang mit der Osteosynthese im wesentlichen an der Vermeidung von Komplikationen. Im Zentrum des Interesses stehen dabei Pathophysiologie und Pathomorphologie der frischen Fraktur und der Knochenheilung, die Biomechanik der Osteosynthese und ihre Auswirkung auf die Knochenheilung. Zusätzlich finden Gewebereaktionen im Zusammenhang mit therapeutischen Eingriffen, mit der bakteriellen Besiedelung und Infektion, die Infektabwehrmechanismen und die Implantat-Gewebe-Interaktion Beachtung. Die Implantat-Gewebe-Interaktion bezieht sich auch auf den Zusammenhang zwischen der Komplikation nach Osteosynthese und der Metallallergie. Hieraus leitet sich die versicherungsrechtliche Relevanz der Frage ab.

Implantat-Gewebe-Interaktion

Schematisch läßt sich die Implantat-Gewebe-Interaktion [7] gliedern in Vorgänge am Implantat und im Organismus. Zeitlich gesehen kommt es zunächst zur Korrosion des Implantates mit Anreicherung der Metalle im Implantatkontaktgewebe. Dadurch können dann allgemeine und lokale Reaktionen im Organismus entstehen.

Implantat-Gewebe-Interaktion ist die Summe aus:

- Korrosion des Implantates, Metallanreicherung im Gewebe,
- Sensibilisierung gegen Metalle,
- lokaler Gewebereaktion.

Korrosion des Implantates, Metallanreicherung im Implantatkontaktgewebe

Zur Fertigung der Mehrzahl der Osteosyntheseimplantate wird heute standardisierter austenitischer rostfreier Stahl der ISO-Norm 5832-1 verwendet

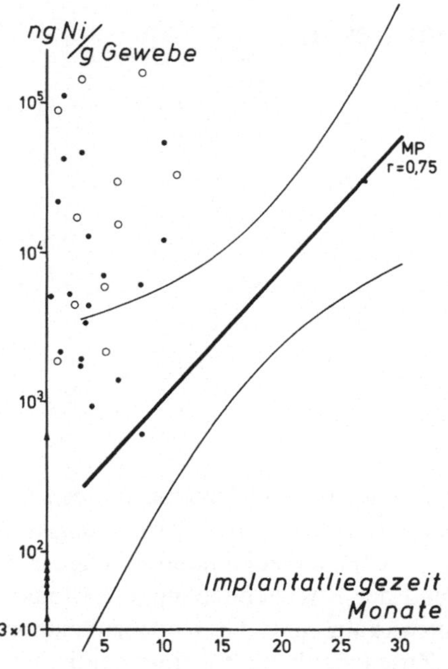

Abb. 1. Nickelanreicherung im Implantat-kontaktgewebe in Abhängigkeit von der Implantatliegezeit. Regressionsgerade für Nickel mit 95%igem Vertrauensbereich (Implantatkontaktgewebe von Osteosynthesen mit unauffälligem postoperativem Verlauf). ▲ Gewebe ohne Implantat, ○ Implantatkontaktgewebe von Osteosynthesen mit aseptischen Komplikationen, ● Implantatkontaktgewebe von infizierten Osteosynthesen

Tabelle 1. Implantatstahl, ISO-Norm, Analyse D (%, m/m)

Element	ISO-58322-1
C	>0.03
Si	>1.0
Mn	>2.0
P	>0.025
S	>0.010
N	>0.10
Cr	17–19
Ni	13–15
Cu	>0.50
Fe	Rest

(Tabelle 1). Trotz der Korrosionsresistenz dieses Materials und trotz adäquater Operationstechnik können dennoch physikalische (und chemische Beanspruchungen zur Korrosion führen [7]. Hierbei handelt es sich vorwiegend um Lokalkorrosionen, die im Bereich von Metall-auf-Metall-Kontakten entstehen: Die an der Metalloberfläche durch ständigen Sauerstoffaustausch aufrechterhaltene schützende Passivschicht wird im Bereich von Schraubenkopf-Plattenloch-Kontaktstellen geschwächt. Damit sinkt die Korrosionsbeständigkeit in diesem Bereich, es entsteht eine Spaltkorrosion. Im chloridhaltigen Milieu des umgebenden Gewebes kann nun die Korrosion durch Lochfraß verstärkt werden. Diese Kombination von Reib-, Spalt- und Lochfraßkorrosion ist besonders dort anzutreffen, wo Mikrobewegungen stattfinden.

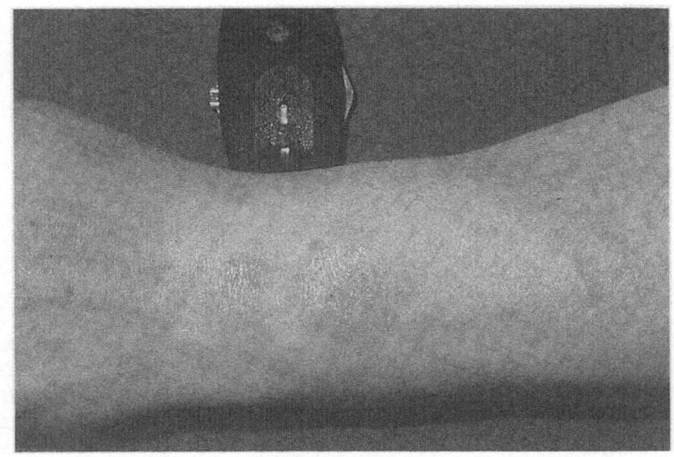

Abb. 2. Klinisches Beispiel: allergisches Kontaktekzem im Bereich eines Uhrarmbandes

Unsere Metallkonzentrationsbestimmungen im Implantatkontaktgewebe bei unterschiedlichen Patientengruppen ergaben die folgenden Resultate [7]: Das Implantatkontaktgewebe im Bereich komplikationsloser Osteosynthesen wird in Abhängigkeit von der Implantatliegezeit insbesondere mit den implantatspezifischen Metallen Nickel (Abb. 1) und Chrom angereichert. Im Bereich von Osteosynthesen mit verzögerter Knochenbruchheilung und bei Patienten mit infizierten Osteosynthesen ist diese Metallfreisetzung aufgrund von Implantatlockerung noch verstärkt.

In der vorliegenden Studie wurden sehr hohe Nickel- bzw. Chromkonzentrationen bereits kurz nach der Osteosynthese nachgewiesen. Da aus der Dermatologie bekannt ist, daß Nickel und Chrom als wichtige legierungsspezifische Metalle zu den häufigsten Allergenen für eine Kontaktallergie gehören [1] und die Allergisierungsrate mit dem Ausmaß der Exposition korreliert [11], wird die Frage nach epidemiologischen Untersuchungen und dem ursächlichen Zusammenhang zwischen Metallallergie und Komplikation nach Osteosynthesen relevant.

Immunologische Reaktionen, Sensibilisierung gegen Metalle

Die „Verträglichkeit" eines Stoffes im Organismus wird bestimmt durch seine Biokompatibilität. Diese beinhaltet nach dem heutigen Verständnis alle Körperreaktionen auf den Stoff – also die allgemeinen und lokalen – wie auch das Materialverhalten im biologischen Gewebe. Es wird also mit dem Komplex der Biokompatibilität eines Stoffes seine Toxizität, Allergenität, Mutagenität und Kanzerogenität subsumiert. Dem derzeitigen Wissensstand zu Folge spielen Fragen der Mutagenität und Kanzerogenität für das hier zur Diskussion stehende Material – d. h. den für Implantate verwendeten rostfreien Stahl –

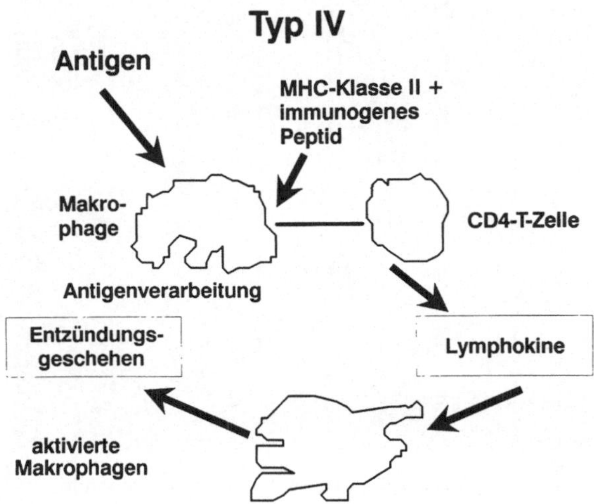

Abb. 3. Pathophysiologische Abläufe bei der Überempfindlichkeitsreaktion Typ IV, einer zellgebundenen Immunreaktion, dem allergischen Kontaktekzem

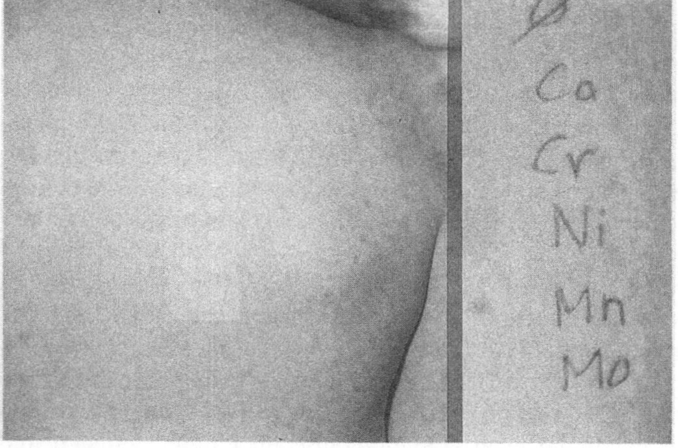

Abb. 4. Epikutantest in situ, positive Hautreaktion gegen Nickel 72 h nach Testbeginn

keine praktische Rolle. Wir haben uns also bei der Beantwortung versicherungsrechtlicher Fragen im Zusammenhang mit der Osteosynthese und Metallallergie im wesentlichen mit der Immunreaktion an Knochen und Haut zu beschäftigen.

Das allergische Kontaktekzem ist durch eine ausgiebige Entzündungsreaktion gekennzeichnet (Abb. 2). Es ergibt sich konsequenterweise die Frage, welche Reaktion im Implantatlager entsteht, wenn ein Patient mit einer Osteosynthese und einem Chrom-Nickel-Stahl-Implantat eine Allergie gegen ein implantatspezifisches Metall hat oder während der Implantatliegezeit entwikkelt. Schließlich ist die Frage nach dem pathogenetischen Zusammenhang zwischen Metallallergie und Komplikation nach Osteosynthesen zu stellen [2, 6, 8].

Tabelle 2. Epikutantest

Substanzen in Vaseline, Konzentrationen (%)

$CoCl_2$	1
$K_2Cr_2O_7$	0.5
$NiSO_4$	2.5
$MnCl_2$	0.5
$MoCl_2$	1

Tabelle 3. Allergieraten bei Patienten mit unterschiedlichen Verläufen nach Osteosynthesen

Verlauf nach Osteosynthesen	Metallallergie n	Rate %(n)	Weiblich	Männlich	Ni	Cr	Co
Ohne Befund	208	3.9 (8)			8	7	3
Aseptische Komplikation	230	10.4[a] (24)	14	10	21	4	3
Septische Komplikation	267	10.1[a] (27)	13	14	26	2	4

[a] Mit dem χ^2-Test ermittelte statistische Signifikanz zur Patientengruppe mit komplikationslosem postoperativem Verlauf.

Die hier diskutierten Allergien sind im Gegensatz z. B. zur klassischen Penicillinallergie zellgebundene Überempfindlichkeitsreaktionen vom Typ IV. Die pathophysiologischen Abläufe z. B. bei der allergischen Kontaktdermatitis spielen sich dabei wie folgt ab [4]: Metallionen (= spezifische Haptene) werden nach Bindung an ein epidermales Trägerprotein zum Antigen, das von Langerhans-Zellen (Makrophagen der Haut) erkannt wird. Unter Mitwirkung von Antigen-reaktiven T-Lymphozyten, nach Freisetzung von Lymphokinen und unter Beteiligung weiterer Subspezies von Lymphozyten und aktivierten Makrophagen, kommt es zur Ausbildung einer Immunreaktion, der zellgebundenen Überempfindlichkeitsreaktion. Diese Abläufe haben eine Entzündung dort zur Folge, wo Metalle angereichert sind. Bei der allergischen Kontaktdermatitis zeigen sich die Hauteffloreszenzen sehr bald sekundär keimbesiedelt (Abb. 3).

Für die epidemiologischen Untersuchungen wurden die Metallallergieraten bei unterschiedlichen Patientengruppen bestimmt. Die Testung erfolgte mit dem Epicutantest und handelsüblichen Standardtestsubstanzen für Chrom, Nikkel und Kobalt entsprechend den von der „International Contact Dermatitis Research Group" (ICDRG) empfohlenen Konzentrationen [1]. Zusätzlich testeten wir Molybdän- und Mangan-Vaseline-Aufbereitungen in den genannten Konzentrationen (Tabelle 2). Die positive Reaktion zeigt sich in einem

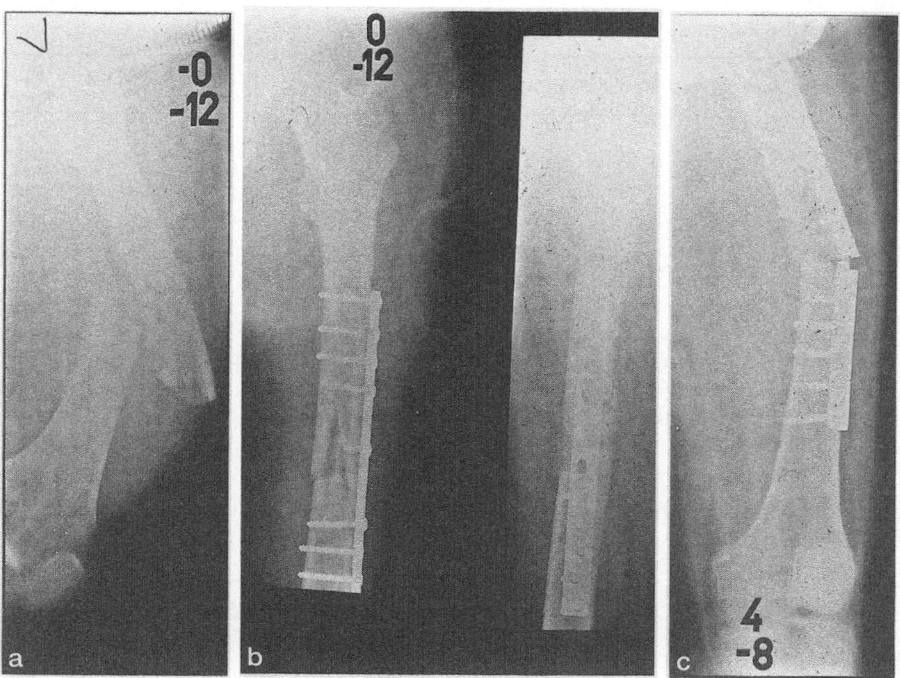

Abb. 5a–c

papulovesikulären Erythem mit Punctum maximum nicht vor 48 h nach Testbeginn (Abb. 4). Die folgenden Befunde wurden erhoben (Tabelle 3):

1. Patienten mit komplikationslosem Verlauf nach Osteosynthesen zeigten eine Metallallergierate von etwa 4% (Tabelle 3). Bei dieser Personengruppe ist der Wettlauf zwischen Gewebeproliferation und Entzündungsreaktion infolge der Überempfindlichkeitsreaktion Typ IV zugunsten der Gewebereparation abgelaufen.
2. Bei etwa 10% der Patienten mit verzögerter Knochenheilung nach Osteosynthesen bestand eine Allergie gegen Nickel und/oder Chrom, und/oder Kobalt (Tabelle 3). Der Unterschied ist bei einer Irrtumswahrscheinlichkeit von 5% gegenüber der Kontrollgruppe mit dem χ^2-Test statistisch zu sichern. Häufig waren diese postoperativen Verläufe langwierig und mündeten – trotz biomechanisch adäquater Osteosyntheseformen – in eine hypertrophe Pseudarthrose (Abb. 5; -12 bis 12). Nach erneuter Reosteosynthese mit einem Titanimplantat kam es dann zügig zur knöchernen Abheilung (Abb. 5; 0, 14).
3. Ebenso konnte bei etwa 10% der Patienten mit infizierten Osteosynthesen eine Metallallergie nachgewiesen werden (Tabelle 3) (Abb. 6). Auch dieser Unterschied ist mit dem χ^2-Test bei einer Irrtumswahrscheinlichkeit von 5% statistisch zu sichern. Häufigste Allergene waren Nickel und Chrom, gefolgt von Kobalt. Gegen Mangan und Molybdän konnten wir bisher eine Allergie nicht nachweisen (Tabelle 3).

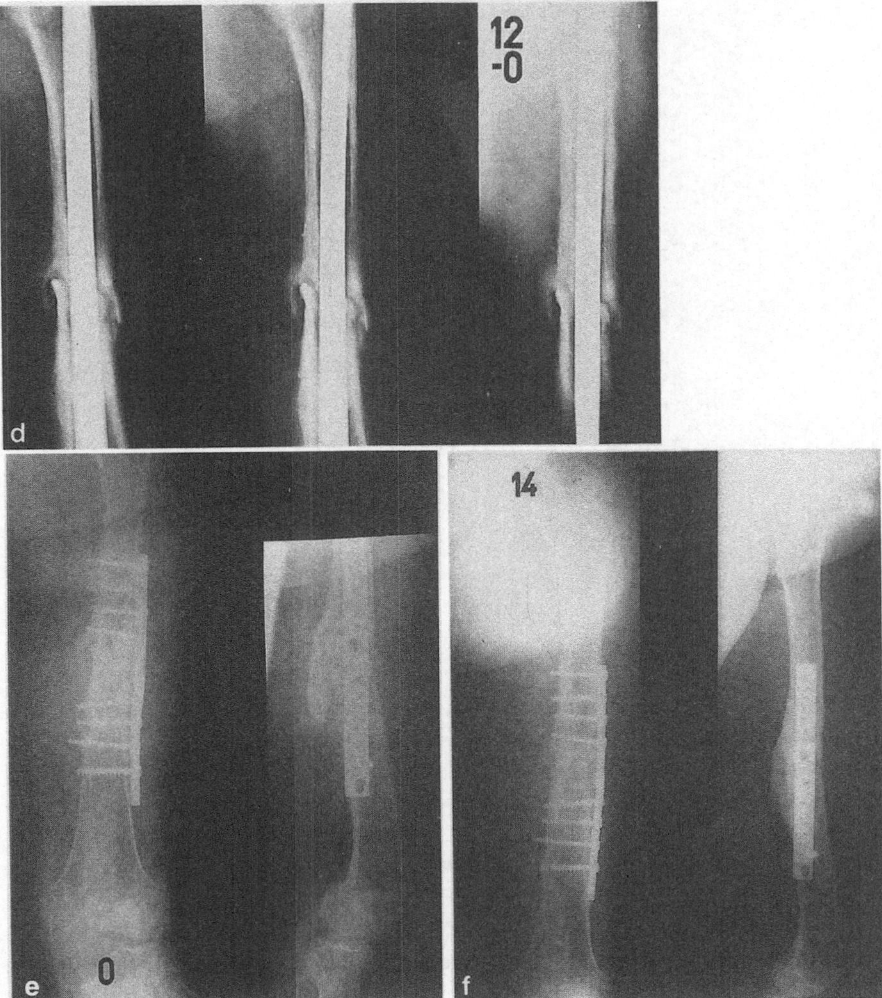

Abb. 5 a–f. Exemplarischer Verlauf einer aseptischen Komplikation nach einer Osteosynthese bei Metallallergie. **a** Femurfraktur, **b** primäre Plattenosteosynthese mit Chrom-Nickel-Stahl-Implantat. Bereits vor der Operation bestehende Nickelallergie (Allergiepaß!). **c** Plattenbruch bei fehlender knöcherner Durchbauung. **d** Marknagelosteosynthese (erneut Chrom-Nickel-Stahl-Implantat, inzwischen 12 Monate nach dem Unfall und nach 2 Revisionseingriffen). **e** Verlegung in unsere Klinik zur Behandlung der hypertrophen Pseudarthrose. Bestätigung der Nickelallergie durch erneute Testung. **f** Nach der Reosteosynthese mit einem **Titanimplantat** zügige knöcherne Durchbauung der Pseudarthrose

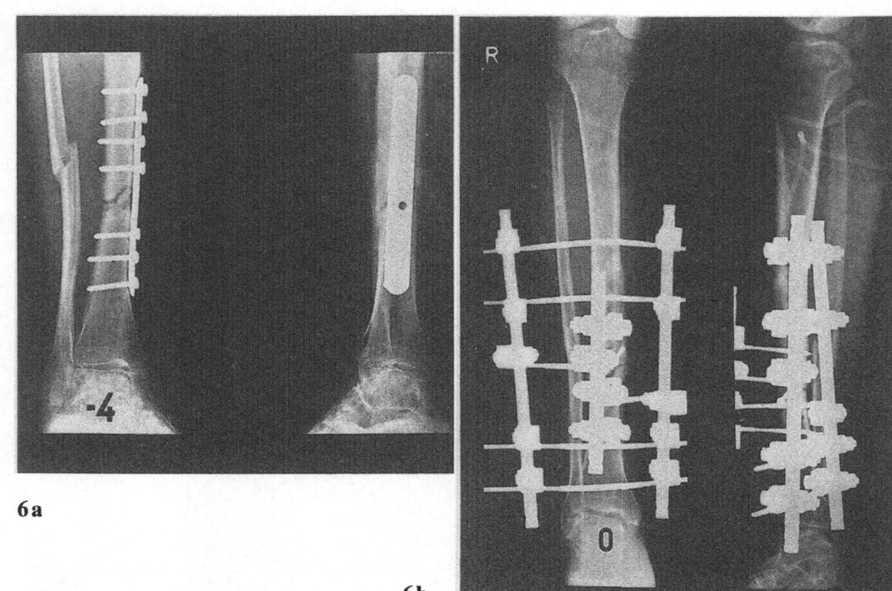

6a

6b

Hier stellt sich nun die Frage nach dem ursächlichen Zusammenhang zwischen der Ausbildung einer Allergie und der Komplikation nach einer Osteosynthese. Sie läßt sich an Hand des zeitlichen Ablaufs diskutieren. Dabei ergeben sich für die versicherungsrechtliche Diskussion die folgenden beiden Möglichkeiten:

Eine Metallallergie ist präexistent. Sie wird aufgrund der Metallfreisetzung aus dem Implantat nach der Osteosynthese pathophysiologisch relevant: Soweit an Hand der dermatologischen Anamnese analysierbar, hatten mindestens 24 von 35 Frauen mit Metallallergie entsprechende Reaktionen beim Tragen von Uhrbändern, Kettchen usw. bereits vor der Osteosynthese, so daß von einer vorbestehenden Metallallergie ausgegangen werden mußte (Tabelle 4).

Wie vielschichtig allerdings dieses Problem ist, zeigt das Beispiel einer Patientin aus dem eigenen Krankengut zu Beginn unserer Untersuchungen. Diese bekam bei präoperativ bekannter Metallallergie (Allergiepaß u. a. für Nickel) 12 Tage nach einer Unterarmosteosynthese nur über dem Radius eine Wundheilungsstörung (Abb. 7). In diesem Zusammenhang ist auf die Allergierate von 3–4% bei Patienten zu verweisen, die bei bestehender Metallallergie klinisch komplikationslose Verläufe mit adäquater Frakturheilungszeit zeigen (Tabelle 3). Darüber hinaus wird das Schicksal einer Osteosynthese bei Metallallergie durch weitere pathogenetische Faktoren bestimmt, und zwar durch das Ausmaß der iatrogen bedingten bakteriellen Kontamination und Gewebeschädigung; es ist zu diskutieren, ob bei einer zusätzlichen „Noxe" – d. h. der Metallallergie – zur Manifestation einer Komplikation ein geringeres Schädigungsmaß ausreicht.

10

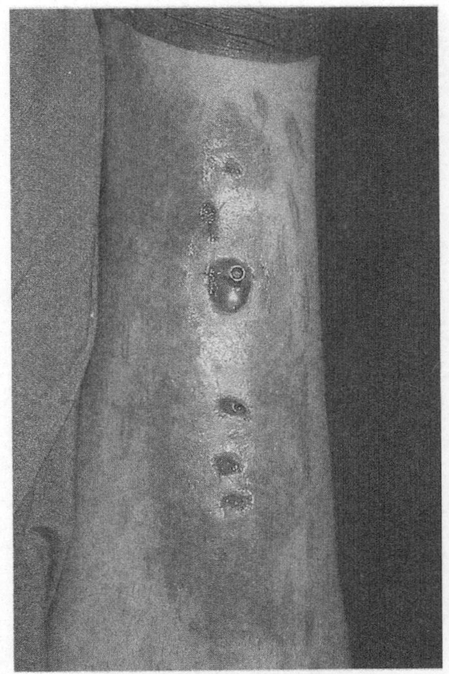

6c

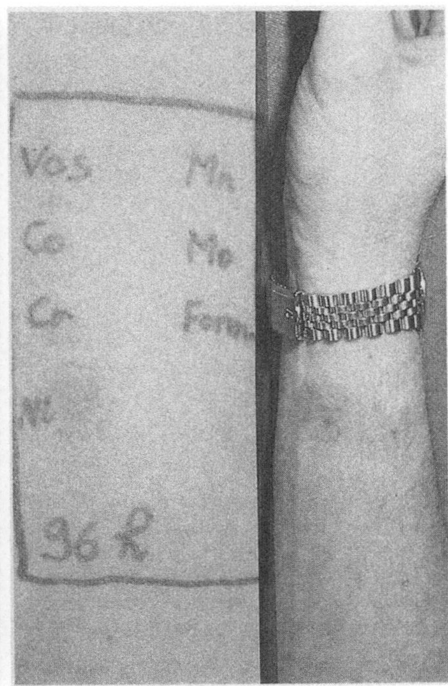

6d

6e

Abb. 6a–e. Exemplarischer Verlauf einer septischen Komplikation nach einer Osteosynthese bei bestehender Metallallergie.
a, b 6 Monate nach Unterschenkelosteosynthese mit nachfolgender Infektion. Bei Verlegung in unsere Klinik röntgenologisch ausgeprägte Lyse im Plattenlager und Hautulzerationen über dem Implantat.
c Hier Nachweis einer Nickelallergie mit typischem papulovesikulärem Exanthem noch 96 h nach Testbeginn, Unverträglichkeit im Bereich eines Uhrarmbandes (**d**) bereits vor der Erstoperation. **e** Nach Entfernung der Chrom-Nickel-Stahl-Platte, Sequestrotomie, Fixateur-Externe-Osteosynthese Abheilung der Weichteile und der Fraktur

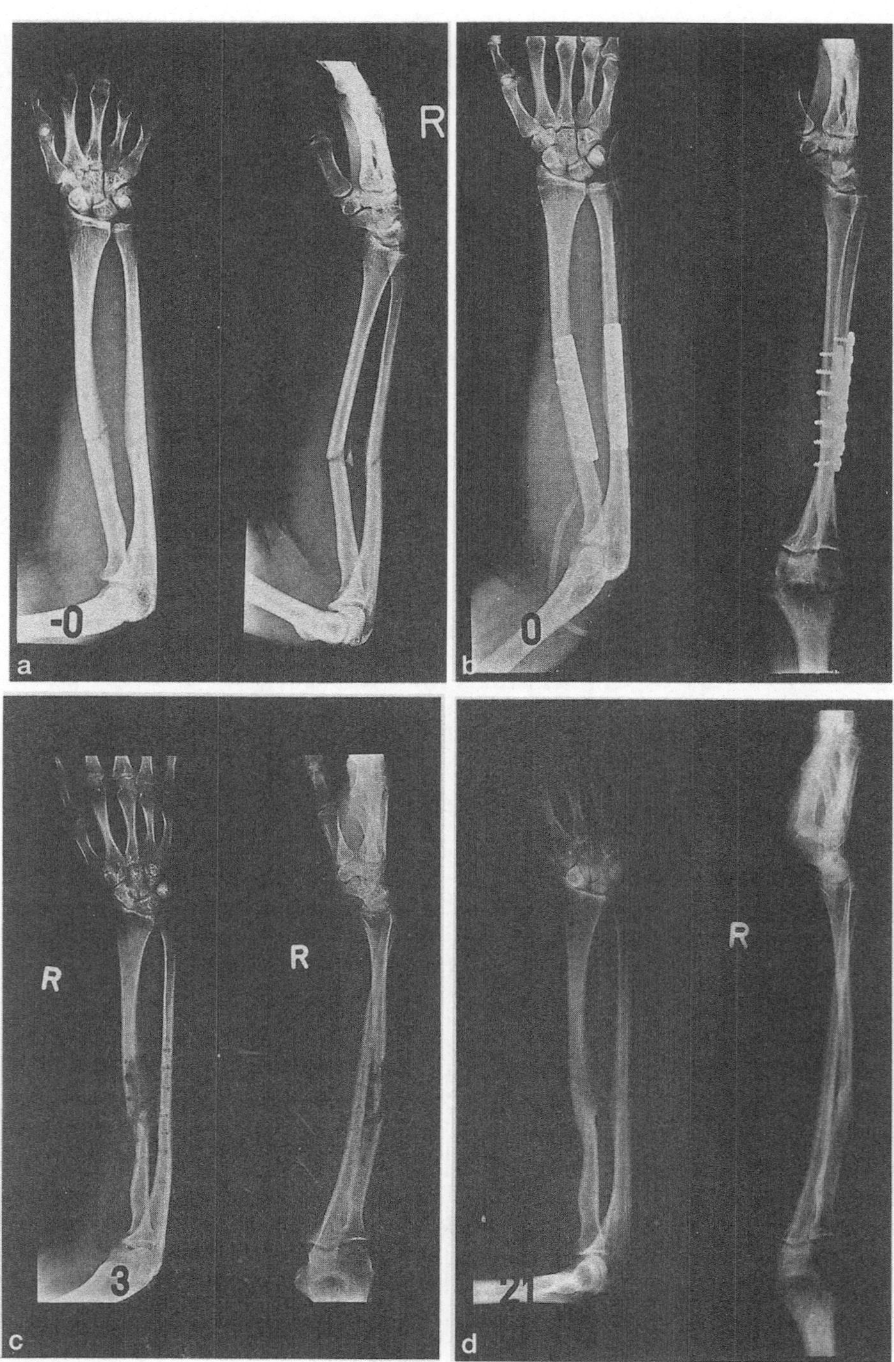

Abb. 7a–d

Tabelle 4. Anamnestisch ermittelter Hinweis auf vor der Osteosynthese existente Metallallergie

Allergiker n	Dermatologische Anamnese = pos
Weiblich, 35	24
Männlich, 24	10

Tabelle 5. Metallallergierate (%), Literatur [3, 5, 12]

Metall	Normal		Dermatitis		
	Weiblich	Männlich	gelegentlich		gehäuft
			Weiblich	Männlich	Weiblich+Männlich
Ni	4.8	3.0	12.9	1.9	18.8
Cr	0.4	1.8	5.6	3.2	17.5
Co	2.1	1.9	5.8	3.2	13.4

Eine Metallallergie wird während der Implantatliegezeit induziert. Wie vorher diskutiert, kommt es zu einer erheblichen Metallanreicherung im Kontaktgewebe von Osteosyntheseimplantaten. Diese Konzentrationen reichen sicherlich aus, bei gegebener genetischer Disposition die Sensibilisierung zu induzieren (Abb. 8). Aus der Dermatologie ist bekannt, daß die Allergisierungsrate mit dem Ausmaß der Exposition korreliert. So gibt es z. B. berufsspezifische Kontaktallergien oder auch eine hohe Metallallergierate bei Patienten, die beispielsweise Metall-auf-Metall-Knieprothesen mit hohem Metallabrieb [11] hatten.

Diskussion

Als Konsequenz der Untersuchungen zur Allergierate bei unterschiedlichen Patientengruppen sprechen wir daher die folgenden Empfehlungen aus:

Vor Osteosynthesen wird die dermatologische Anamnese exakt erhoben. In der Literatur wurde z. B. eine Nickelallergierate von 15–20% bei Patientinnen mit Dermatitiden beschrieben [3, 5, 12] (Tabelle 5). Dabei hat sich die gezielte Frage nach Unverträglichkeiten von Modeschmuck, Ohrringen, Uhrbändern oder

Abb. 7a–d. Primäre Plattenosteosynthese einer Unterarmfraktur (**a, b**) mit Chrom-Nickel-Stahl-Implantat trotz bekannter Nickelallergie (Allergiepaß!) zu Beginn unserer Untersuchungen. 12 Tage postoperativ geringfügige Rötung lediglich über der Radiusosteosynthese. Körpertemperatur, Leukozyten und BSG im Normbereich. Nach weiteren 5 Tagen kleiner Wundaufbruch. **c** Bei ausreichender knöcherner Durchbauung vorzeitige Implantatentfernung. **d** Danach rasche Wundabheilung und weiter komplikationsloser Verlauf

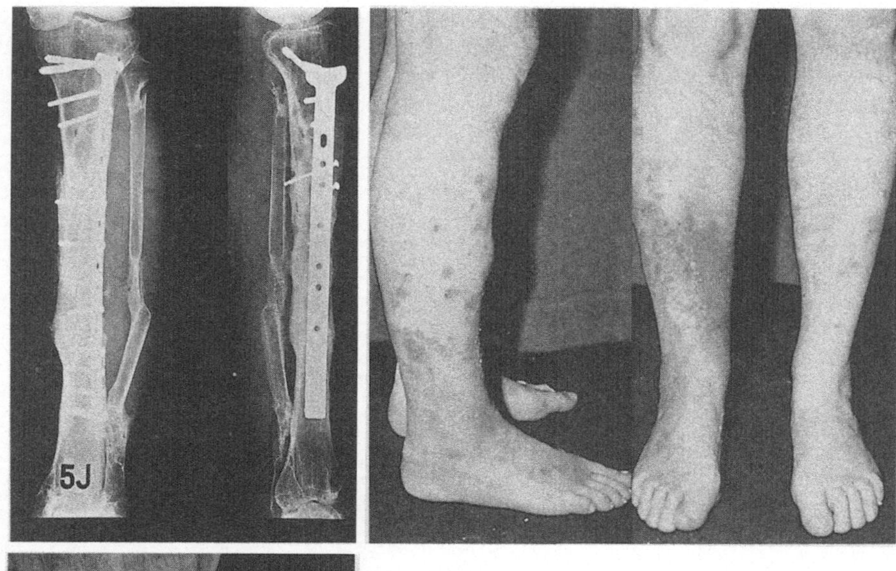

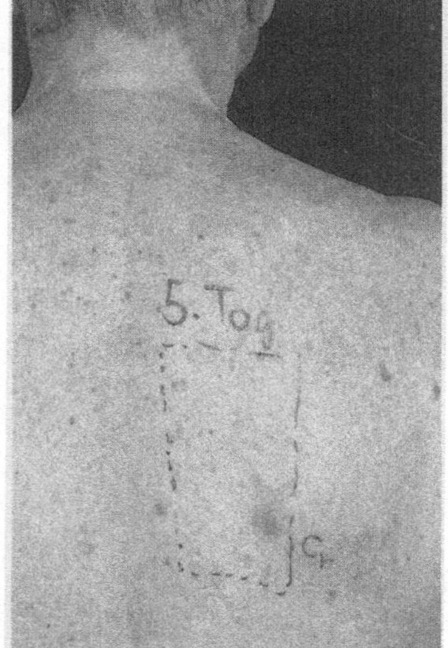

Abb. 8a–c. 5 Jahre nach der Unterschenkelosteosynthese (**a**) langsam sich entwickelnde Überempfindlichkeit im Bereich eines langjährig getragenen Uhrbandes. Bei Aufnahme in unsere Klinik ekzematöses Ulkus über der Plattenosteosynthese (**b**), das Ekzem war über den Körper generalisiert, Nachweis einer Nickelallergie (**c**). Remission der Hauterscheinungen nach Metallentfernung

nach berufsspezifischen Überempfindlichkeiten bewährt. Bei entsprechendem Hinweis werden die implantatspezifischen Metalle ausgetestet. Wenn die Operation nicht aufzuschieben ist, wird bei begründetem Verdacht auf eine Metallallergie primär ein Alternativimplantat (Titan) verwendet. Bei unseren in den letzten Jahren routinemäßig durchgeführten etwa 1000 Titantestungen (TiO_2 2% und 5% in Vaseline) ergaben sich bisher keine positiven Epikutantests; ebenso wurden in der Literatur bisher sehr wenige Titanallergien beschrieben [9]. Doch ist bei der häufigen externen (Schmuck, Uhren) und internen Applikation von Titan (Osteosynthesen) eine steigende Allergierate zu erwarten.

14

Die Metallallergietestung gehört zum diagnostischen Spektrum bei manifester Komplikation nach Osteosynthesen. Bei nachgewiesener Allergie kann mit der Entfernung des Implantates eine Ursache für die Komplikation eliminiert werden. Der Frage nach der Häufigkeit der Allergieentstehung durch das liegende Osteosynthesematerial wird derzeit mit einer prospektiven Studie nachgegangen; 3 von den 550 bisher in die Studie aufgenommenen Patienten ohne Allergie hatten zum Zeitpunkt der Metallentfernung einen positiven Allergietest gegen eines der implantatspezifischen Metalle.

Beim Zusammentreffen von Osteosynthese und Metallallergie haben Hauterscheinungen mit Krankheitswert im Rahmen der Beurteilung von Unfallfolgen eine versicherungsrechtliche Relevanz. Die Hauterscheinungen können lokalisiert bis generalisiert auftreten. Sie sind nach der Implantatentfernung in der Regel rückläufig, können jedoch persistieren und als eigenes Krankheitsbild fortbestehen. Insoweit sind sie geeignet, Arbeitsunfähigkeit herbeizuführen und die Höhe des Gesamtschadens zu beeinflussen.

Zusammenfassung

Das Implantatkontaktgewebe im Bereich von Osteosynthesen wird mit den implantatspezifischen Metallen Nickel und Chrom in Abhängigkeit von der Implantatliegezeit angereichert. Dies ist die Grundlage für unsere epidemiologischen Studien, in denen wir nachwiesen, daß ein statistisch zu sichernder Zusammenhang zwischen Komplikationen nach Osteosynthesen mit Chrom-Nickel-Stahl-Implantaten und Kontaktallergien gegen Nickel oder Chrom besteht. Die Metallallergie kann vor der Osteosynthese bestanden oder sich während der Implantatliegezeit entwickelt haben, ihre klinischen Zeichen reichen von lokalen Reizerscheinungen an der betroffenen Extremität bis hin zur Generalisierung des allergischen Ekzems über die gesamte Körperoberfläche. Hierauf basierend wird vom medizinischen Gutachter der Gesamtschaden – d. h. die eigentlichen Folgen nach der Fraktur und die Hauterscheinungen – beurteilt, wobei hinsichtlich der Hauterscheinungen dann ein Vorschaden anzunehmen ist, wenn die Metallallergie mit Krankheitswert (z. B. Dermatitis) bereits vor der Osteosynthese bestand.

Literatur

1. Bandmann HJ, Fregert S (1982) Epikutantestung. Springer, Berlin Heidelberg New York
2. Borelli S, Citronenbaum C, Düngemann H et al. (1984) Metallallergien in der Chirurgie. Hefte Unfallheilkd 164: 479–486
3. Camarasa JMG (1979) First epidemiological study of contact dermatitis in Spain. Acta Dermatovenerol 59: 33
4. Cottier H (1980) Resistenz und Immunität. In: Cottier H (Hrsg). Pathogenese. Springer, Berlin Heidelberg New York, S. 1057–1355
5. Gschwend N, Scherrer H, Dybrowsky R (1977) Allergologische Probleme in der Orthopädie. Orthopäde 6: 197–204

6. Hierholzer S, Hierholzer G (1982) Untersuchungen zur Metallallergie nach Osteosynthesen. Unfallchirurgie 8: 347–352
7. Hierholzer S, Hierholzer G (1990) Osteosynthese und Metallallergie. Klinische Untersuchungen, Immunologie und Histologie des Implantatlagers. Traumatologie aktuell (Suppl. 1). Thieme, Stuttgart New York
8. Höhndorf H, Ziegler V, Brückner L (1978) Dermatologische Unverträglichkeitsreaktion durch X 5 CrNiMo 18.10 Stahl-Implantate im Tierexperiment. Z Exp Chir 11: 389–394
9. Lalor PA, Revell PA, Gray AB, Wright S, Railton GT, Freeman MAR (1991) Sensitivity to Titanium. J Bone Joint Surg [Br] 73: 25–28
10. Munro-Ashman D, Miller AJ (1976) Rejection of metal to metal prostheses and skin sensitivity to Cobalt. Contact Dermatitis 2: 65
11. Wilkinson DS, Wilkinson JD (1979) Comparison of patch test results in two adjacent areas of England. Acta Dermatol Venerol 59: 189–192

Kontaktallergien und Hautirritationen in der Amputationsstumpfversorgung

M. Settner und T. Münch

Einleitung

Der Fortschritt in der Traumatologie z. B. mit den Verfahren der operativ induzierten Gewebe- und Knochenneubildung hat dazu geführt, daß die Amputation einer Extremität in der Traumatologie seltener geworden ist. Allerdings kann nicht jeder Amputierte ohne Probleme prothesentechnisch versorgt werden. In diesem Zusammenhang erhalten Hautirritationen und insbesondere Kontaktallergien eine besondere Bedeutung. Dieses sollte im ärztlichen Gutachten bei der Einschätzung der MdE seinen Niederschlag finden.

Hautveränderungen am Amputationsstumpf

Hautirritationen oder Kontaktallergien treten am Amputationsstumpf in der Regel im zeitlichen Zusammenhang mit der prothetischen Versorgung auf. Insbesondere die Kontaktallergie kann aber zu jedem späteren Zeitpunkt auftreten. Somit bedeutet ein anfänglicher problemloser Prothesensitz nicht, daß dies zeitlebens der Fall ist. Feuchtes Milieu infolge des dichten Abschlusses durch den Prothesenschaft und Veränderungen der Hautdurchblutung durch Prothesendruck schädigen die Hautfunktion, so daß Hauterkrankungen entstehen. Hierbei finden sich Hautirritationen wie Stauungsdermatitis, die Follikulitis und das Furunkel, Prothesenrandknoten, Sekretionen aus ungünstig vernarbten Weichteilen, das Schwitzen des Stumpfes und Kontaktallergien [2]. Die folgenden Beispiele zeigen, daß Amputierte neben den eigentlichen Unfallfolgen – der Amputation der Extremität – weitere Nachteile hinzunehmen haben, wenn Hautveränderungen eine optimale Prothesenversorgung nicht zulassen.

Prothesenrandknoten – eine spezielle Form der Hautirritationen – entstehen durch unkorrekten Prothesensitz [2]. Dieser kann verursacht sein durch eine für den Patienten unmerkliche Änderung des Stumpfes, z. B. mit Schwund oder Verstärkung der Weichteile. Die Prothesenrandknoten sind also Hautreaktionen infolge von Reibungen am Prothesenschaft und damit die ersten Hinweise für einen nicht korrekten Prothesensitz.

Kontaktallergien sind im Alltag der Prothesensprechstunde nicht häufig. Bei etwa 1 % von 800 Amputierten pro Jahr werden nach der Amputationsstumpf-

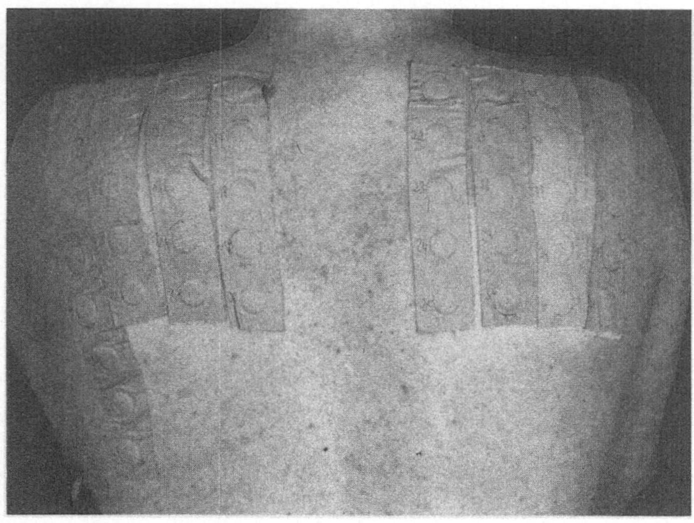

Abb. 1. Epicutantest als einfache Möglichkeit zur Diagnose einer allergischen Kontaktdermatitis, der Überempfindlichkeit Typ IV. Unter dem Testpflaster bleiben die Testsubstanzen (d.h. einzelne Werkstoffkomponenten) 24–48 h in situ, danach entscheidet die Art der Entzündungsreaktion über das Vorliegen einer Kontaktallergie. Die allergische Reaktion zeigt sich nach der Pflasterentfernung mit einer gleichbleibenden oder zunehmenden, niemals jedoch mit einer abnehmenden papulovesikulären Hautreaktion

versorgung Kontaktallergien nachgewiesen. Es hat den Anschein, daß auch sie in der letzten Zeit zunehmen, ebenso wie die Allergiehäufigkeit in der Dermatologie steigt [1, 2]. Der Test zum Nachweis einer Kontaktallergie – der Epicutantest (Patch-Test) – gehört inzwischen zum diagnostischen Spektrum bei der Abklärung von Dermatitiden. Möglicherweise ist allein hierin die Ursache für den subjektiven Eindruck des Anstiegs der Allergierate zu finden. Der Epicutantest (Abb. 1) ist als einfache, nichtinvasive Untersuchung geeignet, die Kontaktallergie nachzuweisen.

Der Allergietest kann jedoch die unglücklichen Bedingungen für die Haut des Amputationsstumpfes mit der ausgeprägten Feuchtigkeitsentwicklung im Prothesenschaft nicht simulieren, so daß bei negativem Allergietestergebnis Materialien des Prothesenschaftes zu Hautveränderungen am Stumpf führen können, die der Kontaktdermatitis ähnlich sind. Eine exakte Unterscheidung zwischen allergischen und irritativen Hauterscheinungen ist daher unabdingbar. Im übrigen hat Levy [3] zeigen können, daß Allergiker nicht nur im Prothesenschaftkontakt allergische Hautreaktionen hatten, sondern auch an den Händen, die beim An- und Ausziehen der Prothese einen intensiven Kontakt mit dem sich im Prothesenmaterial befindlichen Allergenen haben.

Voraussetzung für die exakte Allergietestung ist die Kenntnis der einzelnen Werkstoffkomponenten, die für den Prothesenbau verwendet werden. Denn nur mit der Eliminierung des/der Allergen/e kann die allergische Kontaktdermatitis behandelt werden. Hierin besteht aber bereits die Hauptproblematik,

18

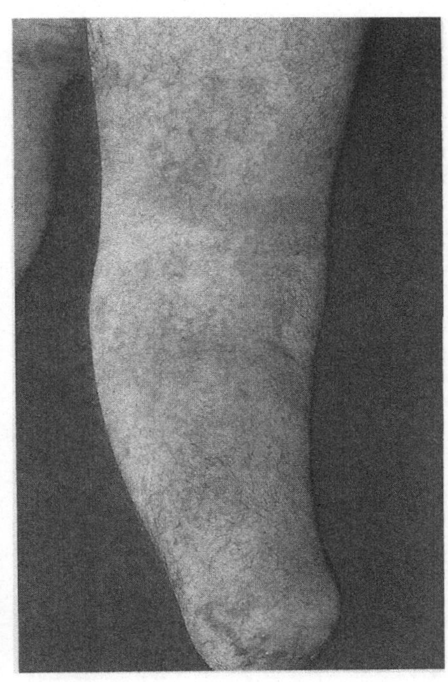

Abb. 2. S. F. Psoriasis vulgaris, zusätzlich akut
exazerbiertes allergisches Kontaktekzem
gegen Klebstoffe

denn es werden für die Prothesenfertigung viele unterschiedliche Werkstoffe verwendet. Wir konnten mühelos 37 Stoffe zählen. Darüber hinaus sind die Werkstoffe dem Orthopädietechniker häufig in ihrer Zusammensetzung unbekannt. Bei dem Versuch, vom führenden Hersteller von Werkstoffen für den Prothesenbau über Surlyn eine entsprechende Information zu erhalten, wurden wir lapidar auf das Betriebsgeheimnis verwiesen. Man würde allenfalls auf Anfrage das Vorhandensein einer speziellen Verbindung im Werkstoff bestätigen. Damit müßten alle hypothetisch möglichen Stoffe getestet werden – ein Ansinnen, dessen Absurdität augenfällig ist.

Beispiel 1. Ein 20jähriger Bundesbahnarbeiter erlitt 9/90 eine subtotale traumatische Amputation des linken Unterschenkels mit der Notwendigkeit der Nachamputation noch am Unfalltage. Der Patient leidet an einer Psoriasis vulgaris. Der Abschluß des Heilverfahrens erfolgte 5/91, also zeitgerecht nach problemloser prothetischer Versorgung mit einer Kurzschaftprothese und einer MdE von 40%. Nach Anfertigung einer neuen Prothese 1/92 entwickelte sich am Amputationsstumpf im Kontakt zum Prothesenschaft eine allergische Kontaktdermatitis. Die Allergietestung ergab eine Überempfindlichkeit gegen die Klebstoffe (Abb. 2.). 2/92 zeigte die Testung von Walkleder, Pappelholz, Pappelholzmehl und -spänen, Bienenwachs, Cellonlacken und Bocktrichterlacken keine allergische Reaktion.

3/92 erhielt der Versicherte eine neue Prothese. Wegen einer Exostose war jedoch eine operative Intervention am Amputationsstumpf notwendig geworden. Nach einer Wundheilungsstörung, die unter konservativen Maßnahmen zur Abheilung gebracht werden konnte, erfolgte die Narbenkorrektur wegen narbiger Weichteileinziehungen, wonach der Stumpf bis 5/92 vollständig abheilte. Mit der neuen Prothese kam es zur Generalisierung der Hauterscheinungen über die gesamte Körperoberfläche, eine dermatologischerseits als Koebner-Effekt bezeichnete Erscheinung.

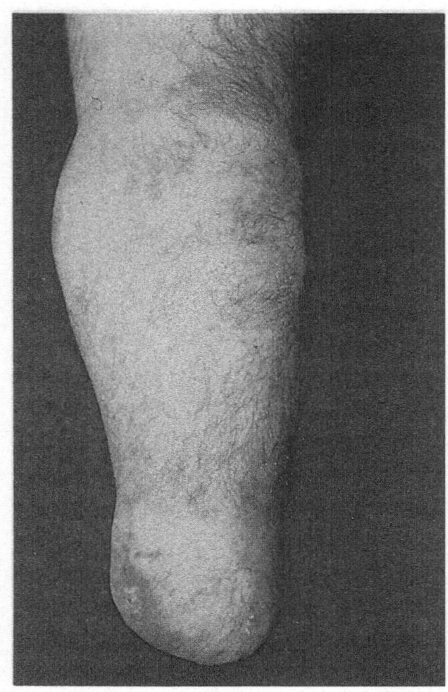

Abb. 3. S. F. Abgeheilte Weichteile am Unter-
schenkelstumpf

Zur Verminderung des Materialkontaktes auf der Haut wurde nun durch die Orthopädietechnik eine Oberschenkelschaftprothese gebaut mit nachfolgender langsamer Beruhi-
gung der Weichteile am Stumpf und Abschluß der Behandlungsmaßnahmen 7/92 (Abb. 3).
12/92 entwickelte der Patient eine Superinfektion im Oberschenkelprothesenkontaktbereich
mit Pilzen. Nach Abheilung auch dieser Hauterkrankung erfolgte der erneute Prothesenum-
bau auf die Kurzform, nunmehr mit anderen Materialien, wonach der Stumpf dermatitisfrei
ist.

Die erste unfallchirurgische Begutachtung ergab eine den Richtlinien entsprechende
Einschätzung der MdE auf 40%, die Allergie konnte zu diesem Zeitpunkt wegen der
fehlenden klinischen Manifestation noch nicht gewürdigt werden. Zwischenzeitlich wurde
das Heilverfahren mit Arbeitsunfähigkeit des Patienten wieder aufgenommen. Bei der
späteren dermatologischen Begutachtung wurde der Koebner-Effekt nicht als unfallabhän-
gig anerkannt und die MdE auf 0% eingeschätzt. Da der Versicherte schließlich mit der
Unterschenkelprothese in Kurzform gut mobilisiert war, ist die MdE von 40% gerechtfertigt.

Beispiel 2. Ein 27jähriger Ingenieur eines großen Elektronikkonzerns erlitt 11/89 in der
Türkei bei einem Wegeunfall ein Polytrauma mit multiplen Frakturen aller Extremitäten. Bei
der Verlegung in die hiesige Klinik war die Amputation des rechten Unterschenkels im
Kniegelenk wegen einer ausgeprägten Gangrän notwendig. Aufgrund der übrigen Verletzungen wurde das Heilverfahren erst 2/91 abgeschlossen. Zu diesem Zeitpunkt war die
Prothesenversorgung des Unterschenkels regelrecht (Abb. 4). Die Begutachtung erfolgte mit
der Einschätzung der MdE von 50% für diese Verletzung.

7 Monate später (9/91) entwickelte sich eine Dermatitis im Prothesenschaftkontaktbe-
reich (Abb. 5). Die Allergietestung ergab eine Überempfindlichkeit gegen Nickel und
Parabene. Daraufhin wurden zunächst 10/91 die im Bereich des Oberarmes, Ellenbogenge-
lenkes und Oberschenkel liegenden Osteosyntheseimplantate entfernt und 11/91 eine neue
Prothese angefertigt. Dort traten wieder leichte Hautrötungen im Kontaktbereich auf ohne

20

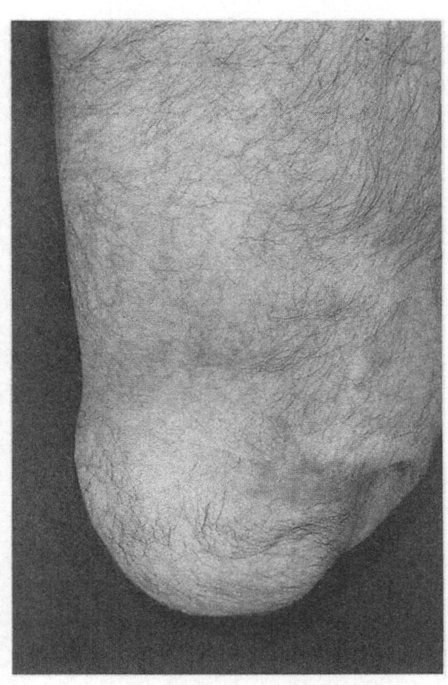

Abb. 4. C. E. Weichteile am Stumpf bei
Abschluß des Heilverfahrens

Hinweis auf eine allergische Komponente bei der Austestung der Prothesenmaterialien. Der
Abschluß des Heilverfahrens erfolgte erneut 3/92.

Kurze Zeit später exazerbierte die Dermatitis im Stumpf mit ausgeprägter Rötung und
Schuppung im Sinne eines multilokulären, toxisch-irritativen Ekzems. 6/92 erfolgte die
erneute Testung in der Dermatologischen Universitätsklinik Essen mit positivem Tester-
gebnis für Pedilinkleber, Parabene und tertiären Butylphenolformaldehydharz. Die Eliminierung dieser für den Patienten bestehenden Allergene ergab keine Besserung der Hauterscheinungen, so daß versucht wurde, den Stumpfschaft mit einem saugfähigen Stoff –
nämlich Gore-Tex – auszukleiden, um die unglücklichen Bedingungen beim Schwitzen in der
Prothese zu verbessern. Es trat eine Besserung ein, doch Gore-Tex war den mechanischen
Belastungen im Prothesenschaft nicht gewachsen. Weitere Versuche mit Adiplast oder
Lammfell zeigten keinen Erfolg. 1/93 kam es schließlich zu Generalisierung der Hautveränderungen. Die Prothese wurde nicht getragen, und die Hautveränderungen wurden dermato-
logisch behandelt. 6/93 erfolgte erneut die Allergietestung mit negativem Ergebnis für Surlyn
und Tepefoam, Materialien, die für den neuen Prothesenbau vorgesehen waren. Diese
Kniegelenkprothese mit Oberschaft-Surlyn-Haut-Kontakt und darunter als Haltevorrich-
tung Tepefoam mit Gießharz (Acrylharz), wird seither ohne Hautreizungen vertragen,
obwohl sich der Patient zwischenzeitlich (8/93) einen Oberschenkelrollenbruch am Knie-
stumpf zuzog, der unter konservativen Maßnahmen abheilte.

Nach Abschluß der Behandlung 7/93 ergab sich keine Notwendigkeit zur erneuten
chirurgischen Begutachtung. Dermatologischerseits wurden als Unfallfolgen anerkannt:
kleine toxisch-irritative Dermatitisherde am Oberschenkel und eher druckbedingte Ery-
theme am Stumpf sowie die genannte Sensibilisierung insbesondere gegen Pedilinkleber.
Begründung: Die Hauterscheinungen seien schwer chronisch rezidivierend und die Intensität
der Sensibilisierung aufgrund des Krankheitsverlaufes und der allergologischen Testungen als
stark einzustufen, während die Verbreitung der Allergene als gering eingeschätzt wird. Da an
keinem anderen Hautareal dermatitische Hautveränderungen bestanden, konnte man von
einer guten Meidung der Allergene ausgehen. Auf dermatologischem Fachgebiet wurde die

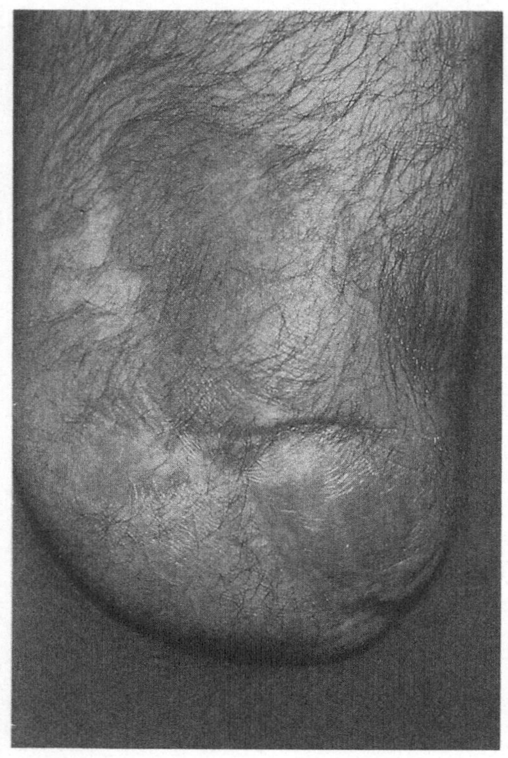

Abb. 5. C. E. Erneut exazerbiertes allergisches Kontaktekzem mit Nachweis einer Allergie gegen Nickel und Parabene

MdE mit 10% eingeschätzt. Die Gesamt-MdE betrug unter der Berücksichtigung der Gesamtverletzungsfolgen 80%.

Diese beiden Beispiele mögen aufzeigen, daß eine Dermatitis im Bereich des Prothesenschaftkontaktbereiches besondere Ansprüche an die Orthopädietechnik, die betreuenden Ärzte sowie den ärztlichen Gutachter stellt. Während der Behandlung sind alle Maßnahmen zu ergreifen, Allergene festzustellen und diese zu eliminieren. Ein Großteil der „Hautprobleme" im Stumpfbereich kann häufig bereits mit diesem konsequenten Verfahren sowie mit einer ausführlichen individuellen Stumpfhygiene und -pflege beherrscht werden, und es verbleibt dann dermatologischerseits ein „wirtschaftlich nicht meßbarer" Schaden. Bei wenigen Amputierten persistiert die lokale oder sogar generalisierte Hauterkrankung. Diese wird dann als Unfallfolge dermatologischerseits beurteilt und bei der Einschätzung des Gesamtschadens berücksichtigt. Können Amputierte aufgrund der Problematik die Prothese nicht, nur teilweise oder einen nur ungünstigeren Prothesentyp tragen, so ergibt sich für sie eine zusätzliche Beschränkung auf dem allgemeinen Arbeitsmarkt. Auch dieses muß bei der Begutachtung angemessen beurteilt werden.

Zusammensetzung

Kontaktallergien oder „toxisch-irritative" Hautveränderungen an Amputations-
stümpfen im Kontakt zu Prothesenschäften stellen besondere Ansprüche an den
Orthopädietechniker, an den betreuenden Arzt und an den Gutachter. Diese
Hauterkrankungen sind nicht sehr häufig, wenn auch – wie die übrigen Kontaktallergien in der Dermatologie – zahlenmäßig steigend. Denn die ungün-
stigen Hautbedingungen im Prothesenschaft mit Feuchtigkeit und Hautdruck
fördern die Allergieentstehung oder die Bildung von Hautirritationen. Auch ist
die Suche nach den Allergenen oftmals mühsam, da dem Orthopädietechniker
und dem betreuenden Arzt die Einzelstoffe der für den Prothesenschaft
verwendeten Materialien nicht bekannt sind oder von der Industrie nicht
bekannt gemacht werden. Trotzdem ist das allergische Kontaktekzem nur zu
beherrschen, wenn die Allergene festgestellt und eliminiert werden. Ein Großteil der „Hautprobleme" im Stumpfbereich kann häufig bereits mit diesem
konsequenten Verfahren sowie mit einer ausführlichen individuellen Stumpfhygiene und -pflege beherrscht werden. In jedem Falle werden die dermatologischen Folgen beurteilt. Versicherte, die wegen einer Kontaktallergie oder einer
Hautirritation die Prothese nicht, nur teilweise oder einen nur ungünstigeren
Prothesentyp tragen, erfahren eine zusätzliche Beschränkung auf dem allgemeinen Arbeitsmarkt. Sie haben einen über die chirurgische und dermatologische Einschätzung hinausgehenden Gesamtschaden, dem bei der Beurteilung
Rechnung getragen werden muß.

Literatur

1. Baumgartner R (1977) Amputation und Prothesenversorgung beim Kind. Enke, Stuttgart
   (Bücherei des Orthopäden, Band 16)
2. Baumgartner R, Botta P (1989) Amputation und Prothesenversorgung der unteren
   Extremität. Enke, Stuttgart
3. Levy S (1983) Skin problems of the amputee. Meissner, Berlin

Die dermatologisch-allergologische Begutachtung von Allergien und Hautirritation nach Osteosynthese und Amputationsstumpfversorgung

J. Rakoski

Einleitung

Im Rahmen von Osteosynthesen kann es zu Allergien gegen Bestandteile der Implantate kommen. Am häufigsten sind hierbei Allergien gegen Nickel, aber auch gegen andere Metalle des Osteosynthesematerials beschrieben worden [3, 5, 7]. Bei der prothetischen Versorgung von Unfallverletzten treten bei Kontakt mit der Prothese in einigen Fällen Kontaktallergien gegen das Prothesematerial auf. Es handelt sich dabei häufig um Allergien gegen die Farbstoffe des Ledermaterials sowie gegen die Klebstoffe der Prothese u. a. [4].

Eine Allergie ist eine spezifische immunologische Reaktion des Organismus gegen eine ganz bestimmte Substanz, sie setzt eine Sensibilisierung voraus. Bei einem erneuten Kontakt mit dem entsprechenden Allergen kommt es am Kontaktorgan zu einer immunologisch ausgelösten Entzündung, die je nach Organsystem klinisch anders aussehen kann. Im Bereich einer Osteosynthese kann es zu Störungen des Heilungsverlaufs kommen. Bei Kontakt mit einem Allergen an der Haut kommt es zum klinischen Bild des allergischen Kontaktekzems mit einer Rötung und Entzündung der Haut, der Bildung von Papeln und Vesikeln und starkem Juckreiz. Das Ekzem kann sich von der eigentlichen Kontaktstelle aus über den ganzen Körper ausdehnen und so von einer belästigenden Hautreaktion zu einer Allgemeinerkrankung führen. Wenn die Kontaktallergie als Folge der ärztlichen Versorgung des Unfalles auftritt, handelt es sich um eine mittelbare Unfallfolge und muß daher gutachterlich gewertet werden. Die dermatologisch-allergologische Bewertung dieser Unfallfolgen soll an einigen Beispielen erläutert werden.

Dermatologische Begutachtung

Bei dermatologisch-allergologischen Gutachten zu berufsbedingten Erkrankungen ist in der Regel zu prüfen, ob eine berufsbedingte Hauterkrankung nach der BK-Liste Nr. 5101 vorliegt. Es muß dabei geklärt werden, ob ein Zusammenhang zwischen der Erkrankung und der Berufstätigkeit besteht, ob die Erkrankung schwer oder wiederholt rückfällig ist und ob der Erkrankte gezwungen ist, die gefährdende Berufstätigkeit aufzugeben. Liegen die Voraussetzungen dafür vor, muß der Gutachter noch dazu Stellung nehmen, wie hoch der Grad der Minderung der Erwerbsfähigkeit einzuschätzen ist. In Anlehnung an diese Grundlagen werden die dermatologisch-allergologischen Unfallfolgen beurteilt, die sich im Zusammenhang mit einer Osteosynthese ergeben.

In jedem Falle muß bei dem Patienten eine dermatologisch-allergologische Anamnese erhoben werden. Der Hautbefund muß dokumentiert und beim Verdacht auf eine Kontaktallergie muß ein Epikutantest durchgeführt werden. Übersichtsarbeiten zu diesem Thema aus dem dermatologischen Bereich liegen in großer Zahl vor, zu nennen sind besonders die Publikationen von Bäuerle [1], Borelli [2], Müller [6] und Schindera [8]. Im folgenden soll an einem Modellbeispiel einer Metallsensibilisierung nach einer Osteosynthese das Problem mit den verschiedenen Fragen beleuchtet werden.

1. Liegt eine unfallbedingte Hauterkrankung vor?

Es soll der Fall angenommen werden, daß bei einem Patienten nach einer Osteosynthese infolge einer berufsbedingten Unterschenkelfraktur über dem Implantat ein Kontaktekzem auftritt und beim Epikutantest sich eine Kontaktsensibilisierung gegen Nickel verifizieren läßt. Es ist nun zu klären, ob mit hinreichender Wahrscheinlichkeit das Ekzem am Unterschenkel durch das Nickel im Osteosynthesematerial unterhalten wird. Die Frage ist dann gut zu entscheiden, wenn der Patient eine Monosensibilisierung gegen Nickel hat, das Ekzem bis zur Entfernung des Metallimplantats therapieresistent bleibt und nach Metallentfernung verschwindet. Es ist damit ein mittelbarer Zusammenhang zwischen dem Berufsunfall und der Hauterkrankung bzw. Allergie gegeben.

Eine Variante der Situation ist, wenn der Patient präoperativ bereits eine Nickelallergie hatte – möglicherweise durch Modeschmuck erworben – und nach der Osteosynthese eine Ekzemerkrankung am Unterschenkel erleidet. In diesem Fall handelt es sich um die Verschlimmerung einer vorbestehenden Erkrankung durch den operativen Eingriff, der wiederum selbst unfallbedingt ist.

Beim Prothesenträger kommt es im Amputationsstumpfbereich nach Tragen der Prothese zu einem Kontaktekzem, dessen Ursache eine Allergie gegen den Kleber in der Prothese ist. Auch hier ist der kausale Zusammenhang zwischen der Kontaktallergie und dem Kontakt mit der Prothese und dem entsprechenden Kleber ursächlich nachgewiesen, und damit eine mittelbare Folge der Amputation belegt.

2. War die Hauterkrankung schwer oder gab es wiederholt Rückfälle?

Eine schwere Hauterkrankung bei den beiden im ersten Absatz dargestellten Erkrankungen liegt dann vor, wenn das Ekzem sehr ausgedehnt ist. Das kann der Fall sein, wenn das Ekzem sich von der eigentlichen Kontaktstelle auf den Körper ausdehnt, und wenn die Hauterkrankung sich als sehr therapieresistent erweist bzw. länger als 6 Monate besteht. In beiden Fällen ist bei einer nachgewiesenen Sensibilisierung von einer schweren Hauterkrankung auszugehen und entsprechend zu entscheiden.

Tabelle 1. Punkte

	Keine	Gering oder wenig	Mittel-gradig	Stark persistierend weit verbreitet
Hauterscheinung	0	5	10	15–20 Punkte
Umfang und Intensität der Sensibilisierung	0	5	10	15–20 Punkte
Verbreitung des Allergens/ der Allergene	0	5	10	15–20 Punkte

Tabelle 2. Einschätzung der MdE auf dermatologischem Fachgebiet

Gesamtzahl der Punkte	MdE (%)
0– 5	0
10–15	10
20–30	20
35–45	25
50–60	30
>60	30

3. *Höhe der Minderung der Erwerbsfähigkeit (MdE)?*

Wenn die Fragen nach dem Kausalzusammenhang und der Schwere der Hauterkrankung geklärt sind, muß die Abschätzung der MdE vorgenommen werden. Hierzu haben der Hauptverband der gewerblichen Berufsgenossenschaften und die Arbeitsgemeinschaft für Berufsdermatologie eine Empfehlung erarbeitet, an die sich der Gutachter halten kann. Die Bewertung des Krankheitsbildes wird nach Punkten erarbeitet (Tabelle 1 und 2). Es müssen 3 Entscheidungskriterien gewertet werden. Das erste Entscheidungsmerkmal ist die Hauterscheinung, die von Beschwerdefreiheit bis zur weiten persistierenden Ausdehnung reichen kann. Es können 0–20 Punkte vergeben werden. Der nächste Komplex befaßt sich mit dem Umfang und der Intensität der Sensibilisierung. Bei einem geringen Sensibilisierungsspektrum werden 5 Punkte vergeben, bei einem sehr umfangreichen, breiten Sensibilisierungsspektrum können es bis zu 20 Punkte sein. Die Verbreitung des Allergens in der Umwelt der dritte Beurteilungsgesichtspunkt, ergibt bei wenig verbreiteten Substanzen 0–5 Punkte, bei weitverbreiteten Substanzen können 15–20 Punkte vergeben werden. Im Beispiel unseres Patienten mit einer isolierten Nickelallergie und einem mittelgradigen Kontaktekzem am Unterschenkel ergeben sich für die ersten beiden Gesichtspunkte 5 plus 10 Punkte, und da Nickel weit verbreitet ist, sind hier 15 oder 20 Punkte einzusetzen. Es ergibt sich damit eine Zahl von 30 Punkten. Anhand der Tabelle 2 läßt sich ablesen, daß 30 Punkte einer MdE von 20% entsprechen.

Beim Patienten mit einer Sensibilisierung gegen einen Klebstoff in der Prothese, z. B. paratertiäres Phenolformaldehydharz, ergibt sich bei gleichem klinischem Befund und Umfang der Sensibilisierung eine Zahl von 15 Punkten; da das Allergen aber nur gering verbreitet ist, ergibt sich somit eine Zahl von 5 Punkten. In Summe entsteht hier eine Punktzahl von 20, die wiederum einer MdE von 20% entspricht. Irritative Hautschäden sind mit diesem Schema nicht bewertbar, hier ist der Grad der Irritation, das Maß der therapeutischen Beeinflußbarkeit und die Ausdehnung der irritativen Veränderungen zu werten. Es kann sich auch hier eine MdE ergeben. Bei einer Irritation im Prothesenbereich wird möglicherweise eine MdE von 20% erreicht.

Zusammenfassung

Als mittelbare Folge chirurgischer Maßnahmen kann es zu dermatologischen und allergologischen Erkrankungen kommen. Wenn es sich bei den chirurgisch behandelten Erkrankungen um Unfallfolgen handelt, sind auch die dermatologisch-allergologischen Folgeerkrankungen als solche zu werten. Es muß dabei der direkte Kausalzusammenhang zwischen der chirurgischen Maßnahme und der dermatologischen Folgeerkrankung oder Kontaktallergie nachgewiesen werden. Die dermatologisch-allergologische Erkrankung wird nach der Schwere und Dauer des dermatologischen Befundes, der Breite des Sensibilisierungsspektrums und der Verbreitung des Allergens eingeschätzt.

Literatur

1. Bäuerle G (1987) Aktuelle Probleme bei der Begutachtung. Hautarzt 23: 1639–1647
2. Borelli S (1980) Gewerbedermatosen einschließlich Begutachtung 12.1–12.74. In: Korting B (Hrsg.) Dermatologie in Klinik und Praxis. Thieme, Stuttgart
3. Borelli S, Citronenbaum C, Düngemann H et al. (1984) Metallallergien in der Chirurgie. Hefte Unfallheilkd 164: 479–486
4. Fisher A (1986) Contact dermatitis. Lea & Filbinger, Philadelphia
5. Hierholzer S, Hierholzer G (1990) Osteosynthese und Metallallergie. Klinische Untersuchungen, Immunologie und Histologie des Implantatlagers. Thieme, Stuttgart New York (Traumatologie aktuell, Suppl 1)
6. Müller W (1980) Das Berufsekzem. Acron, Berlin
7. Rakoski J, Düngemann H, Borelli S, Götze R, Wasmer G (1987) Prospektive Untersuchungen zur Bedeutung der Metallallergie bei Hüftgelenksprothesen. Hefte Unfallheilkd 189: 879–882
8. Schindera I, Schindera K (1990) BK-Haut. Schriftenreihe der Asche AG, Hamburg

Kontaktallergie und Hautirritationen in der Traumatologie – Anmerkungen aus der Sicht des Versicherungsträgers –

G. Eilebrecht

Einleitung

Immer wenn heute die stabile Osteosynthese diskutiert wird, geht es um die Vermeidung von Komplikationen im Zusammenhang mit der Einbringung von Implantaten. Während in den letzten Jahren in erster Linie die Frühinfektion nach operativer Knochenbruchbehandlung als eine der folgenschwersten Komplikationen Gegenstand von Vorträgen war, wurden in den vorhergehenden Beiträgen die implantatbedingten Kontaktallergien und Hautirritationen – ohne Berücksichtigung von Hautexterna – einer medizinischen, biomechanischen, pathophysiologischen und pathomorphologischen Untersuchung unterzogen.

Versicherungsrechtliche Aspekte

Wie allgemein bekannt, sind von der Gesetzlichen Unfallversicherung nicht nur die unmittelbar durch einen Arbeitsunfall verursachten Folgen, z. B. eine Oberschenkelfraktur, sondern auch die später hinzutretenden Folgen zu entschädigen, wie z. B. Krankheitserscheinungen, die anläßlich ärztlicher Behandlung der unmittelbaren Unfallschäden bewirkt worden sind. Zu den mittelbaren Unfallfolgen zählen also auch weitergehende Schäden, die sich im Zuge einer anschließenden ärztlichen Behandlung bzw. Operation ergeben, wenn eine wesentliche sachliche Verbindung [1] zwischen der Schädigung bzw. dem Arbeitsunfall und dem zur Gesundheitsstörung führenden ärztlichen Eingriff besteht [2]. Somit gibt es vom Grundsatz her rechtlich keinerlei Bedenken, implantatbedingte Kontaktallergien und Hautirritationen als Behandlungsfolge eines Arbeitsunfalls bei der Gewährung von Entschädigungsleistungen mitzuberücksichtigen. Allerdings kann gleichwohl für die Zusammenhangsbeurteilung und die Einschätzung einer etwaigen MdE von rechtlicher Bedeutung sein,

- ob bereits vor dem Unfallereignis bei dem Verletzten eine Metallallergie oder eine diesbezügliche Anlage oder Sensibilisierung vorhanden war, oder
- ob erstmals nach Implantateinbringung eine Metallallergie und Hautirritationen festgestellt werden konnten.

Metallallergie, oder Veranlagung oder Sensibilisierung als „Vorschaden"

Der Körper eines Versicherten kann vor einem Arbeitsunfall u. a. durch eine Metallallergie mit Krankheitswert, eine diesbezügliche Krankheitsanlage oder eine Sensibilisierung gegenüber Metallen „vorgeschädigt" sein.

Ist eine Kontaktallergie mit Krankheitswert bereits vor Eintritt des Versicherungsfalls klinisch manifest, so liegt schon begrifflich ein sog. reiner Vorschaden vor.

Um einen Vorschaden handelt es sich bei einer Krankheit im Rechtssinne, d. h. es muß ein regelwidriger Körper- oder Gesundheitszustand vorliegen, dessen Eintritt entweder die Notwendigkeit – zumindest das Bedürfnis – nach Heilbehandlung oder Arbeitsunfähigkeit zur Folge hat.

Demgegenüber stellt die Krankheitsanlage oder lediglich eine Sensibilisierung gegenüber Metallen lediglich einen schadensgeneigten Vorzustand dar [3]. Es liegt keine Krankheit im Rechtssinne vor, wenn der regelwidrige Zustand klinisch-funktionell nicht in Erscheinung getreten ist, sondern allenfalls pathologisch-anatomisch faßbar ist. Es handelt sich um etwas angelegtes, das, um Krankheit im Rechtssinne zu werden, noch eines „Anstoßes" bedarf, damit das regelwidrige Geschehen nach außen wirkt und/oder zu Beschwerden oder Funktionsstörungen führt.

Vorschaden

Liegt bereits vor dem Unfallereignis ein Krankheitszustand als Vorschaden vor, so kann der durch den Arbeitsunfall bedingte weitergehende Körperschaden in einer Verschlimmerung des bereits zum Zeitpunkt seines Einwirkens vorhandenen krankhaften Zustands bestehen. Versicherungsrechtlich wird der Gesundheitsschaden dann in zwei Teile zerlegt: in den allein vor dem Arbeitsunfall bestehenden und den danach gegebenen, durch das Unfallereignis wesentlich bedingten Anteil. Ob und inwieweit ein Unfallereignis eine Verschlimmerung eines bestehenden Körperschadens verursacht hat, wird nach den Ursachenkriterien der Gesetzlichen Unfallversicherung entschieden. Nach der Theorie der rechtlich wesentlichen Ursache ist auch hier zu fragen: Was ist wesentliche Ursache – Unfall oder bestehendes Leiden?

Besteht bereits vor dem Unfallereignis eine Kontaktallergie, so ist eine durch ein Metallimplantat verursachte Verschlimmerung dieser Allergie oder eines allergischen Kontaktekzems in der Regel rechtlich wesentlich auf den Unfall zurückzuführen, da ohne den Unfall diese Verschlimmerung entweder überhaupt nicht oder nicht in diesem Maße eingetreten wäre.

Bei einer vorübergehenden Verschlimmerung wird für eine nach den Umständen des Einzelfalles zu ermittelnde Zeit das bestehende Leiden verschlimmert, z. B. für die Zeit des liegenden Implantats, anschließend ist wieder der Zustand vorhanden, der sich aus dem schicksalsmäßigen Verlauf des bestehenden Leidens ergibt. Sofern wegen der Unfallfolgen bereits eine Rente gezahlt wird, ist entsprechend Umfang und Dauer der Verschlimmerung möglicherweise eine höhere Rente zu zahlen, eine höhere MdE einzusetzen, als ohne diesen berücksichtigungsfähigen Verschlimmerungsanteil.

Bei einer dauernden Verschlimmerung wird das bestehende Leiden auf nicht absehbare Zeit verschlimmert, und zwar entweder abgrenzbar (Trennung des Verschlimmerungsanteils vom bestehenden Leiden ist möglich) oder richtunggebend, d. h. das bestehende Leiden wird so nachhaltig beschleunigt oder verstärkt, daß ein völlig anderer oder nicht absehbarer Verlauf zustandekommt als schicksalsmäßig ohne den Unfall zu erwarten. Nach der dem Unfall rechtlich wesentlich zuzurechnenden krankhaften Erscheinung richtet sich dann der zu entschädigende Verschlimmerungsanteil. Der verschlimmerungsbedingte Anteil wird abgegrenzt und – unter Berücksichtigung des Vorschadens – allein entschädigt, da nur dieser der schädigenden Einwirkung zuzurechnen ist [4].

In bezug auf die Dokumentation eines Vorschadens ist es die Aufgabe des Unfallversicherungsträgers, aus Vorerkrankungsverzeichnissen, Arztberichten, u. ä. den Vorschaden als Ist-Zustand *vor* dem Arbeitsunfall zu ermitteln und festzuhalten, damit gutachterlich eine Abgrenzung des Vorschadens zum unfallbedingten Verschlimmerungsanteil überhaupt vorgenommen werden kann [5]. Erst wenn diese kausale Abgrenzung erfolgt ist, stellt sich bei der MdE-Einschätzung das Problem der Bewertung des Vorschadens, da das vorbestehende Leiden die individuelle Erwerbsfähigkeit bereits beeinträchtigt. Abweichend von allgemeinen MdE-Erfahrungswerten wird in der Regel eine höhere MdE-Bewertung in Betracht kommen, da der Versicherte bereits vor dem Unfallereignis in seiner persönlichen Erwerbsfähigkeit beeinträchtigt ist und die unfallbedingte MdE auf eine Vorerwerbsfähigkeit von 100% bezogen wird [6]. Ob der Verschlimmerungsanteil bei den hier diskutierten Fallmöglichkeiten indes überhaupt eine erwähnenswerte MdE bedingt, ist mehr als fraglich. Zum einen ist nach Implantatentfernung mit Wegfall der krankheitsverschlimmernden Noxe prinzipiell eine Abheilungstendenz festzustellen, so daß ohnehin nur vorübergehend ein Verschlimmerungsanteil festgestellt werden kann.

Zum anderen wird überwiegend bei Komplikationen nach einer Osteosynthese bis zur Implantatentfernung Arbeitsunfähigkeit mit der Folge einer Verletztengeldzahlung in Betracht kommen, so daß es auf eine zu einer Rentenberechnung erforderliche MdE-Einschätzung nicht ankommt. Schließlich wird in den extremen Ausnahmefällen, in denen der Verschlimmerungsanteil nach Eintritt der Arbeitsfähigkeit einen MdE-Grad bedingt, dieser Anteil angesichts der Einschätzung der gesamten Unfallfolgen mit einer Gesamt-MdE weitgehend bedeutungslos sein.

Krankheitsanlage oder Sensibilisierung

Die Beteiligung einer Krankheitsanlage oder eine vorhandene Sensibilisierung gegenüber Metallen hindert nicht die Anerkennung einer Metallallergie als Schädigungsfolge, da der Gesundheitsschaden erst durch die schädigende Einwirkung (das Metallimplantat) als Krankheit eintritt. Da das Stadium der Sensibilisierung klinisch stumm und ohne jede Krankheitserscheinung ist,

kommt ihm in der Regel versicherungsrechtlich kein Krankheitswert zu.
Allerdings kann auch eine lediglich bestehende Sensibilisierung schon eine
MdE rentenberechtigenden Grades bedingen. So kann eine Chromatsensibili-
sierung mit latenter Ekzembereitschaft durchaus schon eine MdE von 20%
bedingen.

Der Beurteilung des kausalen Zusammenhangs erwachsen im Regelfall
somit keine Schwierigkeiten. Es liegt eine Verursachung einer Kontaktallergie
im Sinne der Entstehung einer Erkrankung vor, wenn es durch das eingebrachte
Implantat als schädigender Einwirkung erstmals zu einem manifesten Krankheitsgeschehen gekommen ist. Der Arbeitsunfall stellt hier zumindest die
rechtlich wesentliche Teilursache dar, da erst der Kontakt des Implantats mit
dem anliegenden Gewebe verantwortlich und ursächlich ist für das Entstehen
der Kontaktallergie mit Entzündungszeichen usw. Aus rechtlicher Sicht ist zu
beachten, daß einer Bewertung der Implantateinbringung als rechtlich wesentliche Mitursache grundsätzlich nichts entgegensteht, wenn eine Hauterkrankung
zwar durch die Behandlung der Unfallfolgen ausgelöst wurde, andererseits
Vorbedingung für das Auftreten der Hauterscheinungen aber eine vorbestehende Sensibilisierung war. Lediglich dann, wenn die Sensibilisierung so
ausgeprägt war, daß jederzeit auch durch andere Einflüsse des täglichen
Lebens mit einem vergleichbaren Aufflackern der Hauterkrankung zu rechnen
gewesen wäre, kann die rechtlich wesentliche Kausalität zum Unfallereignis
verneint werden. Wenn die Entstehung der Erkrankungserscheinungen mit dem
Wirksamwerden einer implantatbedingten Hautbelastung zeitlich korrespon-
diert, bedarf es einer ausführlichen Begründung, um mitwirkende Behandlungs-
faktoren gleichwohl als rechtlich nicht wesentliche Gelegenheitsursache zu
werten. Da jeder Versicherte der Gesetzlichen Unfallversicherung in dem
Zustand versichert ist, in dem er sich vor dem Arbeitsunfallereignis befindet,
ist allein der konkrete unfallbedingte Körperschaden nach einem Arbeitsunfall
festzuhalten. Nur der durch diesen Schaden verursachte Funktionsausfall bzw.
die Funktionseinschränkungen sind mit einer möglichen MdE zu bewerten. Für
den Vorschlag zur Höhe der MdE ist entscheidend, in welchem Umfang dem
Versicherten der allgemeine Arbeitsmarkt mit seinen vielfältigen Erwerbsmög-
lichkeiten verschlossen ist. Eine MdE wird bei den hier diskutierten Unfallfolgen angesichts klinisch meist komplikationsloser Verläufe im Regelfall nicht
verbleiben.

Erstmalige Kontaktallergie und Hautirritationen nach Osteosynthese

Wenn es durch das Osteosynthesematerial erstmals zu einem manifesten
Krankheitsgeschehen gekommen ist, liegt die Verursachung eines Gesundheitsschadens im Sinne der Entstehung vor. Da erstmals nach Einbringung des
Metallimplantats Krankheitserscheinungen manifest werden, dürften grundsätzlich keine Zweifel am kausalen Zusammenhang zwischen dem Unfallereignis und einer Kontaktallergie usw. bestehen. Der Grad der MdE ist nach den
bereits vorgenannten üblichen Kriterien einzuschätzen, wobei auch hier in der

Regel keine rechtlich bedeutungsvolle MdE verbleiben wird. Das schließt allerdings nicht aus, daß im extremen Ausnahmefall auch MdE-erhebliche Auswirkungen möglich sind. Dehnt sich z. B. die Kontaktallergie auf andere Organe oder Körperbereiche aus und bestehen diese Folgen auch nach Implantatentfernung weiter, so sind diese Auswirkungen als Unfallfolgen mitzuberücksichtigen, und zwar auch bei der MdE-Einschätzung. So erscheinen nach einer Osteosynthese Fallerscheinungen denkbar, in denen Streureaktionen mit Auswirkungen auf solche Körperbereiche, die einer unmittelbaren Antigeneinwirkung nicht ausgesetzt sind oder waren, festgestellt werden. So wird beispielsweise in vielen Veröffentlichungen auch die Auffassung vertreten, daß z. B. nickelinduzierte allergische Hauterscheinungen durch eine interne Exposition über nickelhaltige orthopädische Prothesen, Schrittmacherelektroden und intravenöse Kanülen unterhalten werden können [7]. Allerdings ist nach Wegfall der auslösenden Noxe prinzipiell eine Abheilungstendenz registriert worden, es sei denn, bei anhaltendem und langwierigem Antigenkontakt ist eine chronisch-allergische Kontakterkrankung entstanden. Diese chronischen Gesundheitsschäden können dann durchaus eine entschädigungserhebliche MdE bedingen.

MdE-Bewertung

Neben der Begutachtung der Unfallfolgen auf chirurgischem Gebiet wird bei Verdacht auf Bestehen einer Metallallergie oder einer durch das Implantatmaterial bedingten Metallsensibilisierung eine dermatologische/allergologische Zusatzbegutachtung erforderlich sein. Bei derartigen unmittelbaren und mittelbaren Mehrfachschäden sind Gutachter und Sachbearbeiter im Verwaltungsbereich besonders gefordert, da zum einen die Gutachterempfehlungen zur MdE auf den einzelnen Fachgebieten (Chirurgie/Dermatologie/Allergologie) und zum anderen eine Einschätzung der Gesamt-MdE der Unfallfolgen zu prüfen sind.

Was die Einschätzung der Gesamt-MdE anbetrifft, so ist es nach einhelliger übereinstimmender Auffassung unzulässig, die für die einzelnen Gesundheitsschäden in Ansatz gebrachten MdE-Einschätzungen schematisch zu addieren, gleichgültig, ob sich die Unfallfolgen überschneiden oder nicht [8]. Entscheidend ist allein eine „Gesamtschau" der „Gesamteinwirkung" aller einzelnen Schäden auf die Erwerbsfähigkeit. Dabei wird der Grund der Gesamt-MdE in aller Regel niedriger sein als die Summe der Einzel-MdE-Einschätzungen.

Bei der Bewertung der MdE auf chirurgischem Gebiet dürften nur selten Probleme auftreten, da sich in der Rechtsprechung und einschlägigen Literatur zur MdE-Bemessung entsprechende Erfahrungswerte finden lassen, die aus Gleichbehandlungsgründen bei allen Versicherten mit gleichen Unfallfolgen gleichsam anzuwenden sind. Aber auch die Einschätzung der MdE bei allergischen Hauterkrankungen dürfte nicht allzu schwierig sein, wenn sich der Dermatologe/Allergologe an den Empfehlungen der Arge für Berufsdermatologie in der Deutschen Dermatologischen Gesellschaft und des HVBG [9] orientiert. Danach wird der Vorschlag zur Einschätzung der MdE v. a. unter Berücksichtigung der vorhandenen Hauterscheinungen, der hautbezogenen Sensibilisierung und der Verbreitung der Allergene erarbeitet. Das setzt voraus, daß im Rahmen der dermatologischen Begutachtung der ärztliche Befund präzise aufgeführt, die Hauterscheinungen nach Art, Ausmaß und Lokalisation genau zu beschreiben sind und der sich aus diesen Hautveränderungen ergebende Bezug auf den allgemeinen Arbeitsmarkt, unter Beachtung der Häufigkeit der Allergene unter dem Gesichtspunkt ihrer Verbreitung und ihrer Vorkommen im allgemeinen Arbeitsleben, hergestellt wird. Die Empfehlung der Deutschen Dermatologischen Gesellschaft für die Einschätzung der MdE enthält allgemeine Erfahrungssätze, die die Grundlage für eine gleiche, gerechte Bewertung der MdE in den zahlreichen Parallelfällen der täglichen Praxis bilden. Sie wird auch von der Rechtsprechung anerkannt [10]. Nur selten wird aber wohl in den hier diskutierten Fällen eine MdE-Einschätzung allein auf dermatologischem Gebiet von 20% oder mehr in Betracht kommen, so daß bei der Ermittlung der Gesamt-MdE in der Regel keine höhere MdE als die eingeschätzte MdE der chirurgischen Unfallfolgen in Betracht kommen wird. Allerdings kommt es insoweit immer auf den konkret zu beurteilenden Einzelfall an, so daß durchaus Ausnahmefälle denkbar sind. Einschlägige Erfahrungen oder gar Erfahrungswerte zur Bildung der Gesamt-MdE existieren angesichts der Vielzahl der möglichen parallel existierenden Unfallfolgen nicht.

Nach Durchsicht der Gutachten, die sich mit Osteosynthesematerial versorgten Knochenfrakturen befassen, fällt auf, daß nur in einer verschwindend geringen Anzahl der Hinweis auf eine mögliche, durch das Osteosynthesematerial verursachte Kontaktallergie zu finden ist, sei es, daß diese nicht existent ist, sei es, daß diese nicht erkannt wurde. In den wenigen Fällen mit geäußertem Verdacht auf eine Kontaktallergie oder zumindest Sensibilisierung gegenüber Metallen wurden die Verdachtsäußerungen sehr häufig aufgrund eingeholter dermatologisch-allergologischer Gutachten nicht bestätigt. Selbst wenn jedoch der Kausalzusammenhang zwischen Implantateinbringung und festgestellter Allergie oder einer Sensibilisierung mit der erforderlichen hinreichenden Wahrscheinlichkeit bejaht worden ist, sind heutzutage Auswirkungen auf die MdE-Einschätzung der Unfallfolgen – bis auf krasse Ausnahmefälle – aufgrund dieser Allergie oder Sensibilisierung nicht feststellbar.

Zusammenfassung

1. Solange der Versicherte während der postoperativen Phase nach Implantateinbringung noch arbeitsunfähig ist, ist eine etwaige Metallallergie usw. versicherungsrechtlich und insbesondere für eine MdE-Bewertung wegen der fortlaufenden Verletztengeldzahlung ohne Bedeutung. Allerdings belastet ein sehr langer postoperativer Verlauf nach der Metallallergie die Versicherungsträger finanziell erheblich (ambulante und stationäre Heilbehandlungskosten, längere Verletztengeldzahlung), so daß Alternativlösun-

gen zu Metallimplantaten, besonders bei präoperativ bekannter Allergie, zu bedenken sind [11].

2. Sofern bei bestehender Metallallergie – im Sinne der erstmaligen Entstehung nach dem Arbeitsunfall oder im Sinne einer Verschlimmerung eines Vorschadens – klinisch komplikationslose Verläufe mit adäquater Frakturheilungszeit festgestellt werden, wird im Regelfall eine lediglich hautinterne allergische Reaktion auf Metall keine über die sonstigen unfallbedingten Schäden hinausgehende Funktionsbeeinträchtigung des Versicherten herbeiführen, so daß eine Metallallergie bei der Gesamt-MdE-Bewertung nur im Ausnahmefall eine Rolle spielen wird.

3. Denkbar ist jedoch, insbesondere bei langjähriger Implantationsliegezeit mit langzeitiger Metallexposition, eine sich entwickelnde Überempfindlichkeit und Sensibilisierung gegenüber metallenen Stoffen, die in einer chronisch-allergischen Kontakterkrankung mit Auswirkungen auf die Einschätzung der MdE münden kann.

Anmerkungen

1. BSGE, 58, 76, 77
2. BSG, SozR 2200, § 548 RVO Nr. 3
3. Ludolph, Gutachtenkolloquium 6, S. 60
4. BSGE 11, 161, 163
5. BSGE 63, 213, 214
6. BSGE 61, 58, 59
7. Kubba und Champion, 1975; Pegum, 1974; Samitz und Katz, 1975; Stoddart, 1960; Hildebrandt et al., 1985
8. Schönberger-Mehrtens-Valentin, Arbeitsunfall und Berufskrankheit, 5. Auflage, S. 114
9. Rundschreiben des Hauptverbandes, VB 76/87
10. sh. z. B. HV-Info 16/1991, S. 1469 ff.
11. Hierholzer S, Hierholzer G (1990) Osteosynthese und Metallallergie, Traumatologie aktuell (Suppl. 1). Thieme, Stuttgart New York

Diskussion*

Zusammengefaßt und redigiert von S. Hierholzer

Wenn bei der Behandlung von Verletzungen durch den Kontakt eines Materials mit dem Körpergewebe Unverträglichkeiten entstanden sind, ergeben sich bei der Begutachtung versicherungsrechtliche Besonderheiten. Dieses ist im besonderen der Fall beim Zusammentreffen von Metallallergie und Osteosynthese oder bei Hautunverträglichkeiten bzw. Kontaktallergien im Zusammenhang mit einer Amputationsstumpfversorgung. Dabei ist zu der Frage eines Vorschadens abzuklären, wann sich die Allergie oder die übrige Hautunverträglichkeit mit Krankheitszeichen manifestiert hat.

Zur Ausbildung einer Allergie ist die Exposition gegen das Allergen entscheidend. Wir kennen die berufsspezifischen Kontaktallergien. Eine der häufigsten Kontaktallergien, nämlich die Nickelallergie, wird heute durch das Tragen von Modeschmuck erworben. Damit läßt sich auch die große Differenz zwischen Frauen mit hoher und Männern mit geringerer Sensibilisierungsrate erklären. Darüber hinaus hängt die Neigung zur Sensibilisierung von der Funktionsfähigkeit der Haut ab, eine sehr trockene Haut ist beispielsweise allein in ihrer Barrierefunktion so geschädigt, daß ein berufsbedingter Kontakt mit Chemikalien im feuchten Milieu (z.B. im Friseurberuf) Grund genug für eine Allergieentstehung ist.

> Die Allergisierungsrate korreliert mit der Exposition zum Allergen.

Inzwischen ist auch bekannt, daß nicht jedes Individuum eine Sensibilisierung bei noch so erheblichem Kontakt erwerben muß. Daher stellt sich die Frage nach einer Krankheitsanlage – also der genetischen Disposition zur Sensibilisierung. Diese läßt sich nur indirekt beantworten, wie z.B. in einem zufälligen Experiment in Skandinavien: In einem definierten Zeitraum in einer definierten Gegend setzten sich alle Mädchen einem generellen Kontakt mit Nickel aus (Ohrringe aus gleichem nickelhaltigem Material). In diesem „Zufallskollektiv" entstand eine Allergisierungsrate gegen Nickel von etwa 30%; die übrigen 70% der Mädchen entwickelten keine Nickelallergie. Auch weist das in Dänemark

---

* Zu den Beiträgen von S. 1–36.

geführte Zwillingsregister auf eine genetische Disposition: Eineiige Zwillinge
erwerben entweder beide eine Nickelallergie oder beide nicht.

Für den Versicherten ist die Kontaktallergie u.U. schicksalhaft. Ist sie im
Zusammenhang mit einer Osteosynthese entstanden oder hat sie sich in dieser
Zeit mit Krankheitszeichen manifestiert, bleiben die Hauterscheinungen in der
Regel auf den direkten Kontaktbereich des Implantates beschränkt. Es kann
sich aber auch das endogene Kontaktekzem mit Generalisierung des allergi-
schen Ekzems über den gesamten Körper entwickeln.

Die Hauterscheinungen sind in der Regel nach der Implantatentfernung
rückläufig; bei einem geringeren Anteil der Betroffenen verselbständigt sich das
Ekzem auch nach der Implantatentfernung in eine eigenständige Hauterkrankung. Wenn ein Implantat – wie z.B. eine Gelenkprothese – nicht entfernt
werden kann, besteht die Hautbeteiligung fort. Ebenso schwerwiegend ist es für
den Versicherten, wenn er nach einer Amputation eine Kontaktallergie gegen
einen Werkstoff der Prothese entwickelt. Dann muß u.U. auf die Verwendung
besonders günstiger Materialien oder Prothesentypen verzichtet werden.

Zur groben Abschätzung der Dermatitis-bedingten MdE kann eine vom Hauptverband der Gewerblichen Berufsgenossenschaften und von der Arbeitsgemeinschaft für Berufsdermatologie erarbeitete Empfehlung zur Beurteilung der
Hauterscheinungen herangezogen werden. Hierbei gibt eine Punktetabelle mit
Beurteilung der Schwere der Hauterscheinungen, Umfang und Intensität der
Sensibilisierung und Verbreitung des Allergens eine Hilfe bei der Einschätzung
der MdE (s.S. 27). Wenn es sich bei den oben besprochenen Krankheits-
verläufen auch nicht um Berufskrankheiten handelt, ist eine Richtlinie für die
Einschätzung der MdE aufgrund der Hauterscheinungen wünschenswert. Dies
ist insbesondere dann notwendig, wenn die Hauterscheinungen nicht mehr
lokalisiert, sondern sich im Sinne eines allergischen Kontaktekzems generali-
sieren.

Versicherungsrechtlich interessant ist die folgende Diskussion im Zusammenhang mit der Entwicklung einer Kontaktallergie: Entwickelt sich bei einem Beinamputierten über die Prothese eine Allergie gegen Epoxytharz, der in der Elektronikindustrie im täglichen Kontakt mit Epoxyten tätig war, so handelt es sich hier zunächst um den Folgeschaden eines schon eingetretenen Versicherungsfalles. Dieser ist klar von einer Berufskrankheit mit ihren Kriterien abzutrennen. Beispielsweise müssen nicht – wie es die versicherungstechnischen Voraussetzungen der Berufskrankheitenverordnung fordern – die Schwere oder wiederholte Rückfälligkeit, die Dauer der Behandlungsbedürftigkeit über mehr als 6 Monate mit Aufgabe des Berufs oder die Verbreitung des Allergens geprüft werden. Vielmehr sollten alle Möglichkeiten, die das BG-Heilverfahren bietet, genutzt werden. Unter Umständen ist ein neuer Versicherungsfall, d. h. eine Berufskrankheit mit all ihren Leistungen seitens des Versicherungsträgers anzuerkennen.

Der Folgeschaden (z. B. ein allergisches Kontaktekzem) nach einem schon eingetretenen Versicherungsfall (Unfall) muß klar von einer Berufskrankheit unterschieden werden.

Die Folgen eines Unfalles im Rahmen einer versicherten Tätigkeit werden mit der MdE unter Beurteilung des Gesamtschadens eingeschätzt. Hierzu gehört die Beurteilung einerseits der Funktionsbeeinträchtigung durch den Unfall, und andererseits der Beschränkung der Einsatzfähigkeit auf dem allgemeinen Arbeitsmarkt. Es wird die Auffassung vertreten, daß die einzelnen chirurgischen und dermatologischen Befunde nicht getrennt erhoben werden müssen. Im ärztlichen Gutachten sollten jedoch die Hautveränderungen mit Schwere und Ausdehnung, ggf. mit Photo dokumentiert werden.

Die Folgen eines Unfalles im Rahmen einer versicherten Tätigkeit werden mit der MdE unter Beurteilung des Gesamtschadens eingeschätzt.

Liegen also Hauterscheinungen mit Krankheitswert als Unfallfolge in dem vorher beschriebenen Sinne vor, kann sich dadurch eine von der bekannten Richtlinie abweichende Einschätzung der MdE ergeben. Die Höhe dieser Gesamt-MdE wird bei einem Versicherten, der eine Metallallergie mit generalisiertem Ekzem nach der Osteosynthese einer Unterschenkelfraktur entwickelte, um das Kriterium „Hauterscheinungen" dann erhöht, wenn ihm bestimmte Bereiche des allgemeinen Arbeitsmarktes verschlossen sind.

Bei der Einschätzung der MdE ist zu berücksichtigen:
– die Funktionsminderung infolge der Verletzung sui generis,
– die Beschränkung der Einsatzfähigkeit auf dem allgemeinen Arbeitsmarkt.

Dieses ist beispielsweise von besonderer Bedeutung für den Versicherten, bei dem Hautreizungen oder echte Unverträglichkeiten von Werkstoffen das Tragen einer Prothese verhindern oder sogar das Tragen eines besonders gut sitzenden Prothesentyps unmöglich machen. Die hierbei bestehenden Funktionsausfälle haben eine verminderte Mobilität und vermehrte Bewegungseinschränkung für das Individuum zur Folge. Da die Richtwerte für die Bildung der MdE beim Extremitätenverlust von unproblematischen Stumpfverhältnissen mit der Möglichkeit der optimalen prothetischen Versorgung ausgehen, können sie in Sonderfällen wie oben geschildert durchbrochen werden.

Die MdE kann abweichend von der Richtlinie höher eingeschätzt werden, wenn neben der Funktionsminderung durch die Verletzung beispielsweise ein endogenes Kontaktekzem persistiert oder eine Prothese wegen Hautunverträglichkeit nicht getragen werden kann.

Um dem Versicherten gerecht zu werden, ist der medizinische Gutachter in besonderem Maße gefragt. Denn nur wenn diese Tatbestände, ggf. mit Photodokumentation, in jedem Falle aber mit einer adäquaten allergologischen – ggf. auch dermatologischen – Stellungnahme deutlich gemacht sind, wird der Versicherungsrechtler oder Sachbearbeiter die Möglichkeit der Berücksichtigung haben. Die MdE kann dann abweichend von den Richtlinien höher eingeschätzt werden. Dieser Punkt blieb nicht unwidersprochen; vielmehr sei in der Gesetzlichen Unfallversicherung der Körperschaden zu entschädigen und nicht die prothetische Versorgung. Andererseits wird auf das Prinzip des BG-Heilverfahrens verwiesen, nach dem die Rehabilitation „mit allen geeigneten Mitteln" zu erfolgen hat.

Teil II
Neue Berufskrankheiten
Nr. 2108 bis Nr. 2110 – Bandscheibenbedingte
Erkrankungen der Wirbelsäule

Standortbestimmung aus der Sicht des Juristen

S. Brandenburg

Einleitung

Das 9. Duisburger Gutachtenkolloquium im Juli 1992 gehörte zu den ersten Veranstaltungen, auf welchen Mediziner und Vertreter der Unfallversicherungsträger bereits im Vorfeld des Inkrafttretens der neuen, die berufsbedingten Wirbelsäulenerkrankungen betreffenden Berufskrankheitentatbestände in eine sachliche Diskussion über die aus der neuen Rechtslage erwachsenden medizinisch-juristischen Fragestellungen eingetreten sind. Grundlage der damals begonnenen Diskussion waren die Empfehlungen des beim Bundesministerium für Arbeit und Soziales eingerichteten Sachverständigenbeirats Sektion „Arbeitsmedizin" vom Februar 1992 und vom April 1992 bezüglich einer Ergänzung der sog. Berufskrankheitenliste (Anlage 1 zur BeKV, s. Anhang A) durch drei Tatbestände für berufsbedingte Schädigungen der Lendenwirbelsäule bzw. Halswirbelsäule [1].

Zum Zeitpunkt des letztjährigen Gutachterkolloquiums war der Wortlaut der Empfehlungen des Sachverständigenbeirats bereits modifiziert worden. Insbesondere waren die ursprünglich vorgesehenen morphologischen Umschreibungen (Diskopathie, Osteochondrose, Spondylose, Spondylarthrose der LWS bzw. der HWS) durch den Begriff „bandscheibenbedingte Erkrankungen der LWS bzw. HWS" ersetzt worden. Auf dem 9. Duisburger Kolloquium, aber auch bei anderen Veranstaltungen, wurde über diesen Begriff diskutiert und von medizinischer Seite teilweise erhebliche Kritik geäußert. Gleichwohl hat die Bundesregierung im Dezember 1992 mit Zustimmung des Bundesrats die Zweite Verordnung zur Änderung der Berufskrankheitenverordnung beschlossen, die u. a. drei Tatbestände für „bandscheibenbedingte Erkrankungen" der LWS bzw. HWS beinhaltet [2]. Der Wortlaut dieser zum 1. 1. 1993 mit einer Rückwirkungsklausel in Kraft getretenen neuen Berufskrankheitentatbestände sei hier noch einmal dargestellt:

2108. Bandscheibenbedingte Erkrankungen der Lendenwirbelsäule durch langjähriges Heben und Tragen schwerer Lasten oder durch langjährige Tätigkeiten in extremer Rumpfbeugehaltung, die zur Unterlassung aller Tätigkeiten gezwungen haben, die für die Entstehung, die Verschlimmerung oder das Wiederaufleben der Krankheit ursächlich waren oder sein können.

2109. Bandscheibenbedingte Erkrankungen der Halswirbelsäule durch langjähriges Tragen schwerer Lasten auf der Schulter, die zur Unterlassung aller Tätigkeiten gezwungen haben, die für die Entstehung, die Verschlimmerung oder das Wiederaufleben der Krankheiten ursächlich waren oder sein können.

2110. Bandscheibenbedingte Erkrankungen der Lendenwirbelsäule durch langjährige, vorwiegend vertikale Einwirkung von Ganzkörperschwingungen im Sitzen, die zur Unterlassung aller Tätigkeiten gezwungen haben, die für die Entstehung, die Verschlimmerung oder das Wiederaufleben der Krankheit ursächlich waren oder sein können.

Die vom Bundesministerium für Arbeit und Soziales zu allen Berufskrankheiten veröffentlichten Merkblätter besitzen zwar keine Rechtsverbindlichkeit, sondern stellen nur eine Interpretation des jeweiligen Berufskrankheitentatbestands durch ein Gremium von Sachverständigen dar, und zwar v. a. im Hinblick auf die Erstattung einer Berufskrankheitenanzeige, dennoch wird auch die medizinisch-juristische Einzelfallbeurteilung bei Berufskrankheiten nicht unerheblich durch die Merkblätter geprägt [3], worauf noch näher einzugehen ist. Beim 9. Gutachtenkolloquium waren erst die Vorentwürfe für die zu den neuen Berufskrankheiten zu erstellenden Merkblätter bekannt und sie wurden dort in Teilen dargestellt und diskutiert [4]. Es ist zu begrüßen, daß abweichend von früheren Verfahren bei der Verabschiedung von Merkblättern den Trägern der Gesetzlichen Unfallversicherung von seiten des Bundesministeriums für Arbeit und Soziales Gelegenheit gegeben wurde, zu den Merkblattentwürfen Stellung zu nehmen. Diese Möglichkeit wurde von den Trägern der Gesetzlichen Unfallversicherung genutzt. So hat u. a. der beim Hauptverband der Gewerblichen Berufsgenossenschaften unter Beteiligung der Unfallversicherungsträger der öffentlichen Hand sowie der landwirtschaftlichen Berufsgenossenschaften gebildete Arbeitskreis „Wirbelsäulenerkrankungen" ausführlich zu den Merkblattentwürfen Stellung genommen.

Es ist allerdings auch zu bemerken, daß die von verschiedener Seite an den Merkblattentwürfen geäußerte grundsätzliche Kritik nur teilweise einen Widerhall in Form von entsprechenden Änderungen gefunden hat. Jedenfalls ist festzustellen, daß im Laufe der Fortschreibung der Merkblattentwürfe eine deutliche Reduzierung auf den ursprünglichen Zweck eines Merkblatts, nämlich den zur Entscheidung über die Erstattung einer Berufskrankheitenanzeige aufgerufenen Arzt über die für die Annahme eines begründeten Verdachts im Sinne von § 5 Abs. 1 BeKV maßgeblichen Kriterien zu informieren [3], stattgefunden hat. Im März 1993 sind die Merkblätter zu den drei neuen Berufskrankheitentatbeständen Nrn. 2108/2109/2110 der Anlage 1 zur BeKV amtlich bekannt gegeben worden [5]. Es ist zu hoffen, daß alle in der Praxis mit diesen neuen Berufskrankheiten konfrontierten Ärzte inzwischen Gelegenheit hatten, sich mit dem Inhalt der Merkblätter vertraut zu machen.

Standortbestimmung

Das Thema meines Beitrags beim 9. Gutachtenkolloquium lautete: ‚Fragen aus der Verwaltung zur neuen BK „Wirbelsäulenschäden" [4].

Das Thema „Standortbestimmung aus der Sicht des Juristen" begründet möglicherweise die Erwartung, daß die im letzten Jahr hier gestellten Fragen nunmehr beantwortet werden können. Um Enttäuschungen vorzubeugen, sei vorweggenommen, daß die folgenden Ausführungen in Teilen nur einen Zwischenbericht über den gegenwärtigen Stand der Diskussion darstellen werden.

Tatbestandliche Voraussetzungen für die Anerkennung einer Berufskrankheit nach Nrn. 2108/2109/2110 der Anlage 1 zur BeKV (s. Anhang A)

Bandscheibenbedingte Erkrankung der LWS bzw. HWS

Beim 9. Gutachtenkolloquium wurde die Frage gestellt, welche Konsequenzen sich aus der Ersetzung der in den ursprünglichen Entwürfen zu Nrn. 2108/2109 der Berufskrankheitenliste vorgesehenen morphologischen Umschreibungen (Diskopathie, Osteochondrose, Spondylose, Spondylarthrose der LWS bzw. der HWS) durch den Begriff „bandscheibenbedingte Erkrankungen" hinsichtlich der Anforderungen an die Objektivierung eines Wirbelsäulenschadens durch einen morphologischen Befund ergeben. Die Änderung der Umschreibung des Krankheitsbildes wurde damit begründet, daß den genannten morphologischen Veränderungen im Bewegungssegment nur in Ausnahmefällen eine klinische Relevanz zukomme. Es ist fraglich, ob dies nicht auch unter Beibehaltung der ursprünglichen Umschreibungen durch einen geeigneten Zusatz, etwa im Sinne des Erfordernisses von Funktionsstörungen [6], zum Ausdruck hätte gebracht werden können. Jedenfalls erfüllen den Tatbestand der Nrn. 2108/2109/2110 nur solche Schäden der Wirbelsäule, die sich als das Resultat einer langjährigen schädigenden Einwirkung auf die Wirbelsäule darstellen.

Ein morphologisch oder durch andere diagnostische Verfahren objektivierbares Schadenssubstrat erscheint daher unerläßlich. Das Merkblatt zu Nr. 2110 enthält insoweit einen ausdrücklichen Hinweis auf objektivierbare Veränderungen in Form der Chondrose, Osteochondrose, Spondylose, Spondylarthrose, Bandscheibenprotrusion und Bandscheibenprolaps. Für die beiden anderen Tatbestände dürfte dieser Hinweis gleichermaßen gelten [7]. Generell ist der Begriff der „bandscheibenbedingten Erkrankungen" zu definieren im Sinne aller Erkrankungen der Bewegungssegmente der HWS oder LWS, die in einer ursächlichen Beziehung mit einer Bandscheibenschädigung stehen.

In diesem Zusammenhang wurde über die rechtliche Beurteilung solcher Pathomechanismen diskutiert, bei denen der Primärschaden vermutlich nicht an der Bandscheibe, sondern z. B. an den kleinen Wirbelgelenken gesetzt wurde.

In Anbetracht der Formulierung der Berufskrankheitentatbestände müßte ein solcher nicht an der Bandscheibe lokalisierter Primärschaden für eine Entschädigung ausgeklammert werden, es sei denn, daß der außerhalb der Bandscheiben lokalisierte Primärschaden erst durch den sekundär verursachten Bandscheibenschaden im Sinne einer wechselseitigen Kausalbeziehung seine wesentliche Ausprägung erfahren hat [8].

Einigkeit dürfte darüber bestehen, daß nur chronische oder chronisch-rezidivierende Bandscheibenerkrankungen mit Funktionseinschränkungen den neuen Berufskrankheitentatbeständen unterfallen [9]. Anders als nach Nr. 70 der Berufskrankheitenliste der ehemaligen DDR (Anhang B), sind Funktionseinschränkungen in den neuen Berufskrankheitentatbeständen zwar nicht ausdrücklich genannt, zu beachten ist aber, daß das Krankheitsbild bei allen drei Tatbeständen so ausgeprägt sein muß, daß dadurch ein Zwang zum Unterlassen der wirbelsäulenbelastenden Tätigkeiten begründet wird. Ein Wirbelsäulenschaden mit chronischen oder chronisch-rezidivierenden Beschwerden und funktionellen Beeinträchtigungen ist dafür in der Regel die Mindestvoraussetzung.

Arbeitsanamnestische Voraussetzungen – langjährige schädigende Einwirkung

Die drei neuen Berufskrankheitentatbestände knüpfen zwar an verschiedenartige Skelettbelastungen an, vorausgesetzt wird aber in jedem Fall eine langjährige Einwirkung. Unter Bezugnahme auf die Auslegung dieses auch in der Nr. 70 der Berufskrankheitenliste der DDR (Anhang B) enthaltenen Begriffs wird in den Merkblättern dargelegt, daß 10 Berufsjahre als die untere Grenze der Dauer der belastenden Tätigkeit zu fordern sind [10]. Zum Teil wird dieser Auslegung mit Skepsis begegnet [11]. Sozialgerichtliche Verfahren, in welchen die grundsätzliche Rechtfertigung dieser Auslegungsempfehlung und die zugrunde liegenden epidemiologischen Untersuchungen aus der ehemaligen DDR [12] geprüft werden, sind daher zu erwarten. Bis auf weiteres sollte in der Verwaltungspraxis und bei den Begutachtungen für den Regelfall von der vorgenannten Empfehlung in den Merkblättern ausgegangen werden. Soweit allerdings im Einzelfall so intensive Belastungen der Wirbelsäule vorgelegen haben, daß deren schädigende Auswirkungen schon nach weniger als 10 Jahren deutlich erkennbar sind, wird in Übereinstimmung mit den Merkblättern ein starres Festhalten an der regelhaft geforderten Einwirkungszeit von 10 Jahren nicht zu rechtfertigen sein, selbst wenn diese Empfehlung generell zutreffend sein sollte.

Von grundsätzlicher Bedeutung für die Verwaltungen und die Gutachter ist die rechtliche Frage, ob verschiedene wirbelsäulenbelastende Tätigkeiten, die unterschiedlichen Nummern der Anlage 1 zur BeKV (z. B. Nr. 2108 und Nr. 2110) (Anhang A) bzw. nicht der gleichen Tatbestandsalternative nach Nr. 2108 unterfallen, für die Erfüllung des Merkmals „langjährig" addiert werden können. Während dies für die verschiedenen Alternativen der Nr. 2108 (Heben oder Tragen schwerer Lasten/Tätigkeiten in extremer Rumpfbeugehaltung) unproblematisch bejaht werden kann, ist dies fraglich für belastende Tätigkeiten nach den unterschiedlichen BK-Ziffern, da die Möglichkeit einer Zusammenfassung vom Verordnungsgeber nicht vorgesehen wurde.

Für die Nrn. 2108 und 2110 ist eine solche Zusammenfassung dennoch aus folgenden Gründen zu empfehlen: Beide Tatbestände betreffen den gleichen Wirbelsäulenabschnitt. Ausweislich der Merkblätter bestehen auch keine Unterschiede bezüglich der Krankheitsbilder. Es wird also bei der Begutachtung kaum möglich sein, bei dem Nachweis belastender Einwirkungen nach beiden Berufskrankheitentatbeständen eine Differenzierung bezüglich der dadurch verursachten Krankheitserscheinungen an der LWS vorzunehmen. Im Ergebnis wird trotz der verschiedenartigen Einwirkungen nur die Anerkennung einer Berufskrankheit nach den Nrn. 2108/2110 in Frage kommen. Dies läßt es geboten erscheinen, schon bei der Prüfung des Merkmals der Langjährigkeit eine Zusammenrechnung der Zeiten mit verschiedenartigen Einwirkungen vorzunehmen. Nach ersten Erfahrungen ist ein erheblicher Anteil der den landwirtschaftlichen Berufsgenossenschaften gemeldeten Wirbelsäulenerkrankungsfälle durch eine Kumulation belastender Einwirkungen im Sinne der Nrn. 2108 und 2110 gekennzeichnet. Auch im Hoch- und Tiefbau kommen solche Fälle vor.

Ursachenzusammenhang

Allgemeine Anmerkungen
In den ersten Entwürfen für die Merkblätter zu den neuen Berufskrankheiten Nrn. 2108/2109 wurde die Bejahung eines rechtlich wesentlichen Ursachenzusammenhangs empfohlen, wenn ein einschlägiges Krankheitsbild festgestellt wird und die in den Merkblättern beschriebenen Kriterien einer langjährigen mechanischen Überbelastung erfüllt sind. Es wurde bereits beim 9. Gutachtenkolloquium dargelegt, daß einer so allgemein gehaltenen Empfehlung nicht zugestimmt werden kann. Grundsätzlich ist für das Berufskrankheitenrecht zu beachten, daß durch die Aufnahme eines neuen Berufskrankheitentatbestands nur die generelle Eignung der dort genannten Einwirkungen zur Krankheitsverursachung festgestellt wird, so daß darauf die Prüfung des individuellen Kausalzusammenhangs aufbauen kann. Dies gilt auch für Berufskrankheitentatbestände, in denen, wie im Falle der Nrn. 2108/2109/2110, sowohl die Einwirkung als auch das Krankheitsbild umschrieben sind. In der Regel enthalten auch solche Tatbestände nicht alle relevanten Differenzierungskriterien [13].

Insbesondere bei Berufskrankheiten mit multifaktorieller Ätiologie, wie den berufsbedingten Wirbelsäulenverschleißerkrankungen, deren Entstehung durch das Zusammenwirken beruflicher, außerberuflicher und anlagebedingter Faktoren geprägt ist, ergibt sich zwangsläufig eine erhebliche Streubreite der unter die Berufskrankheitentatbestände subsumierbaren Sachverhalte nach Art, Intensität und Häufigkeit der Belastungen. Dies bedeutet, daß bei den entsprechenden Berufskrankheitentatbeständen, wie den Nrn. 2108/2109/2110, auf eine individuelle Kausalitätsprüfung nicht verzichtet werden kann. In der amtlichen Begründung zur Zweiten Verordnung zur Änderung der Berufskrankheitenverordnung vom 23. 12. 1992 wird dies zutreffend hervorgehoben [14]. In der endgültigen Fassung der Merkblätter ist die eingangs erwähnte zweifelhafte Formulierung auch nicht mehr enthalten. Grundsätzlich ergibt sich daraus aber auch, daß der Verwertbarkeit epidemiologischer Studien bei Berufskrankheiten dieser Art für die Beurteilung des Einzelfalles engere Grenzen gesetzt sind als bei Berufskrankheiten, die sich auf obligat schädliche Einwirkungen ohne multifaktorielle Variabilitäten beziehen. Auf die Bedeutung von Grenzwerten in diesem Zusammenhang wird noch eingegangen.

Berufskrankheiten-typisches Krankheitsbild
Beim 9. Gutachtenkolloquium wurde ausgeführt, daß für die Kausalitätsbeurteilung vorrangig die Frage zu beantworten ist, ob und welche charakteristischen Krankheitsbilder im Bereich der LWS bzw. HWS als Folgen langjähriger übermäßiger Belastungen des Skelettsystem im Sinne der Nrn. 2108/2109/2110 zu erwarten sind [15]. Die Zuordnung bestimmter schädigender Einwirkungen zu Schäden an bestimmten Abschnitten der Wirbelsäule in den Nrn. 2108/2109/ 2110 deutet bereits an, daß die Lokalisation der Schädigungen insoweit besondere Aufmerksamkeit verdient. Dies wird durch erste Erfahrungen bei der Beurteilung von Einzelfällen bestätigt. Auch eine Erörterung dieser Thematik mit den medizinischen Sachverständigen im Arbeitskreis „Wirbelsäulenerkrankungen" beim Hauptverband der Gewerblichen Berufsgenossenschaften ergab, daß der Bereich, in dem ein das altersentsprechende Maß übersteigender Wirbelsäulenverschleiß festgestellt wird, mit dem Ort der erhöhten Krafteinwirkung durch das Heben oder Tragen schwerer Lasten für eine schlüssige Bejahung des Ursachenzusammenhangs korrelieren muß [16].

Einzelheiten zu dieser Thematik sind den nachfolgenden Beiträgen vorbehalten. Aus der Sicht einer Berufsgenossenschaft mit Zuständigkeit für den Pflegebereich, wo Belastungen durch Heben oder Tragen in besonders ungünstiger Körperhaltung als Ursache von Wirbelsäulenschäden angesehen werden [17], soll nur angemerkt werden, daß Regelaussagen über Korrelationen zwischen der Krafteinwirkung und dem Schädigungsort von vornherein die in der Praxis anzutreffenden unterschiedlichen biomechanischen Begleitumstände mit berücksichtigen sollten.

Geeignete Einwirkungen

In den drei neuen Berufskrankheitentatbeständen werden insgesamt vier verschiedenartige Einwirkungen genannt:

- Heben oder Tragen schwerer Lasten: Nr. 2108,
- Tätigkeiten in extremer Rumpfbeugehaltung: Nr. 2108,
- Tragen schwerer Lasten auf der Schulter: Nr. 2109,
- vorwiegend vertikale Einwirkung von Ganzkörperschwingungen im Sitzen: Nr. 2110.

Im Rahmen dieses einleitenden Beitrages kann nicht auf alle Definitionsmerkmale zu den verschiedenartigen Einwirkungen eingegangen werden. So soll auf eine Erläuterung der Nr. 2109 verzichtet werden, da ausweislich des Merkblatts und der zitierten epidemiologischen Untersuchungen die in Betracht kommenden Berufstätigkeiten relativ eng begrenzt sind [18]. Ähnliches gilt für die unter Nr. 2110 subsumierbaren Berufstätigkeiten, da nicht nur der in Frage kommende Frequenzbereich (3–5 Hz) bekannt ist, sondern auch bereits Grenzwerte für die tägliche und die Gesamtbelastungsdosis definiert wurden [19]. Offen scheint insoweit allerdings noch, in welchem Umfang diese Grenzwerte im Hinblick auf die individuelle Konstitution herabzusetzen sind. Das in der Gesetzlichen Unfallversicherung geltende Prinzip der rechtlich wesentlichen Ursache gebietet es grundsätzlich, bei der Definierung einer kritischen Belastung die individuelle Konstitution zu berücksichtigen, so daß im Einzelfall auch eine unter einem allgemeinen Grenzwert liegende Einwirkung eine rechtlich wesentliche (Mit-)Ursache darstellen kann [20].

Zu der in dem Merkblatt zu Nr. 2108 aufgeführten Grenzwerttabelle für das Heben oder Tragen schwerer Lasten ist folgendes zu bemerken:

Vorbehaltlich einer hinreichenden epidemiologischen Absicherung dieser Grenzwerttabelle mag es richtig sein, allgemeine Lastgewichtgrenzwerte, die lediglich nach dem Geschlecht und dem Alter unterscheiden, in ein Merkblatt aufzunehmen, um dem über die Berufskrankheitenanzeige entscheidenden Arzt die Feststellung zu erleichtern, ob überhaupt eine relevante Gefährdung bestanden haben kann. Es ist aber zu betonen, daß es sich dabei nur um grobe Anhaltspunkte für ein relevantes Risiko handeln kann und daß für die Frage, ob im Einzelfall tatsächlich eine Gesundheitsgefährdung bestanden hat, stets alle biomechanischen und konstitutionellen Begleitumstände zu berücksichtigen sind.

Auf die Bedeutung der biomechanischen Begleitumstände wird auch hingewiesen [21]. Zutreffend wird in der endgültigen Fassung des Merkblatts klargestellt, daß die dort genannten Grenzwerte unter präventiv-medizinischen Gesichtspunkten ermittelt wurden. Dies unterstreicht, daß die Statuierung eines Anscheinsbeweises bezüglich des Ursachenzusammenhangs bei Überschreitung der dort genannten Lastgewichtgrenzwerte in Verbindung mit dem Merkmal der Langjährigkeit nicht gerechtfertigt ist. Die präventiv-medizinische Herleitung der Grenzwerte wird v. a. an der Tabelle für Frauen deutlich, wo wesentlich auch gynäkologische Aspekte für die deutliche Herabsetzung der Grenzwerte gegenüber den Männern maßgeblich waren [22]. Bei der Beurteilung des Ursachenzusammenhangs von Wirbelsäulenverschleißschäden müssen diese Gesichtspunkte aber ausgeklammert werden.

Das Merkblatt führt aus, daß die Hebe- und Tragevorgänge mit einer „gewissen Regelmäßigkeit" ausgeübt worden sein müssen, um ein relevantes Gesundheitsrisiko zu begründen. In Anbetracht der komplexen Zusammenhänge zwischen der Häufigkeit von Hebe- oder Tragevorgängen, ihrer Dauer, des Gewichtes der Last und aller sonstigen Begleitumstände ist es zu begrüßen, daß der Versuch einer allgemeingültigen Definition dieses Begriffs abweichend von den Vorentwürfen nicht mehr unternommen wird. Daß eine diesbezügliche Festlegung nicht angezeigt ist, zeigt auch folgender Vergleich: Während in den Vorentwürfen zu den Merkblättern bereits ein zehnmaliges Heben oder ein Belastungsanteil von 10% einer Arbeitsschicht als relevant bezeichnet wurde, wird in dem Entwurf einer Verordnung über die Sicherheit und den Gesundheitsschutz bei der manuellen Handhabung von Lasten zur Umsetzung der EG-Richtlinie „Heben und Tragen von Lasten" [23] eine Belastungsgrenze von 500 bzw. 250 Hüben pro Schicht genannt.

Ausweislich des Merkblattes sollen mit der zweiten Alternative der Nr. 2108 (Tätigkeiten in extremer Rumpfbeugehaltung) Wirbelsäulenbelastungen unter folgenden Bedingungen erfaßt werden:

- Arbeiten in Arbeitsräumen, die niedriger als 100 cm sind und dadurch eine ständig gebeugte Körperhaltung erzwingen,
- Arbeiten mit einer Beugung des Oberkörpers aus der aufrechten Haltung um mehr als 90 Grad.

Aufgrund dieser Definition verbleibt nur ein enger Anwendungsbereich für diese Tatbestandsalternative. Da der unbestimmte Rechtsbegriff „extrem" einer Ausfüllung anhand der epidemiologischen und biomechanischen Erkenntnisse bedarf, wird es von weiteren Forschungen auf diesem Gebiet abhängen, ob die jetzigen Definitionskriterien erhalten bleiben. Eine Verringerung des Beugewinkels könnte dazu führen, daß sich das Feld der in Betracht kommenden Berufstätigkeiten wesentlich erweitert.

Versicherungsrechtlicher Tatbestand – Zwang zur Unterlassung gefährdender Tätigkeiten

Auf die zu diesem auch in einigen anderen Berufskrankheitentatbeständen enthaltenen besonderen versicherungsrechtlichen Merkmal [24] entwickelten Rechtsgrundsätze wurde bereits beim 9. Gutachtenkolloquium eingegangen. Der Unterlassungstatbestand verpflichtet zu einer abgestuften Prüfung mehrerer zusammenhängender Fragen. In einem vom Arbeitskreis „Wirbelsäulenerkrankungen" beim Hauptverband der Gewerblichen Berufsgenossenschaften erstellten Mustergutachtenauftrag [25] werden die Gutachter im einzelnen gefragt,

- ob und welche der Tätigkeiten, die für die Entstehung, die Verschlimmerung oder das Wiederaufleben der Erkrankung ursächlich waren oder sein können (gefährdende Tätigkeiten), bei Beachtung bestimmter Verhaltensmaßregeln oder nach Änderungen der Arbeitsabläufe und Arbeitsorganisation und/oder bei Anwendung von medizinischen Maßnahmen weiter ausgeübt werden können,
- ob und welche der gefährdenden Tätigkeiten unterlassen werden müssen,
- ggf. ob eine bereits vollzogene Aufgabe des bisher ausgeübten Berufs oder einzelner Tätigkeitsbereiche wegen der Wirbelsäulenerkrankung notwendig war oder ob andere Abhilfemaßnahmen zur Gefahrbeseitigung ausreichend gewesen wären.

Das Schicksal jener Fälle, in denen eine berufsbedingte Wirbelsäulenschädigung im Sinne der Nrn. 2108/2109/2110 zu bejahen ist, wird somit entscheidend davon abhängen, welche Antworten auf die Frage nach geeigneten Abhilfemaßnahmen zur Vermeidung eines Zwangs zur Unterlassung der gefährdenden Tätigkeiten gegeben werden können. Soweit es um technische oder organisatorische Abhilfen geht, kann die Beantwortung nur branchenspezifisch erfolgen. Wichtig ist insoweit, daß die Gutachter allgemein oder im Einzelfall über die am Arbeitsplatz realisierbaren Maßnahmen, z. B. optimierte Hebehilfen im Krankenpflegebereich, informiert werden.

Für alle Unfallversicherungsträger stellt sich dagegen gleichermaßen die Frage, ob und welche medizinischen (genauer: präventiv-therapeutischen) Maßnahmen in Frage kommen. Es geht dabei nicht um Rückenschulprogramme im Sinne der Primärprävention, sondern um gezielte Therapie- und Trainingsmaßnahmen für die Personen, bei denen eine berufsbedingte Wirbelsäulenschädigung schon vorliegt und nur der Unterlassungszwang noch fraglich ist. Die Leistungszuständigkeit des Unfallversicherungsträgers für solche Maßnahmen ergibt sich aus § 3 Abs. 1 der Berufskrankheitenverordnung. Dieser Themenkomplex, der eine nicht minder bedeutende Herausforderung für die Unfallversicherungsträger darstellt wie die Entwicklung von Kriterien zu den Anerkennungsvoraussetzungen, ist Gegenstand des Beitrags von Plinske (s. S. 189).

Minderung der Erwerbsfähigkeit (MdE)

Beim 9. Gutachtenkolloquium wurde die Befürchtung geäußert, daß die gutachterlichen Einschätzungen der MdE mangels eindeutiger Kriterien für die Abgrenzung des zu entschädigenden Anteils einer Wirbelsäulendegeneration von dem nicht entschädigungspflichtigen – altersbedingten – Anteil erheblich differieren werden. Erste Erfahrungsberichte mit Begutachtungen scheinen dies zu bestätigen.

In den Anhaltspunkten für die ärztliche Gutachtertätigkeit im sozialen Entschädigungsrecht und nach dem Schwerbehindertengesetz finden sich zu degenerativen Veränderungen der Wirbelsäule folgende Angaben:

Wirbelsäulenschäden	MdE (GdB)
Degenerative Veränderungen	
– mit geringer Funktionsbehinderung, zeitweise auftretenden leichten bis mittelschweren Nerven- und Muskelreizerscheinungen (z. B. Schulter-Arm-Syndrom, Lumbalsyndrom, Ischialgie)	0–10 v. H.
– mit anhaltender Funktionsbehinderung und häufig rezidivierenden stärkeren, langanhaltenden Nerven- und Muskelreizerscheinungen	20–30 v. H.

Tabelle 1. Stütz- und Bewegungsapparat

Organspezifische Funktionsstörung	GdK (%)
Wirbelsäule und Becken Degenerative Erkrankungen (Osteochondrose, Spondylose, Spondylarthrose) – befallen:	
– 1 Wirbelsäulenabschnitt	0–20
– 2 Wirbelsäulenabschnitte	25–30
– 3 Wirbelsäulenabschnitte	40
– mit radikulären Symptomen, lumbal oder zervikal einschließlich Postdiskotomiesyndrom	40–50

Eine MdE über 30 v. H. bei degenerativen Veränderungen ohne nachweisbare Ausfallserscheinungen kommt nur in Ausnahmefällen bei außergewöhnlichen Schmerzsyndromen in Betracht.

Da sich diese Prozentsätze auf die Auswirkungen einer Behinderung oder Schädigungsfolge in allen Lebensbereichen und nicht nur auf Einschränkungen im allgemeinen Erwerbsleben beziehen [26], ist eine Übertragung auf das Unfallversicherungsrecht nur eingeschränkt möglich. Hinzu kommt, daß die Entschädigung nach den BK-Nummern 2108/2109/2110 jeweils auf den Schaden in dem betreffenden Wirbelsäulenabschnitt begrenzt ist, wobei die Bewegungssegmente in den Übergangsbereichen vollständig einzubeziehen sind [27].

Nur soweit im Einzelfall im wesentlichen aufgrund derselben Einwirkungen die Tatbestände sowohl der Nr. 2108 als auch der Nr. 2109 erfüllt sind, ist nach den zu den sog. Systemerkrankungen entwickelten Grundsätzen [28] eine Gesamt-MdE für die Schädigung beider Wirbelsäulenabschnitte in Betracht zu ziehen.

Die in der ehemaligen DDR verwendete Körperschadenstabelle (Tabelle 1) enthält zu den degenerativen Erkrankungen der Wirbelsäule folgende Differenzierung nach der Zahl der befallenden Wirbelsäulenabschnitte [29]. Der Begriff „Körperschaden" ist aber ebenfalls auf die allgemeine Leistungsfähigkeit im täglichen Leben bezogen [30], so daß auch diese Angaben eine auf das Unfallversicherungsrecht zugeschnittene Erarbeitung von MdE-Erfahrungssätzen für Wirbelsäulenverschleißerkrankungen mit Ausnahme der Bandscheibenvorfälle, für die solche Werte bereits existieren [31], nicht ersetzen können.

Zusammenfassung

Zum 1. 1. 1993 ist die Berufskrankheitenliste um drei Tatbestände für beruflich verursachte bandscheibenbedingte Erkrankungen der Wirbelsäule ergänzt worden (Nrn. 2108/2109/2110 der Anlage 1 zur Berufskrankheitenverordnung). Mit diesen Berufskrankheiten betreten die Unfallversicherungsträger und die beteiligten Gutachter Neuland bei der Kausalitätsbeurteilung. Mehr als alle übrigen, bisher in der Berufskrankheitenliste genannten Krankheiten sind

Verschleißerkrankungen der Wirbelsäule durch das Zusammenwirken beruflicher, außerberuflicher und anlagebedingter Faktoren geprägt.

Die vom Bundesministerium für Arbeit und Soziales veröffentlichten Merkblätter zu diesen neuen Berufskrankheitentatbeständen geben in erster Linie Hinweise zu den Kriterien für die Erstattung einer Berufskrankheitenanzeige. Für die gutachterliche Beurteilung des Ursachenzusammenhangs kommt den Merkblättern dagegen nur eine eingeschränkte Bedeutung zu. Ungeachtet der Erfüllung der Kriterien für eine langjährige übermäßige Belastung der Wirbelsäule durch das Heben oder Tragen schwerer Lasten, Tätigkeiten in extremer Rumpfbeugehaltung, durch das Tragen schwerer Lasten auf der Schulter oder durch die Einwirkung vertikaler Ganzkörperschwingungen muß die Wahrscheinlichkeit eines Ursachenzusammenhangs anhand der Umstände des Einzelfalles begründet werden.

Auch die epidemiologischen Erkenntnisse, die der Einführung dieser neuen Berufskrankheitentatbestände zugrunde lagen, können eine individuelle Kausalitätsbeurteilung nicht ersetzen. Nach der gegenwärtigen Diskussion ist für die Schlüssigkeit einer Kausalitätsbeurteilung der Gesichtspunkt von Bedeutung, ob und inwieweit die Lokalisation des Bandscheibenschadens mit dem Schwerpunkt der belastenden Einwirkungen korreliert.

Anders als bei den Nrn. 2108/2109 kann bei der Berufskrankheit Nr. 2110 (Ganzkörperschwingungen) auf konkrete Belastungsgrenzwerte, die Art, Intensität und Dauer der Belastung vollständig erfassen, zurückgegriffen werden.

Bei der Prüfung des versicherungsrechtlichen Merkmals des Zwangs zur Unterlassung der gefährdenden Tätigkeiten müssen stets die Möglichkeiten einer anderweitigen Beseitigung der Gefährdung, insbesondere durch technische oder organisatorische Änderungen und durch Änderungen des Verhaltens am Arbeitsplatz, erwogen werden. Es bleibt abzuwarten, ob durch qualifizierte Therapie- und Trainingsmaßnahmen in Einzelfällen eine Fortsetzung der Berufstätigkeit sichergestellt werden kann.

Einheitliche Richtwerte für die Einschätzung der MdE bei berufsbedingten Wirbelsäulenerkrankungen sollten angestrebt werden.

Anmerkungen

1. Siehe die Rundschreiben des Hauptverbandes der gewerblichen Berufsgenossenschaften VB 20/92 vom 17. 2. 1992; VB 56/92 vom 5. 6. 1992; VB 57/92 vom 5. 6. 1992
2. Bundesgesetzblatt 1992 I, S. 2343–2344
3. Mehrtens G, Perlebach E (1993), Die Berufskrankheitenverordnung. Schmidt, Berlin, Abschn. E Rn. 5 zu § 551 RVO
4. Brandenburg S (1993) Berufsbedingte Wirbelsäulenschäden – Fragen aus der Verwaltung zur neuen BK „Wirbelsäulenschäden". In: Hierholzer G, Kunze G, Peters D (Hrsg.) Gutachtenkolloquium 8. Springer, Berlin Heidelberg New York Tokyo
5. Bundesarbeitsblatt 1993, 50; abgedruckt in Gutachtenkolloquium 8 (1993) a. a. O. (4), S. 85
6. Siehe Nr. 70 der Berufskrankheitenliste der ehemaligen DDR, Anlage zur Verordnung über die Verhütung, Meldung und Begutachtung von Berufskrankheiten der DDR vom 26. 2. 1981, GBl. I Nr. 12 S. 137 (wiedergegeben im Anhang B)

7. Siehe Mehrtens G, Perlebach E (1993) a. a. O., M 2108, Rn. 4
8. Dazu auch Mehrtens G, Perlebach E (1993) a. a. O. (3)
9. Siehe die Merkblätter zu Nrn. 2108/2109/2110, a. a. O. (5), jeweils in Abschn. III
10. Siehe die Empfehlungen des Zentralinstituts für Arbeitsmedizin der DDR, Obergutachtenkommission „Berufskrankheiten", Ausgabe März 1985, abgedruckt im Rundschreiben des Hauptverbandes der gewerblichen Berufsgenossenschaften VB 35/92 vom 2. 4. 1992
11. Peretzki-Leid U, ÖTV Argumente 3/93, S. 11/12
12. Siehe Häublein HG (1979) Berufsbelastung und Bewegungsapparat. VEB Volk und Gesundheit, Berlin
13. Mummenhoff W, ZIAS 1989, 93/98; Watermann F (1981), Festschrift für Lauterbach, S. 661/665
14. Bundesrat-Drucksache 773/92, S. 4
15. Brandenburg S, a. a. O. (4), S. 70–71
16. Siehe auch Schönberger A, Mehrtens G, Valentin H (1993) Arbeitsunfall und Berufskrankheit. Schmidt, Berlin, Abschn. 8.3.6.4.2.3., S. 477
17. Stößel U, Hofmann F, Mlangeni D (1990) Zur Belastung und Beanspruchung der Wirbelsäule bei Beschäftigten im Gesundheitsdienst – Literaturrecherche im Auftrag der Berufsgenossenschaft für Gesundheitsdienst und Wohlfahrtspflege, Hamburg; Heben und Tragen im Gesundheitsdienst – Tagungsband (1991), Bundesverband der Unfallversicherungsträger der öffentlichen Hand e. V. München, Berufsgenossenschaft für Gesundheitsdienst und Wohlfahrtspflege Hamburg (Hrsg.), Fachtagung Düsseldorf 1991
18. Merkblatt zu Nr. 2109 der Anl. 1 zur Berufskrankheitenverordnung, Bundesarbeitsblatt 1993, S. 50/52
19. Dupuis H, Hartung E, Christ E, Konietzko H, Mechanische Schwingungen – Kenntnisstand über Beanspruchung, Belastung, Minderung und Richtwerte. Schriftenreihe der Bundesanstalt für Arbeitsschutz, Fb 552 (1988); Dupuis H, Zerlett G, Beanspruchung des Menschen durch mechanische Schwingungen – Kenntnisstand zur Wirkung von Ganz-Körperschwingungen. Schriftenreihe des Hauptverbandes der gewerblichen Berufsgenossenschaften e. V., Bonn (1984)
20. Schönberger A, Mehrtens G, Valentin H (1993) a. a. O. (16), Abschn. 2.2.1.2.1., S. 95 ff.; BSG Breithaupt 1988, 383/387
21. Siehe auch Zweiling K (1993) Berufskrankheiten – Erkrankung der Wirbelsäule – Schaffung von Ausschlußkriterien in Anerkennungsverfahren. BG 1993, 246
22. Vgl. Bayerisches Staatsministerium für Arbeit, Familie und Sozialordnung (1991) Schwere Lasten – leicht gehoben, nach einer Studie von Hettinger Th, Hahn B, S. 22
23. Richtlinie des Rates der Europäischen Gemeinschaften vom 29. 5. 1990 über die Mindestvorschriften bezüglich der Sicherheit und des Gesundheitsschutzes bei der manuellen Handhabung von Lasten (90/269/EWG), Amtsblatt der Europäischen Gemeinschaften Nr. L 156/9 vom 21. 6. 1990
24. Vgl. die Nrn. 1315, 2101, 2104, 4301, 4302, 5101 der Anl. 1 zur Berufskrankheitenverordnung; zur Zulässigkeit dieses Merkmals siehe BSG, Urt. v. 20. 4. 1990 – 2 RU 79/77, SozR 5677 Nr. 8 zu Anl. 1 Nr. 46
25. Bekanntgegeben durch Rundschreiben des Hauptverbandes der gewerblichen Berufsgenossenschaften VB 41/93 vom 8. 4. 1993
26. Anhaltspunkte für die gutachterliche Tätigkeit im sozialen Entschädigungsrecht und nach dem Schwerbehindertengesetz (1986), Bundesministerium für Arbeit und Sozialordnung (Hrsg.), Rn. 18
27. Mehrtens G, Perlebach E (1993) a. a. O. (7), Rn. 4
28. Schönberger A, Mehrtens G, Valentin H (1993) a. a. O. (16), S. 561; Mehrtens G, Perlebach E (1993) a. a. O., M 2102 Nr. 7
29. Zitiert aus: Izbicki W, Neumann N, Spohr H (1992) Unfallbegutachtung, 9. Aufl., S. 291
30. Kürzinger R, Kollmorgen G, Müldner H (1987) Grundlagen der ärztlichen Begutachtung, VEB Verlag Volk und Gesundheit, Berlin
31. Schönberger A, Mehrtens G, Valentin H (1993) a. a. O. (16), S. 444

54

Anhang A. Zweite Verordnung zur Änderung der Berufskrankheitenverordnung vom 18. 12. 1992 (BGBl. I, 2343)

Artikel 1

4. Nach Nummer 2107 werden folgende Nummern angefügt:

2108: Bandscheibenbedingte Erkrankungen der Lendenwirbelsäule durch langjähriges Heben und Tragen schwerer Lasten oder durch langjährige Tätigkeiten in extremer Rumpfbeugehaltung, die zur Unterlassung aller Tätigkeiten gezwungen haben, die für die Entstehung, die Verschlimmerung oder das Wiederaufleben der Krankheit ursächlich waren oder sein können.

2109: Bandscheibenbedingte Erkrankungen der Halswirbelsäule durch langjähriges Tragen schwerer Lasten auf der Schulter, die zur Unterlassung aller Tätigkeiten gezwungen haben, die für die Entstehung, die Verschlimmerung oder das Wiederaufleben der Krankheiten ursächlich waren oder sein können.

2110: Bandscheibenbedingte Erkrankungen der Lendenwirbelsäule durch langjährige, vorwiegend vertikale Einwirkung von Ganzkörperschwingungen im Sitzen, die zur Unterlassung aller Tätigkeiten gezwungen haben, die für die Entstehung, die Verschlimmerung oder das Wiederaufleben der Krankheit ursächlich waren oder sein können.

Artikel 2

(1) Diese Verordnung tritt am 1. Januar 1993 in Kraft.

(2) Leidet ein Versicherter beim Inkrafttreten dieser Verordnung an einer Krankheit, die erst auf Grund dieser Verordnung als Berufskrankheit im Sinne des § 551 Abs. 1 der Reichsversicherungsordnung anerkannt werden kann, ist eine Berufskrankheit auf Antrag anzuerkennen, wenn der Versicherungsfall nach dem 31. März 1988 eingetreten ist. Bindende Bescheide und rechtskräftige Entscheidungen stehen nicht entgegen. Eine Entschädigung wird rückwirkend längstens für einen Zeitraum bis zu vier Jahren erbracht; dabei ist der Zeitraum von vier Jahren vom Beginn des Jahres an zu rechnen, in dem der Antrag gestellt worden ist. § 1546 der Reichsversicherungsordnung gilt mit der Maßgabe, daß die Zweijahresfrist mit Inkrafttreten dieser Verordnung zu laufen beginnt.

Anhang B. Verordnung über die Verhütung, Meldung und Begutachtung von Berufskrankheiten der DDR vom 26. 2. 1981, BGBl. I, Nr. 12, S. 137

Nr. 70

Verschleißkrankheiten der Wirbelsäule (Bandscheiben, Wirbelkörperabschlußplatten, Wirbelfortsätze, Bänder, kleine Wirbelgelenke) durch langjährige mechanische Überbelastungen.

Voraussetzungen für Nr. 70 und 71: Erhebliche Funktionseinschränkungen des Bewegungsapparates mit Aufgabe der schädigenden Tätigkeit.

Standortbestimmung aus der Sicht des Technischen Aufsichtsbeamten im Baugewerbe

R. Paul

Seit Bekanntwerden des Vorhabens, Wirbelsäulenerkrankungen gesetzlich-verbindlich in die Liste zur BKVO aufzunehmen, sind die Bau-Berufsgenossenschaften Adressaten einer großen Anzahl diesbezüglicher BK-Anzeigen.

Da im Ablauf des BK-Verfahrens eine Stellungnahme des Technischen Aufsichtsdienstes (TAD) zur beruflichen Exposition des Antragstellers durch Heben und Tragen von schweren Lasten sowie Tätigkeiten in extremer Rumpfbeugehaltung erforderlich ist, sind auch Technische Aufsichtsbeamte durch diese große Anzahl der BK-Anzeigen betroffen.

Die bisherige Praxis der Bearbeitung dieser BK-Akten hat gezeigt, daß offensichtlich ein sehr großer Teil der beruflichen Tätigkeiten im Baugewerbe mit Beschwerden an der Wirbelsäule verbunden ist. Denn es finden sich in Beschäftigungsnachweisen Tätigkeiten, die ca. 45 verschiedenen Berufsbildern zuzuordnen sind. Die Abb. 1 gibt einen repräsentativen Querschnitt dieser Berufsbilder.

Abb. 1. BK 2108-2109: Berufsbilder bzw. Tätigkeitsbereiche

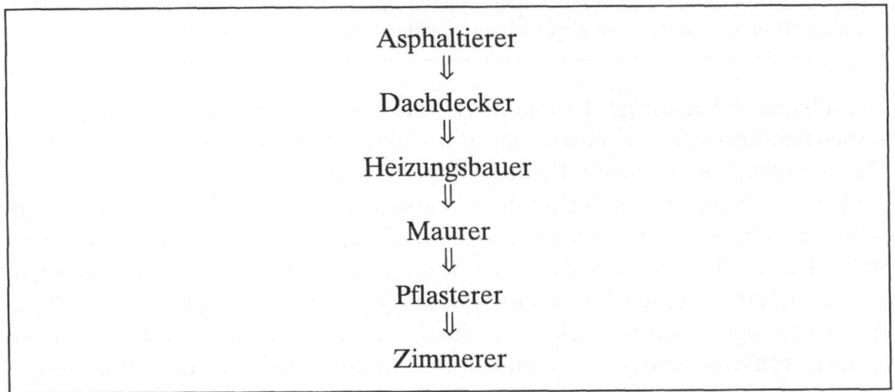

Um die berufliche Exposition der Antragssteller dokumentieren zu können, ist eine möglichst genaue Reproduktion der typischen Arbeitsmethoden und der damit verbundenen typischen Körperhaltungen für einen Zeitraum von oftmals bis zu über 40 Jahren erforderlich.

Tabelle 1. Begriffserläuterungen

Langjährig	10 Jahre und mehr
Schwere Lasten	25 kg und mehr (Männer) 10 kg und mehr (Frauen)
Extreme Rumpfbeuge	90° und mehr
Überdurchschnittlich:	30% und mehr Zeitanteil/Schicht in der überwiegenden Zahl der Arbeitsschichten

Hier gilt es zunächst, einige sowohl aus dem Gesetzeswortlaut als auch aus den zugehörigen Merkblättern stammende Wertungsbegriffe genauer zu definieren, die für die Betrachtung und Stellungnahme des Technischen Aufsichtsbeamten von wesentlicher Bedeutung sind (Tabelle 1).

Die erforderliche Darstellung der beruflichen Tätigkeit ist insbesondere auf die Teilbereiche zu konzentrieren, bei denen Arbeitsabläufe und Körperhaltungen auftreten, die dem Inhalt des BK-Wortlautes entsprechen. Ganz genaue Angaben, beispielsweise die zeitlichen Anteile pro Schicht solcher belastenden Tätigkeiten, sind in den meisten Fällen nicht möglich, weil exakte, evtl. auf arbeitswissenschaflichen Untersuchungen und entsprechenden Aufzeichnungen begründete Angaben fehlen. Daher können wesentliche Angaben nur geschätzt werden.

Diese Stellungnahme muß einerseits die Angaben des Versicherten berücksichtigen. Darüber hinaus sind die Erfahrungen des Technischen Aufsichtsdienstes aus Vergleicharbeitsplätzen miteinzubringen.

Diese Stellungnahme basiert auf der Aktenlage sowie den Erkenntnissen, die mit den allgemein bekannten und auf den Erfahrungen des TAD beruhenden Tätigkeitsmerkmalen für einen „Maurer im allgemeinen Hochbau" in Einklang stehen.

Die allgemein bekannten Erkenntnisse sind z.B. im Gefährdungskataster des Arbeitsmedizinischen Dienstes der Bau-Berufsgenossenschaften oder in den Darstellungen der Berufsbilder des Bundeswirtschaftsministeriums zu finden.

Die Erfahrungen des Technischen Aufsichtsdienstes sind solche Dokumentationen, deren Inhalte durch intensive und umfangreiche Beratungen erfahrener Technischer Aufsichtsbeamter (Bauingenieuren und Meistern des Maurer-, Zimmerer- und Dachdeckerhandwerks) zusammengetragen wurden. Diese Aufzeichnungen wurden teilweise durch die Ergebnisse von Befragungen älterer, praktizierender Bauhandwerker ergänzt. Die an den Beratungen beteiligten Personen waren zumeist in dem Alter, in dem sich die meisten Antragsteller befinden (ca. 50–60 Jahre).

Die Dokumentation der schichtanteiligen Hebetätigkeit, gestaffelt nach Gewichten von 25 kg und mehr, als auch solchen mit weniger als 25 kg, wird in Zeitanteilen in Prozent pro Schicht der überwiegenden Anzahl (mehr als die Hälfte) der Arbeitsschichten ausgedruckt (Tabelle 2 und Abb. 2).

58

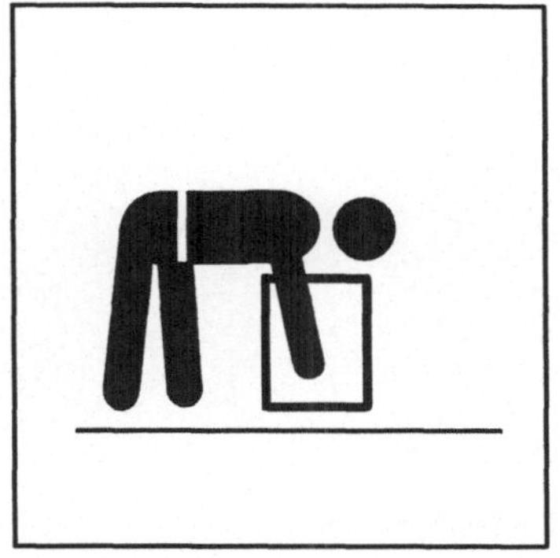 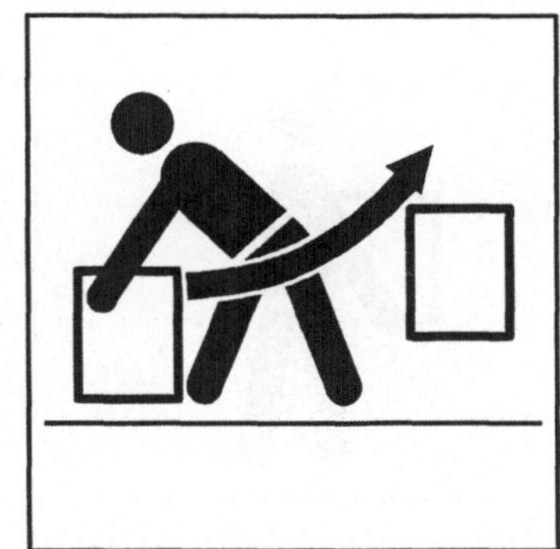

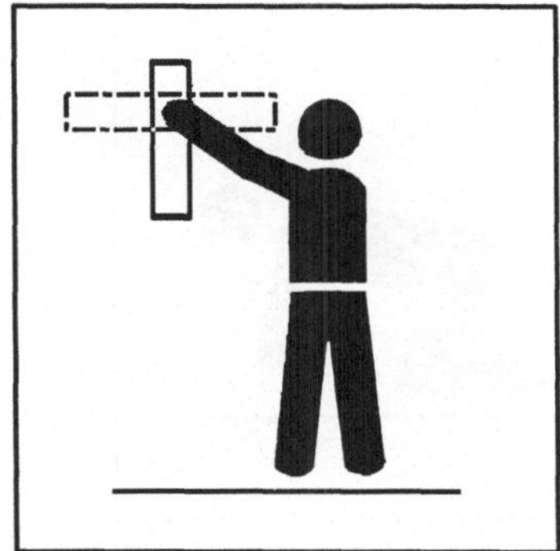

Abb. 2. Hebetätigkeiten

Tabelle 2. Heben (regelmäßiges Anheben und Absetzen) (BK 2108). Zeitanteile der Hebetätigkeit (hier für einen Maurer im allgemeinen Hochbau)

Gewichte in kg	≤10 kg	10–25 kg	≥25 kg
Zeitanteile der überwiegenden Anzahl der Arbeitsschichten in %	ca. 15%	ca. 15%	ca. 15%

Alternativ zu dieser Art der Dokumentation der schichtanteiligen Hebe- bzw. Tragtätigkeit wäre die Möglichkeit denkbar, die Anzahl von Hubvorgängen mit Angaben der Dauer einzelner Hübe bzw. Tragevorgänge, ebenfalls gestaffelt nach Gewichten, anzugeben. Jedoch wären derartige Angaben nur für solche wiederkehrenden Arbeitsvorgänge möglich, die in sich abgegrenzt sind und für längere Zeiträume sich ständig in gleicher Art wiederholen (z.B. die Tätigkeit eines Fließband- oder Maschinenarbeiters). Dies ist jedoch für den größten Teil der Bauberufe wegen der ständigen Veränderungen der Arbeitsabläufe (ständige Veränderung der Arbeitsplätze) nicht möglich. Soweit überhaupt einige Berufe des Baugewerbes (Verblendmaurer) solche Angaben ermöglichten, könnten diese Werte auch hier lediglich für nur relativ kurze Zeiträume angegeben werden. Wir werden uns auf die Angaben der Zeitanteile

Abb. 3. Tragetätigkeiten

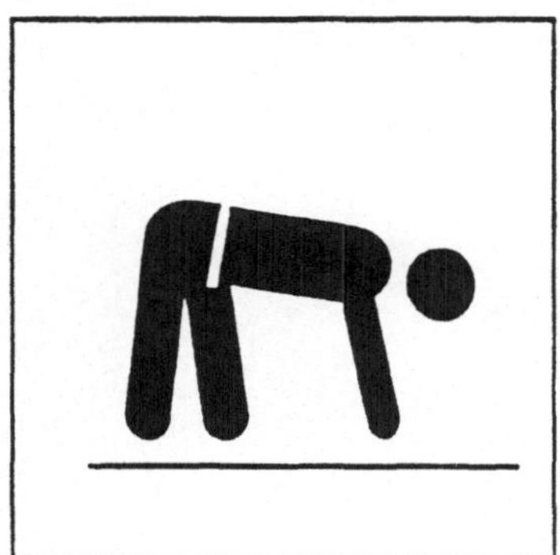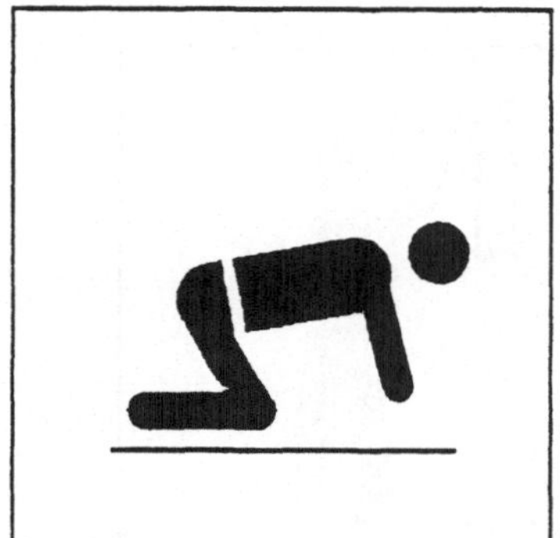

Abb. 4. Tätigkeiten in extremer Rumpfbeugehaltung

Tabelle 3. Tragen (regelmäßiges Tragen) (BK 2108). Beispielhaft für den typischen Maurer im Hochbau

Gewichte in kg	≤10 kg	10–25 kg	≥25 kg
Zeitanteile der überwiegenden Anzahl der Arbeitsschichten in %	ca. 5%	ca. 10%	ca. 10%

Tabelle 4. Extreme Rumpfbeugehaltung (Rumpfbeugewinkel ≥90°) (BK 2108)

Zeitanteile in % der überwiegenden Anzahl der Arbeitsschichten	ca. 30%

beschränken müssen. Dies gilt auch für die Tragetätigkeit (Tabelle 3 und Abb. 3).

Die Tätigkeit in extremer Rumpfbeugehaltung ist in Tabelle 4 und Abb. 4 dargestellt.

Das Tragen auf der Schulter (BK 2109) ist in Tabelle 5 und Abb. 5 wiedergegeben.

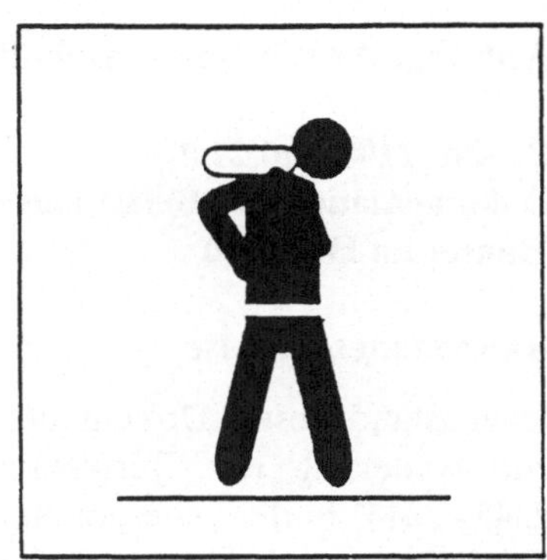

Abb. 5. Tragetätigkeiten auf der Schulter

Tabelle 5. Tragen auf der Schulter (BK 2109, regelmäßiges Tragen schwerer Lasten ≥50 kg)

Zeitanteile der überwiegenden Anzahl der Arbeitsschichten in %	<5%

Zusammenfassend werden für die Einschätzung der Belastung im Sinne der BK 2108 die Zeitanteile der Tätigkeiten Heben und Tragen der Lasten von 25 kg und mehr addiert, dazu wird der Zeitanteil für die Tätigkeit mit extremer Rumpfbeuge gezählt. Für die Betrachtung der HWS-Belastung wird der Einzelwert herangezogen.

Nach einer Faustregel wird eine überdurchschnittliche Belastung der Wirbelsäule bei einer Summe der Zeitanteile von 30% und mehr angenommen.

Während der unter Pkt. V. dieser Stellungnahme ausgewiesenen Dauer der Tätigkeit ist für die überwiegende Anzahl der Arbeitsschichten das Heben und Tragen schwerer Lasten und/bzw. das Arbeiten in extremer Rumpfbeugehaltung in überdurchschnittlichem Maße (mindestens 30% – Anteil/Schicht) im Sinne der BK 2108/2109

anzunehmen ☐

nicht anzunehmen ☐

Zusammenfassung

Auf der Grundlage dieser Betrachtungen werden zur Zeit für den Bereich der Arbeitsgemeinschaft der Bau-Berufsgenossenschaften Dokumentationen der Belastungen zahlreicher Berufsgruppen erarbeitet, die dann dem Sachbearbeiter und nicht zuletzt auch dem medizinischen Gutachter eine Hilfestellung sein sollen (Anhang).

Abschließend muß festgestellt werden, daß die hier aufgezeigte Bewertungsmethode keine ganz exakte Abgrenzung zwischen dem Umfang tatsächlicher Belastung bzw. Nichtbelastung ermöglichen kann. In Grenzsituationen wird wohl eher zugunsten einer Belastung des Antragstellers zu entscheiden sein.

Anhang. Arbeitsgemeinschaft der Bau-Berufsgenossenschaften

BK-Nr. 2108 und 2109
Dokumentation des Belastungsumfangs
Maurer im Hochbau

Anwendungshinweise

Gegenstand dieser „Dokumentation" sind die durch Artikel 1 der 2. Verordnung zur Änderung der Berufskrankheitenverordnung (BGBl. 1992 I, Seiten 2343–2344) in die Liste der Berufskrankheiten aufgenommenen Berufskrankheitentatbestände der bandscheibenbedingten Erkrankungen der Lendenwirbelsäule durch langjähriges Heben oder Tragen schwerer Lasten oder langjährige Tätigkeit in extremer Rumpfbeugehaltung (BK-Nr. 2108) sowie der Halswirbelsäule durch langjähriges Tragen schwerer Lasten auf der Schulter (BK-Nr. 2109).

Die eng an dem Wortlaut der Verordnung und den Merkblättern für die ärztliche Untersuchung orientierte „Dokumentation" bezweckt, dem Technischen Aufsichtsbeamten, dem Berufskrankheitensachbearbeiter und dem medizinischen Sachverständigen bei der Beurteilung zu helfen, ob und in welchem Umfang der Maurer o. g. Tätigkeiten im Regelfall ausgeführt hat.

Die folgenden Beschreibungen und Graphiken machen

- das Berufsbild
- die Tätigkeitsbereiche
- die Tätigkeiten, die mit dem Heben oder Tragen schwerer Lasten verbunden sind oder in extremer Rumpfbeugehaltung ausgeführt werden

transparent und beurteilen den auf eine Arbeitsschicht bezogenen Belastungsumfang, ausgedrückt in

- der Schwere der Gewichte sowie
- dem prozentualen zeitlichen Anteil der Hebe- und Tragetätigkeit sowie der Arbeit in extremer Rumpfbeugehaltung.

Die „Dokumentation" gibt nur das Tätigkeits- und Belastungsprofil des typischen Maurers wieder. Sie macht weder die Erhebung der individuellen Arbeitsanamnese des von der Wirbelsäulenerkrankung betroffenen Versicherten überflüssig noch gibt sie Auskunft zu Kausalitätsfragen.

Es wird angeregt, die „Dokumentation" der jeweiligen Verwaltungsakte beizufügen.

1. Berufsbild

Das Berufsbild des typischen Maurers im Hochbau umfaßt im wesentlichen:

- Herstellung und Instandsetzung von Bauwerken einschl. Bauwerksteilen, insbesondere aus künstlichen und natürlichen Mauersteinen sowie aus Beton und Stahlbeton

- Bauwerks- und Grundstücksentwässerungen
- Abdichtungen gegen nichtdrückendes Wasser
- Mörtel und Beton herstellen und verarbeiten
- Mauersteine be- und verarbeiten
- Innen- und Außenputzarbeiten
- Zement-Estriche und Bodenbeläge aus künstlichen und natürlichen Steinen
- Abbruch- und Stemmarbeiten
- Arbeits- und Schutzgerüste auf- und abbauen

2. Tätigkeitsbereiche

Die vielfältigen Tätigkeiten des Maurers werden anhand der Entstehung eines
Bauwerkes vorgestellt:

Kellergeschoß
- Handausschachtung von Gräben für Fundamente und Abwasserleitungen
- Verlegen von Abwasserleitungen und Verfüllen der Gräben von Hand
- Betonieren der Fundamente
- Abmauern oder Abschalen der Bodenplatte
- Armieren und Betonieren der Bodenplatte
- Aufmauern der Umfassungswände, in der Regel mit großformatigen Mauer-
  steinen
- Aufmauern der Innenwände und Schornsteine, in der Regel mit klein- und
  mittelformatigen Mauersteinen
- Einbau von Tür- und Fensterstürzen
- Aufbau, Umsetzung und Abbau von Arbeitsgerüsten, in der Regel Bock-
  gerüste
- Isolierputzarbeiten und Drainagerohr-Verlegung im Bereich unter Erd-
  gleiche
- Einschalen der Decke und Innentreppe
- Armieren und Betonieren der Decke und Treppe
- Ausschalen der Decke und Treppe
- Innenputz und Zement-Estricharbeiten
- Die Keller-Umfassungswände werden teilweise geschalt, armiert, betoniert
  und ausgeschalt

Erdgeschoß bzw. weitere Geschosse
- Aufmauern der Umfassungswände, in der Regel mit großformatigen Mauersteinen
- Aufmauern der Innenwände und Schornsteine, in der Regel mit klein- und
  mittelformatigen Mauersteinen, teilweise auch mit Bauplatten und Schorn-
  stein-Formsteinen
- Einbau von Tür- und Fensterstürzen bzw. Rolladenkästen
- Aufbau, Umsetzung und Abbau von Arbeitsgerüsten, in der Regel Bockge-
  rüste

– Einschalen der Decke, Balkone und Innentreppe, Deckenteile teilw. aus
  Betonfertig- oder Montageteilen
– Armieren und Betonieren der Decke, Balkone und Innentreppe
– Ausschalen der Decke, Balkone und Innentreppe
– Innenputzarbeiten einschl. Gerüstbau
– Einbau von Fensterbänken und teilweise von Fertig- bzw. Setzstufen
– Zement-Estricharbeiten
– Auf- und Abbau von Schutzgerüsten

Außenarbeiten
– Fundamentierung der Außentreppe und von Stütz- und Einfriedigungsmau-
  ern
– Einschalen, Armieren, Betonieren und Ausschalen der Außentreppe sowie
  Stütz- und Einfriedigungsmauern
– Kellergeschoß-Umfassungswände sowie Stütz- und Einfriedigungsmauern
  werden teilweise mit natürlichen Mauersteinen (Bruchsteinen) hergestellt
– Außenputzarbeiten einschl. Auf- und Abbau der dazu erforderlichen Ar-
  beitsgerüste

Außerdem führt der Maurer eine Vielzahl von anderen Tätigkeiten aus, z.B.:

– Baustellen einrichten
– Transport von Mauersteinen, Tür- und Fensterstürze, Fensterbänke, Sackge-
  binde, Mörtel und Beton, Armierungsstahl, Schalungs- und Gerüstbauma-
  terialien usw.
– Schneiden und Biegen von Armierungsstahl (Betonstabstahl und Stahl-
  matten)
– Einmessen von Wänden, Decken, Treppen, Tür- und Fensteröffnungen
– Bedienen von Mischmaschinen, Aufzügen, Baukreissägemaschinen, Verdich-
  tungsgeräten (Rüttler) und verschiedenen Handmaschinen und Geräten
– Arbeitsplatzsäuberung

Im folgenden werden die Tätigkeiten beschrieben, die einen Bezug zu den
BK-Nrn. 2108 und 2109 haben.

*3. Tätigkeiten im Sinne der BK-Nr. 2108, die mit dem Heben oder Tragen
von schweren Lasten verbunden sind oder in extremer Rumpfbeugehaltung
ausgeführt werden*

Bei welchen Tätigkeiten der Maurer in der überwiegenden Zahl der Arbeitsschichten mit einer gewissen Regelmäßigkeit und Häufigkeit schwere Lasten
gehoben oder getragen bzw. Arbeiten in extremer Rumpfbeugehaltung ausgeführt hat, zeigen die folgenden Darstellungen:

3.1 Hebetätigkeiten

Heben und Absetzen von Mauersteinen, Sackgebinden, Tür- und Fensterstürzen, Treppenstufen, Armierungsstahl, Schalungs- und Gerüstbauteilen.

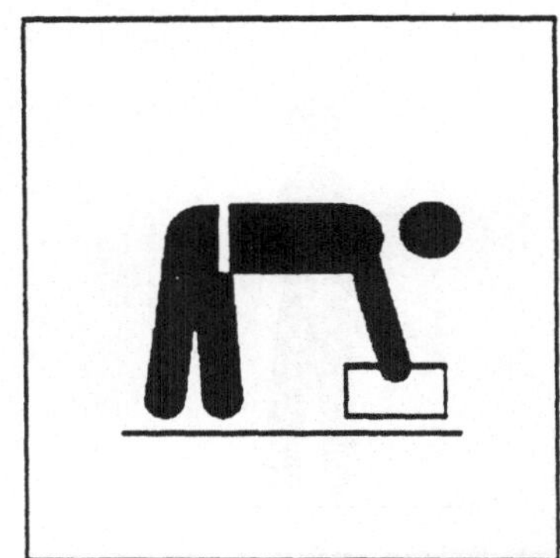

Heben, Bewegen, Halten und Absetzen von Mauersteinen mit verdrehter Körperhaltung.

Beim Mauern von Ein- u. Zweihandmauersteinen handelt es sich um einen komplexen Bewegungsvorgang mit differenziertem Krafteinsatz. Dabei werden die Mauersteine in einem vielgestaltigen Bewegungsablauf ergriffen, angehoben, getragen, gehalten u. dabei exakt auf dem Mörtelbett positioniert. Das bedeutet einen hohen Anteil an statischer Haltearbeit. Dies ist kombiniert mit Körperdrehbewegungen, oft in gebeugten Körperhaltungen, die durch die Art der Arbeit vorbestimmt sind.

Heben, Halten und Weiterreichen von Schalungs- und Gerüstbauteilen.

Hebevorgänge beim Ausschalen und Verputzen von Decken, sowie beim Einbau von Gerüstbelägen.

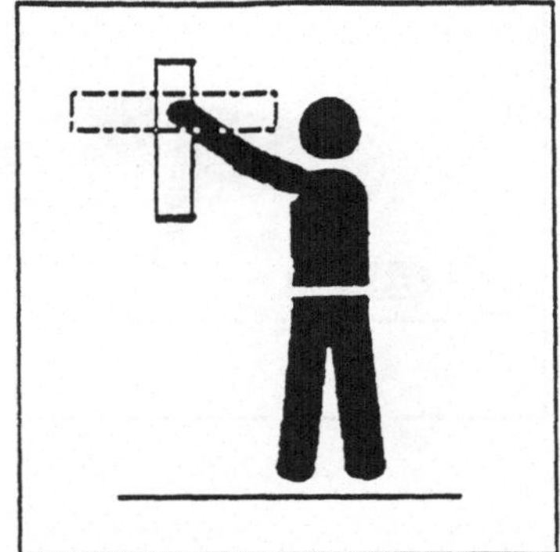

3.2 Tragetätigkeiten

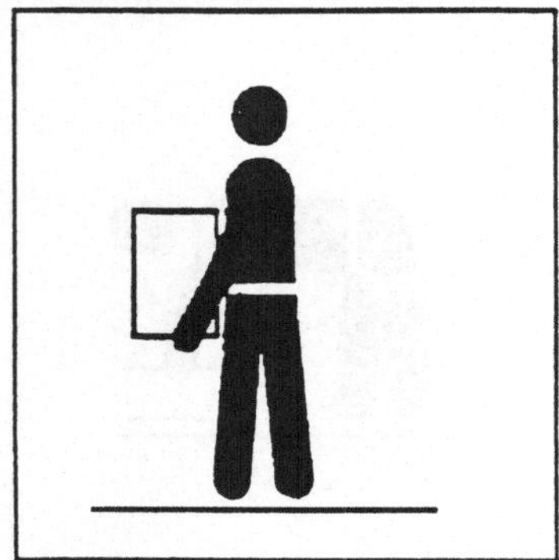

Tragen von Mauersteinen, Sackgebinden, Armierungsstahl, Tür- und Fensterstürzen, Treppenstufen, Fensterbänken, Schalungs- und Gerüstbauteilen.

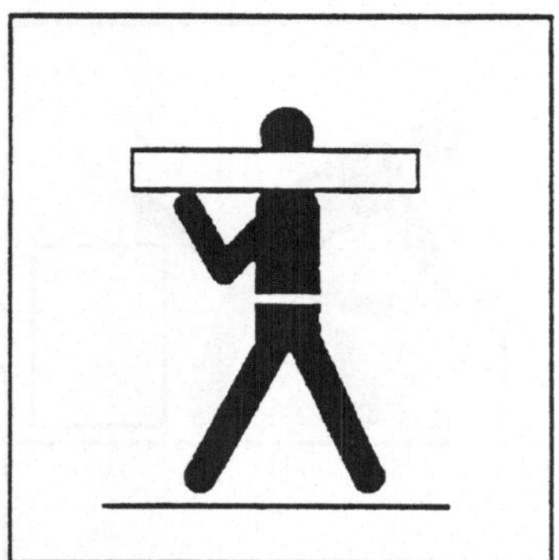

Tragen von Armierungsstahl, Schalungs- und Gerüstbauteilen sowie Sackgebinden.

3.3 Tätigkeiten in extremer Rumpfbeugehaltung

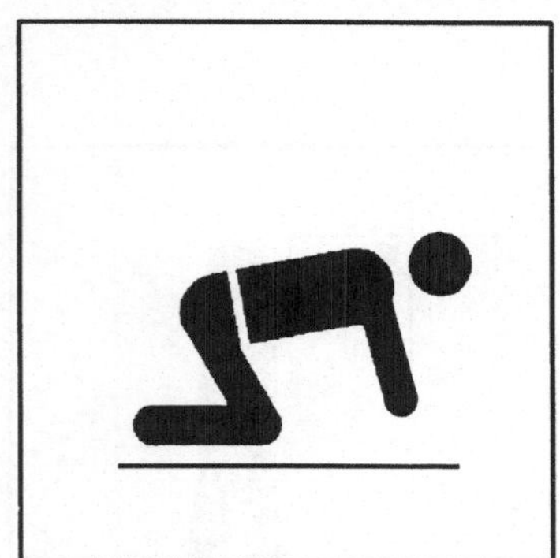

Armierungsarbeiten.

Abziehen von Beton und Zement-Estrichen.

Abziehen, Abreiben und Glätten von Zement-Estrichen.

Anlegen und Befestigen von Schalungsteilen.

Pflastererarbeiten.

Stemmarbeiten von Hand.

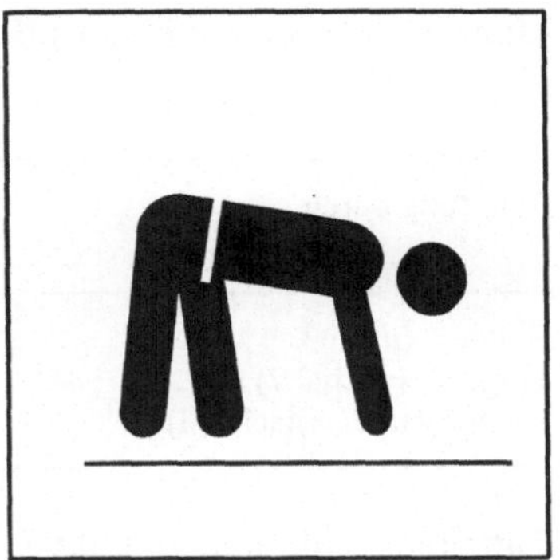

4. Tätigkeiten im Sinne der BK-Nr. 2109, die mit dem Tragen schwerer Lasten auf der Schulter verbunden sind

Es werden entsprechend dem Merkblatt nur solche Tätigkeiten berücksichtigt, bei denen neben fortgesetztem Tragen schwerer Lasten auf der Schulter gleichzeitig eine nach vorn und seitwärts erzwungene Kopfbeugehaltung gegeben ist.

Bei welchen Tätigkeiten der Maurer in der überwiegenden Zahl der Arbeitsschichten mit einer gewissen Regelmäßigkeit und Häufigkeit schwere Lasten auf der Schulter getragen hat, zeigt die folgende Darstellung:

Tragen von Sackgebinden.

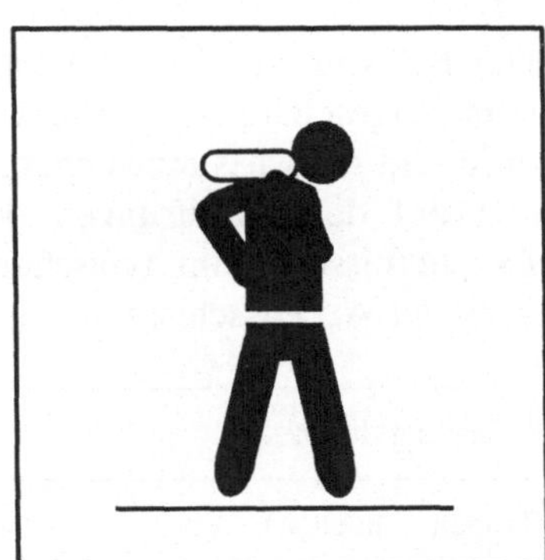

5. Belastungsumfang

5.1 Im Sinne von BK-Nr. 2108

Der Belastungsumfang der im Kapitel 3. beschriebenen Tätigkeiten, die mit dem Heben oder Tragen schwerer Lasten verbunden sind bzw. in extremer Rumpfbeugehaltung verrichtet werden, wird nach den auf den Erfahrungen des Technischen Aufsichtsdienstes beruhenden Erkenntnissen beim typischen

Maurer im Hochbau in der überwiegenden Zahl der Arbeitsschichten wie folgt
eingeschätzt:

Belastung durch	Lastgewichte bzw. Rumpfbeugewinkel	Zeitanteil
Heben (nach 3.1)	≥25 kg	ca. 15%
Tragen (nach 3.2)	≥25 kg	ca. 10%
Rumpfbeuge (nach 3.3)	≥90°	ca. 30%

Tätigkeiten die unter Punkt 3. beschrieben werden, sind auch mit dem Heben
oder Tragen von Lastgewichten unter 25 kg verbunden.
   Ihr zeitlicher Umfang wird wie folgt eingeschätzt:

Belastung durch	Lastgewichte	Zeitanteil
Heben (nach 3.1)	10–25 kg	ca. 10%
Tragen (nach 3.2)	10–25 kg	ca. 10%
Heben (nach 3.1)	<10 kg	ca. 10%
Tragen (nach 3.2)	<10 kg	ca. 5%

   Diese Lastgewichte werden teilweise weit vom Körper entfernt gehoben
oder getragen.

5.2 Im Sinne von BK-Nr. 2109

Der Belastungsumfang der unter Punkt 4. beschriebenen Tätigkeiten, die mit
dem fortgesetzten Tragen schwerer Lasten auf der Schulter bei gleichzeitig nach
vorn und seitwärts erzwungener Kopfbeugehaltung verbunden sind, wird nach
den auf den Erfahrungen des Technischen Aufsichtsdienstes beruhenden
Erkenntnissen beim typischen Maurer im Hochbau in der überwiegenden
Zahl der Arbeitsschichten wie folgt eingeschätzt:

Belastung durch	Lastgewichte	Zeitanteil
Tragen (nach 4.)	≥50 kg	<5%

Standortbestimmung aus der Sicht der Metallberufe

H. RÜSCHENSCHMIDT

Bei der Maschinenbau- und Metall-BG liegen zur Zeit etwa 1400 Anträge auf Entschädigung in Sachen BK 2108, 2109 und 2110 vor.

Der Antragseingang ist örtlich sehr verschieden. Worauf das zurückzuführen ist, ist noch nicht bekannt, möglicherweise auf Presseveröffentlichungen oder Informationsveranstaltungen der Gewerkschaften.

Aufgrund der großen Anzahl der vorliegenden Anträge ist die Ermittlung nicht nur ein Qualitäts-, sondern auch ein Quantitätsproblem.

Die Schwierigkeit bei den Ermittlungen liegt darin, daß der Techniker feststellen soll, ob die arbeitstechnischen Voraussetzungen zur Entstehung der drei neuen Berufskrankheiten vorliegen; d.h. er soll beurteilen, ob bestimmte arbeitstechnische Bedingungen geeignet sind, eine bestimmte Krankheit zu verursachen.

Die ideale Voraussetzung für die Ermittlung wäre eine Berufskombination Techniker/Mediziner.

Liegen diese Voraussetzungen nicht vor, ermittelt der Techniker möglicherweise Sachverhalte, die medizinisch nicht relevant sind, und der Mediziner hat u.U. keine genaue Vorstellung von der tatsächlichen Art der Arbeit und ihrer körperlichen Belastung. Die vorkommenden arbeitsmäßigen Belastungen lassen sich in vielen Fällen nicht unter einer bestimmten Berufsbezeichnung subsumieren.

Der Techniker muß also ein bestimmtes Krankheitsbild in seiner Vorstellung haben, um überhaupt in die richtige Richtung zu ermitteln, wobei die Merkblätter nur Anhaltspunkte geben können.

Wir versuchen deshalb bei unserer Berufsgenossenschaft, die nach Meinung der Techniker rückgratschädigenden Tätigkeiten möglichst genau herauszuarbeiten, wobei für den Mediziner wahrscheinlich auch die nicht rückgratschädigenden Tätigkeiten im Sinne von Erholzeiten interessant sind.

Inzwischen ist bei unserer BG ein gewisser „Ausschlußkatalog" erarbeitet worden, der bezwecken soll, daß nicht jede angezeigte BK dem Technischen Aufsichtsdienst zur Ermittlung vorgelegt wird. Solche Ausschlußkriterien könnten sein:

- wesentliche Unterschreitung der 10jährigen Schädigungszeit,
- Aufgabe der schädigenden Tätigkeit vor dem 01. 04. 88,

– Arbeitsplätze, an denen zwar häufig Rückgratbeschwerden entstehen, wie
  z. B. Büroarbeitsplätze, die aber von der Verordnung nicht gemeint sind.

Damit sich der Mediziner eine möglichst genaue Vorstellung von der verrichteten Tätigkeit machen kann, photographieren wir möglichst typische
Arbeitshaltungen und legen diese Bilder dem Bericht bei. Das ist jedoch nicht
immer möglich, wenn beispielsweise die Arbeitsplätze nicht mehr bestehen oder
wenn der Arbeitsprozeß sich so geändert hat, daß schweres Heben und Tragen
nicht mehr erforderlich ist. Die typischen Fließbandarbeiten, die genauer zu
beschreiben wären, sind verglichen mit der Gesamtzahl aller Beschäftigten
relativ gering. Man hat es heute in der Regel mit wechselnden Tätigkeiten zu
tun, selbst wenn die Berufsbezeichnung des Versicherten die gleiche bleibt.
Viele Versicherte versuchen in ihrem Beruf vorwärts zu kommen, entwickeln
sich weiter, übernehmen Aufsichtsfunktionen usw. Selbst an einem typischen
Fließbandarbeitsplatz finden ständig Veränderungen statt, sei es, daß sich die
Modelle in der Automobilindustrie verändern, sei es, daß Teamarbeit
eingeführt wird oder auch Jobrotationen stattfinden. Der Bericht des Technischen Aufsichtsbeamten wird deshalb zwangsläufig immer eine Verkürzung
darstellen.

Zusammenfassung

Mit der Anerkennung der drei genannten Berufskrankheiten würden politisch
sehr starke Erwartungen bei den Versicherten geweckt, die in vielen Fällen
letztendlich von der Berufsgenossenschaft als bescheidender Stelle enttäuscht
werden müssen. Für den Versicherten sind die Zusammenhänge in dieser
Angelegenheit meistens recht einfach: Er hat ein vom Arzt diagnostiziertes
Rückenleiden und in vielen Fällen auch schwer gearbeitet. Deshalb liegt für ihn
der Schluß nahe, daß er sich das vorhandene Leiden bei der Arbeit zugezogen
hat.

Daß die Restriktionen, die eine Anerkennung als BK ausschließen, vom
Arbeitsministerium – nicht von den Berufsgenossenschaften – bewußt streng
gewählt wurden, wird im allgemeinen von der Tagespresse nicht vermittelt.

Einen positiven Effekt hat jedoch die Anerkennung dieser Berufskrankheiten: Einige Unternehmen gehen bereits jetzt dazu über, Arbeitsplätze
ergonomisch so zu gestalten, daß schweres Heben und Tragen nicht mehr
erforderlich ist. In den meisten Fällen stellt sich sogar heraus, daß nach
ergonomischer Umgestaltung der Arbeitsplätze auch wirtschaftliche Erfolge
für das Unternehmen erzielt wurden.

Die Berufsgenossenschaften können ihr Image noch erheblich verbessern,
wenn sie in Zukunft den Mitgliedsunternehmen mit gutem Rat zur Seite stehen.

Standortbestimmung aus der Sicht des Technischen Aufsichtsbeamten im Gesundheitsdienst

S. Kuhn

Die Probleme bei der Ermittlung und Beurteilung der gefährdenden Tätigkeiten im Gesundheitsdienst sind vielfältig und resultieren v. a. daraus, daß die Ausführung von Pflegetätigkeiten sehr individuell ist und die zu bewegende Last, ein lebender Mensch, sich einer katalogmäßigen Beurteilung, zumindest in weiten Bereichen, fast völlig entzieht.

Im Gesundheitsdienst bei der Pflege von Menschen ist v. a. die BK Nr. 2108 von Bedeutung.

Pflegetätigkeiten sind nicht nur Aufgabe von Krankenhäusern, sondern auch Altenheime, Sozialstationen und v. a. Behinderteneinrichtungen sind betroffen.

Der Arbeitsplatz „Krankenbett" soll in Anlehnung an die EG-Richtlinie zur manuellen Handhabung von Lasten beschrieben werden.

Geeignete organisatorische Maßnahmen zur Vermeidung von rückenbelastenden Tätigkeiten, wie sie in der sog. aktivierenden Pflege beschrieben sind, sind schwierig in die Praxis umzusetzen und erfordern einen sehr hohen Ausbildungsstand des Personals.

Technische Hilfsmittel, sog. Krankenlifter, werden – zumindest bei den meisten Pflegeeinrichtungen – nur in geringem Ausmaß verwendet. Hier wird erst in Zukunft der Einsatz von elektrisch betriebenen Hebegeräten eine Verbesserung bringen.

Deshalb läßt es sich oftmals nicht umgehen, daß „Lasten" manuell gehandhabt werden müssen, und es müssen nach Anhang I und II der EG-Richtlinie Maßnahmen ergriffen werden, die eine sichere Arbeitsweise ermöglichen [2].

Der Mensch „als Last" ist eigentlich zu schwer oder zu groß, vor allem auch deshalb, weil er unteilbar ist. Selbst beim Anheben der Beine mit ca. 25% des Gesamtgewichts oder beim Anheben des Oberkörpers mit ca. 30% des Gesamtgewichts werden bei einem durchschnittlich schweren Patienten die Grenzwerte des Merkblattes für die ärztliche Untersuchung zur BK Nr. 2108 überschritten [1, 4].

Erste Ansätze, den Menschen als Ansammlung von Teilmassen, verbunden durch die Gelenke, zu betrachten, werden in einer neuartigen Bewegungslehre, der Kinästhetik, gemacht. Diese setzt sich aber erst langsam durch.

Je nach muskulärer Situation des Patienten oder der Länge der Bettlägerigkeit befindet sich ein Patient u. U. in einem labilen Gleichgewicht. Dieser

Zustand kann auch bei muskelkräftigen Patienten bei zu schnellem Aufstehen plötzlich durch einen Kreislaufkollaps entstehen.

Die Arbeitsumgebung, in der Patienten gepflegt werden müssen, ist oftmals völlig unzureichend. Pflegetätigkeiten müssen, durch die Breite des Bettes bedingt, in vorgebeugter oder verdrehter Körperhaltung verrichtet werden. Höhenverstellbare Betten, um in sicherer Höhe und in geeigneter Haltung zu arbeiten, sind, v. a. außerhalb von Krankenhäusern, selten anzutreffen. Oftmals steht für die pflegerische Tätigkeit, besonders bei Überbelegung von Einrichtungen, nicht genügend Raum zu Verfügung.

Auch die sog. individuellen Risikofaktoren bedeuten eine Gefährdung der Pflegekraft. Ausreichende Kenntnisse bei der Ausbildung oder Unterweisung im späteren Arbeitsleben sind selten. Das Schuhwerk, oftmals ohne Fersenriemen, aber auch zu enge Kleidung sind einem ordnungsgemäßen Bewegen von Patienten nicht förderlich. Und ob ein Arbeitnehmer für das Bewegen von Patienten körperlich geeignet ist, wird nur ausnahmsweise festgestellt.

Die Tätigkeit einer Pflegekraft bringt also mit hoher Wahrscheinlichkeit eine Gefährdung der Lendenwirbelsäule mit sich.

Die Erkenntnisse, die für diese Berufsgruppe festgestellt worden sind, müssen jedoch im Sinne eines individuellen Kausalitätsnachweises auf den speziellen Fall übertragen werden.

Und hier beginnen die Probleme, denn die konkrete Tätigkeit einer Pflegekraft hängt in hohem Maße von der Art der Arbeitsstelle und von dem zu behandelnden Patienten ab.

Definitionen bei der Art der Arbeitsstelle lassen keinen exakten Rückschluß zu; der Begriff der „Inneren Station" im Krankenhaus kann z. B. bedeuten, daß hier Menschen mit inneren Krankheiten, also durchaus oftmals mobil, behandelt werden; in einer anderen Einrichtung aber, daß fast ausnahmslos alte Menschen gepflegt werden, die zu einem hohen Anteil gehoben oder getragen werden müssen.

Somit ist bei der Ermittlung eines BK-Falles v. a. die Art der Tätigkeit zu untersuchen.

Während der Anhaltspunkt für den Begriff „schwere Last" bei dem Anheben des Patienten oder von Körperteilen recht gut überprüft werden kann, gibt es Arbeitsvorgänge, wie das Führen bzw. Abstützen des Patienten, die sich einer Messung entziehen.

Vor allem der Einsatz der vorhandenen Muskelkräfte des Patienten ist nicht erfaßbar. Bei der Mithilfe ist dies erwünscht, jedoch besteht auch die Möglichkeit, „gegen" die gewollte Bewegung der Pflegekraft zu arbeiten.

Weiterhin müssen Lasten mit einer gewissen Regelmäßigkeit und Häufigkeit in der überwiegenden Zahl der Arbeitsschichten gehoben oder getragen worden sein.

Aus eigenen Untersuchungen kann festgestellt werden, daß bei der Grundpflege oftmals die Möglichkeit besteht, den Körper oder Körperteile des Patienten gegen die Schwerkraft anzuheben, dies aber je nach Möglichkeit und Motivation des Patienten und dem Können der Pflegekraft stark variiert.

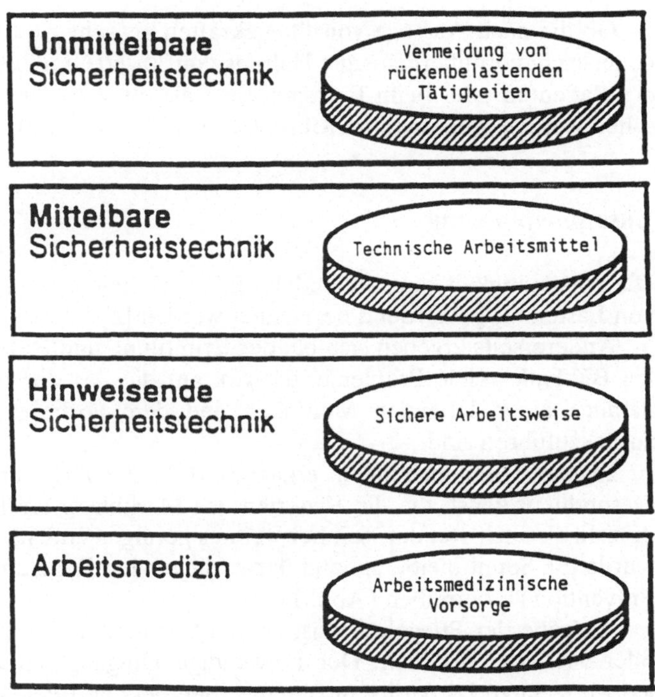

Abb. 1. Ordnungssystem zur Strukturierung der Möglichkeiten zur Prävention von Rükkenbeschwerden bei Pflegekräften

Beispiel. Das Bewegen des Menschen aus der Rückenlage in den Sitz kann rein manuell erfolgen, oder aber unter Zuhilfenahme des sog. Patientenaufrichters mit Hilfestellung der Pflegekraft, oder aber mit Hilfe einer sog. Bettleiter, mit der sich der Patient fast selbständig aus eigenen Kräften schrittweise aufrichten oder besser einrollen kann.

Daß Grundpflege als gefährdend im Sinne des Merkblattes zu betrachten ist, kann leider auf diese Weise nicht festgestellt werden.

Es bleibt die Ermittlung von Art und Häufigkeit von Teiltätigkeiten, wobei selbst die konkrete Untersuchung einer Tätigkeit vor Ort ein schiefes Bild geben kann, da u. U. das Tätigkeitsspektrum eines Tages nicht repräsentativ für den überwiegenden Anteil der Schichten sein muß.

Somit bleibt die Befragung der Pflegekräfte mit all den Unschärfen, die sich ergeben, wenn etwas aus dem Gedächtnis als Durchschnittswert, vor allem für den langen Zeitraum von 10 Jahren in die Vergangenheit, angegeben werden soll.

Bei der Bewertung der festgestellten Tätigkeiten ergeben sich weitere Schwierigkeiten. Lastgewichte, die die 15 kg für Frauen laut Merkblatt BK-2108 wesentlich überschreiten, sind gepaart mit relativ wenigen Hüben pro Schicht [1].

Ob die nach Aussage von Pflegekräften als sehr rückenbelastend empfundene, leicht vornübergebeugte Haltung von 30–60 Grad beim Waschen, Füttern des Patienten oder beim Bettenmachen als relevant für die Bewertung angesehen werden muß, wird im Merkblatt nicht beantwortet.

Zusammenfassung

Die Pflegetätigkeit kann anhand der EG-Richtlinie zur manuellen Handhabung von Lasten als gefährdend bezeichnet werden [2].

Andererseits ergeben sich bei der Ermittlung und Bewertung eines speziellen BK-Falles viele Probleme, die v. a. auf die Art der zu bewegenden Last, nämlich einen lebenden Menschen und dem vorliegenden Krankheitsbild, zurückzuführen sind.

Eigene Untersuchungen ergaben, daß die Art der Teiltätigkeiten im Gesundheitsdienst, die die Kriterien des Merkblatts erfüllen, sowohl von der Anzahl als auch von der Zeit her weitaus geringer sind, als zuerst angenommen wurde [3]. Somit bleibt, anhand der vorliegenden Regelungen eine verbesserte Prävention zu betreiben (Abb. 1).

Aufgabe der Pflegekräfte ist es, die Gesundheit der Patienten zu erhalten oder wiederherzustellen. Der notwendige Umgang mit den Patienten sollte jedoch nicht zu körperlichen Beschwerden bei den Pflegekräften führen.

Anmerkungen

1. Merkblatt für die ärztliche Untersuchung zur Berufskrankheit Nr. 2108
2. EG-Richtlinie vom 29. Mai 1990 über die Mindestvorschriften bezüglich der Sicherheit und des Gesundheitsschutzes bei der manuellen Handhabung von Lasten, die für die Arbeitnehmer insbesondere eine Gefährdung der Lendenwirbelsäule mit sich bringt (90/269/EWG)
3. Stefan Kuhn, Möglichkeiten zur Prävention von Rückenbeschwerden bei Pflegekräften TAB-Prüfungsarbeit, Mainz 1990
4. Jürgens HW (1981) Körperteilgewichte des lebenden Menschen. Auftragsstudie, Kiel 1981

Standortbestimmung zur Belastung der Wirbelsäule beim Umschlag von Gütern aus der Sicht des Technischen Aufsichtsbeamten der Großhandels- und Lagerei-Berufsgenossenschaft

P. Löpmeier

Einleitung

Die überwiegende Zahl der bei der Großhandels- und Lagerei-Berufsgenossenschaft versicherten Personen beschäftigt sich mit dem Umschlag von Gütern. Insbesondere beim Umgang mit stückförmigen Gütern ist dabei deren Wirbelsäule in Einzelfällen Belastungen ausgesetzt, die zu Erkrankungen im Sinne der BK Nr. 2108–2110 führen können. Je nach Gewerbszweig sind die Belastungen jedoch hinsichtlich Art und Ausmaß so unterschiedlich, daß keine vollständige Darstellung der Wirbelsäulenbelastung beim Umschlag, ja nicht einmal ein vollständiger Überblick, gegeben werden kann. Daher soll nur auf die Standortbestimmung zur Wirbelsäulenbelastung einer einzelnen Berufsgruppe, den Hafenarbeitern, und hier im wesentlichen auf die BK 2108, eingegangen werden.

Hafenarbeiter werden im „Merkblatt für die ärztliche Untersuchung zur BK Nr. 2108" als eine der erfahrungsmäßig vornehmlich gefährdeten Berufsgruppen bezeichnet. Aus diesem Grund sollen die technischen Hintergründe des Arbeitsfeldes der Schauerleute mit Blick auf die Wirbelsäulenbelastung dargestellt werden. Dazu werden die wichtigsten Umschlagsmethoden, die die Wirbelsäule im gegenwärtigen Hafenumschlag noch gefährden, hinsichtlich ihrer Wirbelsäulenbelastung analysiert. Daneben soll für die jeweilige Umschlagstätigkeit ein Rückblick auf die Wirbelsäulenbelastung in der Vergangenheit gegeben werden. Letztlich soll geprüft werden, wie sich die Wirbelsäulenbelastung der Hafenarbeiter in der Zukunft darstellen wird. Es wird untersucht, ob die Einstufung der Tätigkeit des Hafenarbeiters entsprechend dem oben genannten ärztlichen Untersuchungsmerkblatt als besonders wirbelsäulengefährdend sich nur auf die Vergangenheit beziehen kann oder ob diese Einstufung für die Gegenwart oder nähere Zukunft zu revidieren ist.

Wirbelsäulenbelastung von Hafenarbeitern

Hafenarbeiter gelten i. allg. als Berufsgruppe, die sich durch harte körperliche Arbeit auszeichnet. Analysiert man deren Tätigkeit jedoch genauer, so wird man feststellen, daß das Bild der hohen körperlichen Belastung in dieser

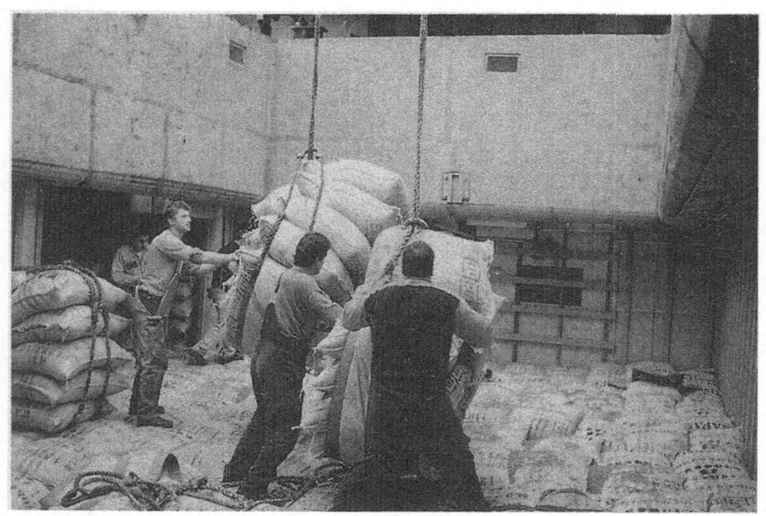

Abb. 1. Im Schiff werden von Hand 16 Säcke von jeweils 2 Personen in spezielle Lastaufnahmemittel zu einer Umschlagseinheit aufgeschichtet. Dabei müssen insbesondere bei kleinen Lukenöffnungen die Säcke von Hand aus dem Bereich des Unterdecks über eine teils mehrere Meter lange Strecke in den Bereich der Lukenöffnung getragen werden, bevor der Landkran diese aufnehmen kann. Die Arbeitsvorgabe für eine Schicht und 2 Personen beträgt zur Zeit i. allg. ca. 1000 Sack

pauschalen Form nicht zutrifft. Da stehen Tätigkeiten mit hoher körperlicher Belastung überwiegend und anteilig stark zunehmend auch Aufgaben gegenüber, die ohne größere körperliche Anstrengung verrichtet werden, wie z. B. das Einweisen der Kranführer und das einfache Befestigen und Lösen von Anschlagmitteln. Die wesentlichen der noch verbleibenden Tätigkeiten mit hoher Wirbelsäulenbelastung werden im folgenden vorgestellt.

Umschlag von Sackgut

Sackgut wird seit Jahrzehnten und bis in die heutige Zeit hinein noch unter großem körperlichem Einsatz zu einem beträchtlichen Teil von Hand umgeschlagen. Ein typisches Beispiel hierfür ist Kaffee.

Betrachtet wird zunächst der reine Schiffsumschlag. Kaffeesäcke haben ein Gewicht von etwa 65 kg. Früher wurde Kaffee ausschließlich als Sackgut aus Schiffsluken gelöscht (s. Abb. 1–4).

Das Löschen von Rohkaffeesäcken aus konventionellen Schiffen findet in nahezu der gleichen Form wie schon seit Jahrzehnten statt. Dies belegt z. B. Abb. 5 aus einem Unfallverhütungslehrbuch unserer Berufsgenossenschaft aus dem Jahre 1941.

Aber auch beim Kaffeeumschlag hat inzwischen der Container den größten Teil des konventionellen Umschlags von Sackgut verdrängt. Zur Zeit werden nur noch etwa 20% des Kaffees konventionell, dagegen etwa 80% in Containern

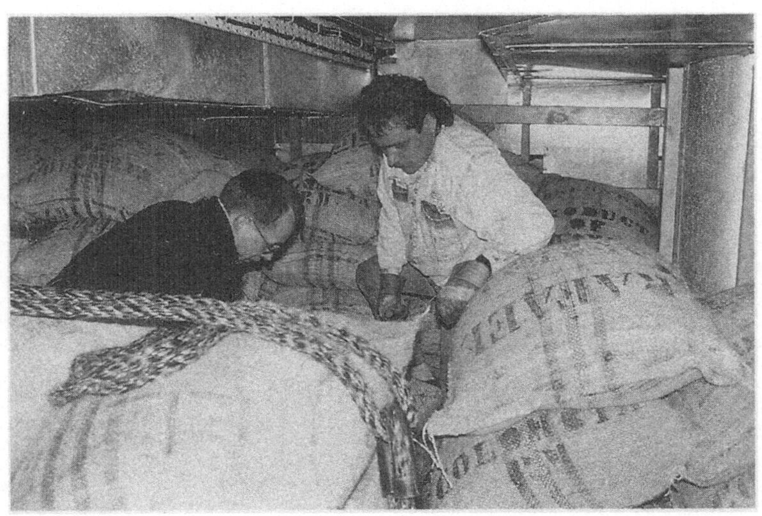

Abb. 2. Das Aufschichten der Umschlagseinheiten im Schiff geschieht teils unter sehr beengten Verhältnissen. Hier müssen die ca. 65 kg schweren Säcke stets aus gebeugtem Rücken heraus gehoben und bewegt werden

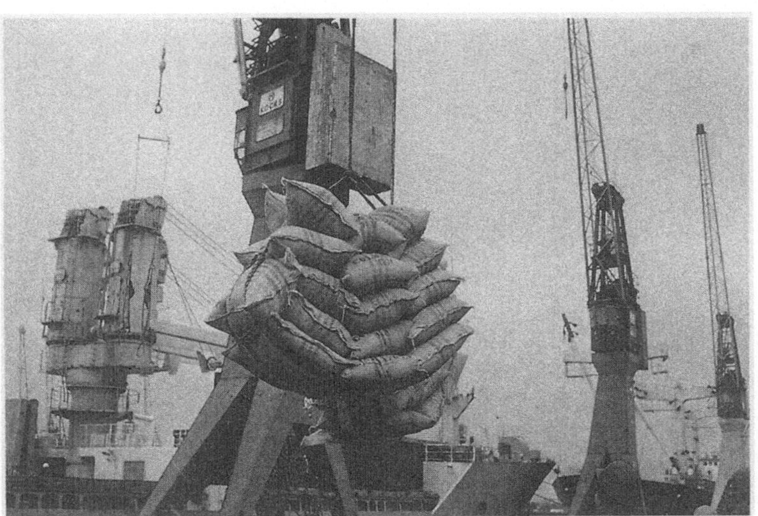

Abb. 3. Anladung von Sackguteinheiten

umgeschlagen. Trotz der Vorzüge des Containers beim Umschlag wird der Anteil von 20% für den konventionellen Umschlag aufgrund der Verlademöglichkeiten in den Erzeugerländern und den zur Verfügung stehenden Schiffkapazitäten noch für einige Jahre gehalten werden können. Für den Hafen Bremen allein bedeutet dies den konventionellen Umschlag von etwa 1,5 Millionen Sack Kaffee im Jahr. Mittelfristig wird aber auch Kaffee wohl nur noch im Container aus Seeschiffen gelöscht werden.

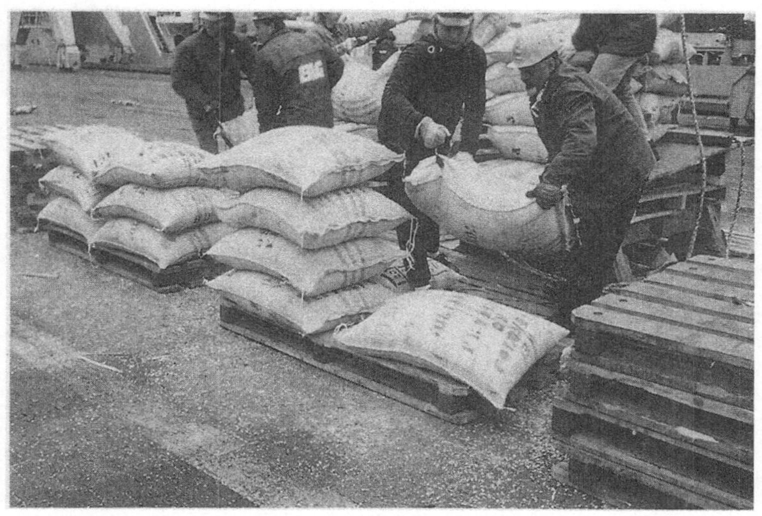

Abb. 4. Noch auf der Kaje werden die Säcke wiederum von Hand auf spezielle Lagerpaletten umgepackt und eingelagert. Umschlagsleistung hierbei: ca. 1000 Sack pro 2 Personen und Schicht

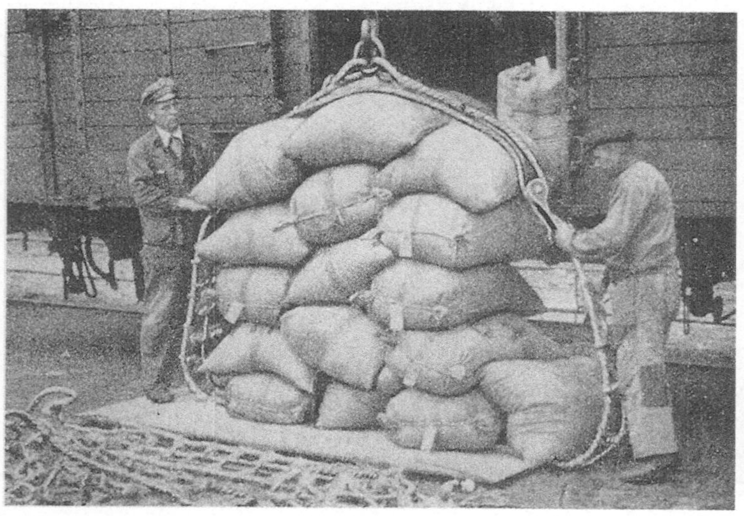

Abb. 5. Umschlag von Kaffeesäcken im Jahre 1940

Das Löschen von Containern aus Seeschiffen geschieht im wesentlichen ohne gefährdende Wirbelsäulenbelastung mit teilautomatisierten Umschlaggeräten. Üblicherweise werden die Container dabei nicht einmal mehr von Hand berührt.

Die naheliegende Annahme, mit dem Containerumschlag habe sich auch das Problem der Wirbelsäulenbelastung für den Hafenarbeiter beim Kaffeeum-

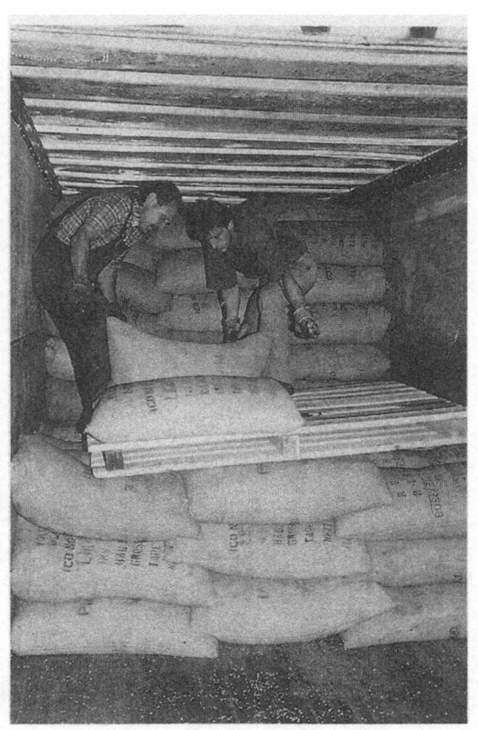

Abb. 6. Beim Entladen der Kaffeesäcke aus Containern treten große körperliche Belastungen auf. In den Containern (ca. 12 m tief) stellen sich im Sommer und bei intensiver Sonnenbestrahlung hohe Temperaturen ein. Dennoch werden hier zwischen 1200 und 1700 Sack von 2 Personen pro Schicht umgeschlagen. Aufgrund der Bauhöhe der Container müssen bis 50% der Umschlagleistung mit gebeugtem Oberkörper erbracht werden

schlag gelöst, ist falsch. Der Zeitpunkt der Wirbelsäulenbelastung in der Transportkette des Kaffees hat sich beim Containertransport zunächst einmal lediglich verschoben. Die Wirbelsäulenbelastungen haben sich durch den Containertransport sogar zeitweise erhöht. Treten beim konventionellen Umschlag die Wirbelsäulenbelastungen beim Löschen des Kaffees am und im Schiff auf, so entstehen heute teils höhere Belastungen beim Entladen der Container. Das Tragische dabei ist, daß insbesondere die Hafenumschlagsbetriebe den Verlust an Arbeitsplätzen durch die Umstellung auf den Containerumschlag dadurch zu kompensieren versuchten, daß sie die von ihnen angebotene Dienstleistungstiefe beim Hafenumschlag erhöhten. Viele der Arbeitnehmer, die vorher die Schiffe löschten, entladen jetzt Sackgutcontainer (Abb. 6).

Weitere gefährdende Wirbelsäulenbelastungen treten beim Umfüllen des Kaffees aus den Säcken in die Silofahrzeuge auf (Abb. 7).

Um diesen Belastungen beim Entladen der Container entgegenzuwirken, hat die Berufsgenossenschaft verschiedene Maßnahmen initiiert. So wurden unter Beratung unserer Berufsgenossenschaft die folgenden Umschlagsanlagen konzipiert und gebaut. Hierbei wird nicht mehr der Container von Hand entladen, sondern der gesamte Container wird mit dem Transportfahrzeug auf eine Kippbühne gestellt (Abb. 8). Durch Neigen der Bühne fallen die Säcke dann aus dem Container auf einen Bandförderer und werden in einer automatisch arbeitenden Anlage aufgeschlitzt. Die aufgerissenen Säcke werden vom

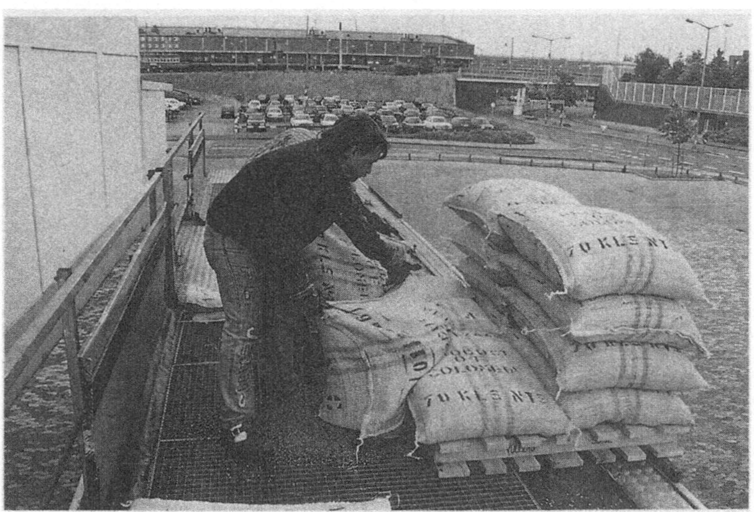

Abb. 7. Ein Teil der Kaffeesäcke wird noch im Hafenbereich von Hand aufgeschlitzt und über Roste im Dach der Laderäume von Silofahrzeugen in diese entleert und dann zu den Röstereien verbracht

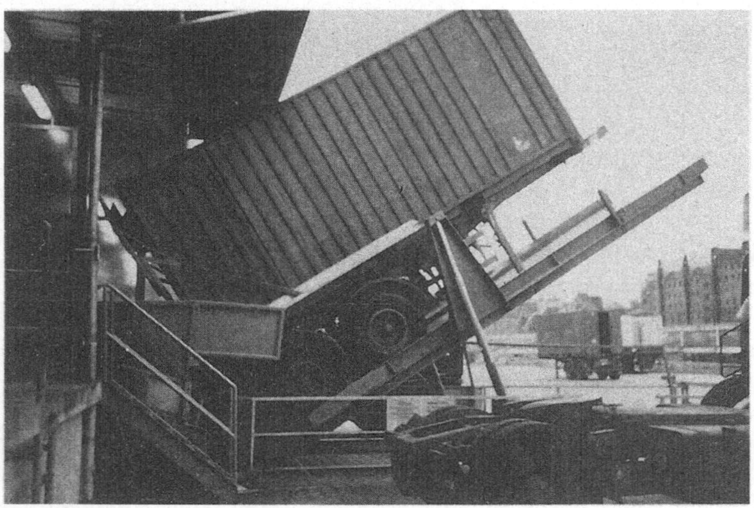

Abb. 8. Der mit Kaffeesäcken beladene Container wird auf eine Kippbühne gestellt. Diese neigt sich in Richtung der Containertüren. Dadurch rutschen die Säcke auf einen Bandförderer

Kaffee getrennt. Der Kaffee wird über Stetigförderer entweder in stationäre Lagersilos im Hafen oder in Silotransportfahrzeuge gefüllt.

Aufgrund dieser neuen Entleerungsanlagen für Container und des zunehmenden Anteils des Containers am Kaffeeumschlag wird es vermutlich gelingen, in etwa 2 Jahren einen wesentlichen Teil des Kaffeeumschlags ohne

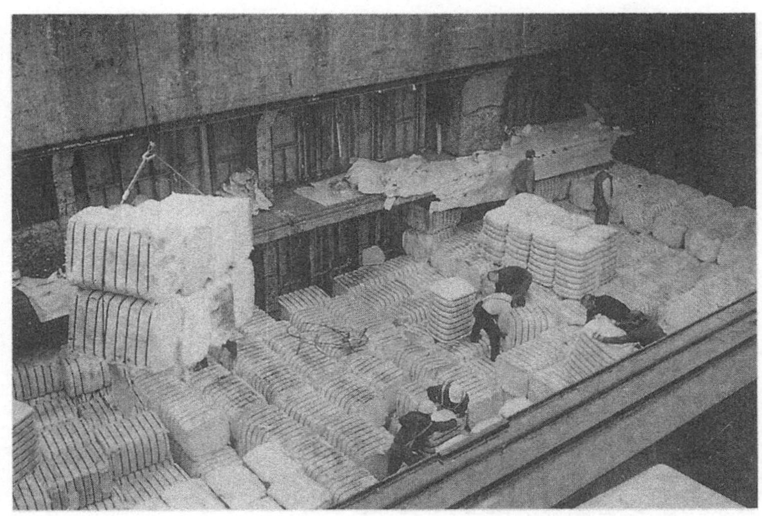

Abb. 9. Blick in den Laderaum eines konventionellen Schiffes mit Baumwolle. Die Baumwollballen sind stets aus stautechnischen Gründen im Schiff liegend gelagert. Sie müssen durch die Stauer im Bereich der Lukenöffnung für den Anschlag mit einem Drahtseil zu Einheiten von 8 senkrecht stehenden Ballen aufgestellt werden. Dies kann bei Schiffen mit kleiner Lukenöffnung und großem Unterdeck u. U. einen größeren Transport von Hand, als hier gezeigt, bedeuten. Die Umschlagsleistung hierbei beträgt etwa 150–200 Ballen pro Schicht und Mann

Wirbelsäulenbelastungen stattfinden zu lassen. Letztlich wird in der Zukunft der Kaffeeumschlag in den Bremer Häfen ganz ohne Wirbelsäulenbelastung ablaufen können. Dies ist auch für die Berufsgenossenschaft ein bedeutender Erfolg bei der Prävention von Wirbelsäulenerkrankungen im Bereich der Bremer Häfen.

Neben Kaffee wurden und werden noch immer andere Güter in Säcken umgeschlagen, z. B. Dünger, Zucker, Chemikalien usw. Dabei kommt es bis in die jüngste Zeit vor, daß auch 100 kg schwere Säcke von Hand umgestapelt und getragen werden müssen. Allerdings ist dieser Anteil mengenmäßig gering und wird immer weiter reduziert, z. B. durch vorpalettierte Einheiten oder den Einsatz von Großsäcken. Der restliche Sackgutumschlag in den Bremer Häfen fällt zur Zeit nicht mehr ins Gewicht.

Wirbelsäulenbelastung beim Umschlag von Baumwollballen

Ein weiteres Gut, welches bis heute noch immer mit großen Belastungen für die Wirbelsäule umgeschlagen wird, sind Baumwollballen. Diese haben im Mittel ein Gewicht von 220 kg, aber auch Ballen mit 250 kg sind keine Seltenheit.

Der konventionelle Baumwollumschlag bedeutet für den Hafenarbeiter große Belastungen der Wirbelsäule, die sich zudem kaum reduzieren lassen (Abb. 9). Früher wurde sämtliche Baumwolle in der beschriebenen Weise

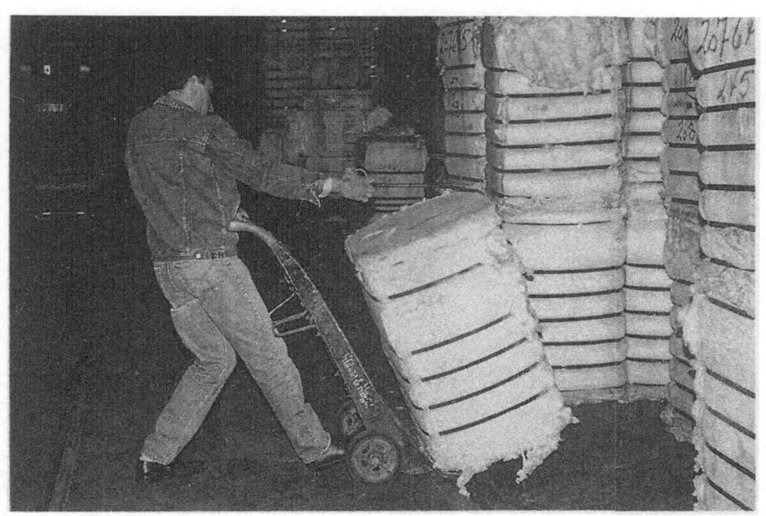

Abb. 10. Von den Seegüterkontrolleuren werden die Baumwollballen bis in die heutige Zeit hinein trotz des möglichen Einsatzes von Gabelstaplern noch immer im wesentlichen von Hand bewegt. Der Transport erfolgt mittels Sackkarren: Unter großem Kraftaufwand wird ein Baumwollballen auf die Sackkarre gezogen

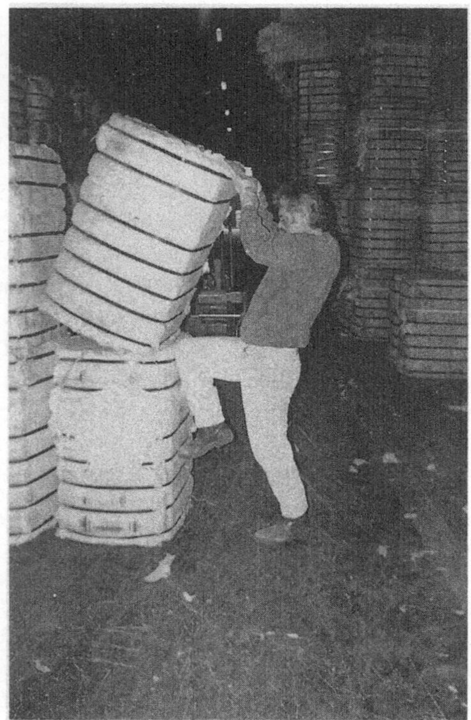

Abb. 11. Selbst Ballen aus der zweiten Stapellage wurden bis vor kurzem noch von Hand für den Transport mit der Sackkarre abgestapelt

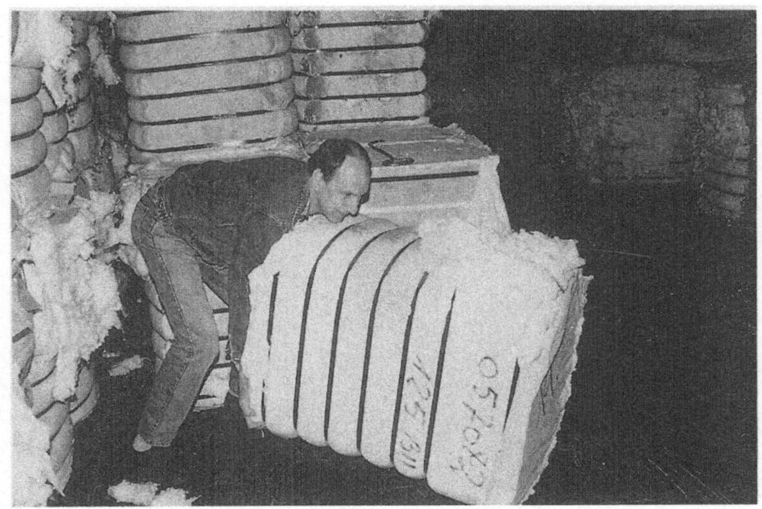

Abb. 12. Für den Transport mit der Sackkarre werden Ballen, die beim Abstapeln aus der zweiten Lage nicht hochkant stehen bleiben, zunächst von Hand aufgerichtet

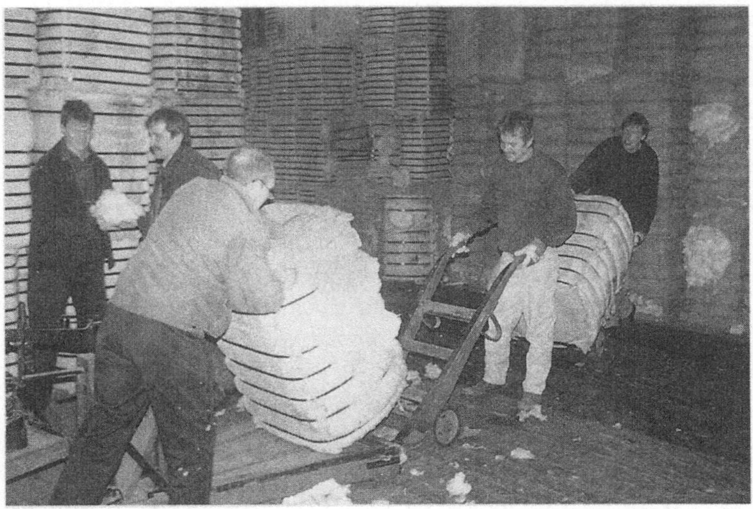

Abb. 13. Die Ballen werden von Hand von der Sackkarre auf die Waage und zurück auf die Sackkarre gekippt. Beim Zurückkippen des Ballens kommt es zu einer stoßartigen Belastung der Wirbelsäule

umgeschlagen. Heute tritt der konventionelle Umschlag von Baumwollballen gegenüber dem Umschlag in Containern immer weiter in den Hintergrund. Dieser hat bei weiter stark steigender Tendenz inzwischen schon einen Anteil von deutlich über 50% am Umschlag von Baumwolle erreicht.

Die Entladung des Containers geschieht schon immer ausschließlich mit Gabelstaplern und damit ohne Wirbelsäulenbelastung, so daß beim Umschlag

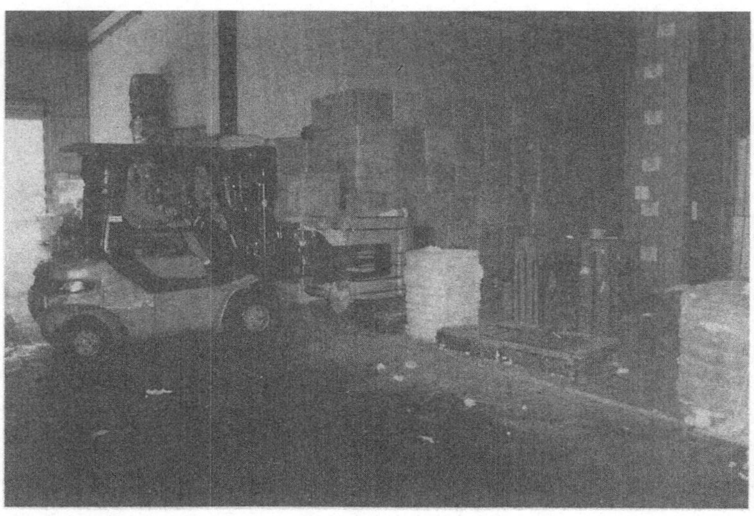

Abb. 14. Der Baumwolltransport für die Wägung und Probennahme findet hier ausschließlich mit dem Gabelstapler statt

von Baumwolle mit Containern keine gefährdenden Wirbelsäulenbelastungen zu erwarten sind.

Auch in den landseitigen Lagerschuppen werden Baumwollballen schon seit langem nur mit Gabelstaplern transportiert, so daß auch hier keine Wirbelsäulenbelastungen auftreten.

Eine unnötige Ausnahme ist dabei die Arbeit der Seegüterkontrolleure. Diese müssen jeden Baumwollballen wiegen und entnehmen jedem eine Probe. Dabei wird seit Jahrzehnten noch sehr viel, die Wirbelsäule hoch belastende Handarbeit geleistet. Diese traditionelle und auch heute noch im großen Umfang durchgeführte Form der Seegüterkontrolle für Baumwolle ist in Abb. 10–13 dargestellt.

Die Seehafenkontrolleure transportieren auf diese Weise seit Jahrzehnten an 5 Tagen pro Woche – früher 6 Tage – jeweils ca. 200 Baumwollballen pro Schicht. Diese Wirbelsäulenbelastungen sind seit geraumer Zeit – d.h. seit geeignete Gabelstapler zur Verfügung stehen – nicht mehr erforderlich. Dies beweisen die bereits in einigen Mitgliedsunternehmen eingeführten Verfahren zur Güterkontrolle. Hier werden Baumwollballen mit einem Gabelstapler mit Klammergerät vom Lagerplatz geholt, auf die Waagen gestellt und nach der Wägung bzw. Probennahme wieder vom Gabelstapler an den Lagerort zurückgebracht (Abb. 14). Hinter den Waagen befinden sich die Arbeitsplätze für die Probennehmer.

Obwohl dieses Verfahren in der Regel rationeller ist und Wirbelsäulenbelastungen dabei gänzlich vermieden werden, hat es sich bisher noch nicht durchgesetzt. Der Berufsgenossenschaft fehlte bis zur Einführung der BK 2108 die rechtliche Handhabe zur Durchsetzung des Verfahrens und bei den Betriebsräten hatte vielfach die Arbeitsplatzerhaltung Vorrang. Wirtschaft-

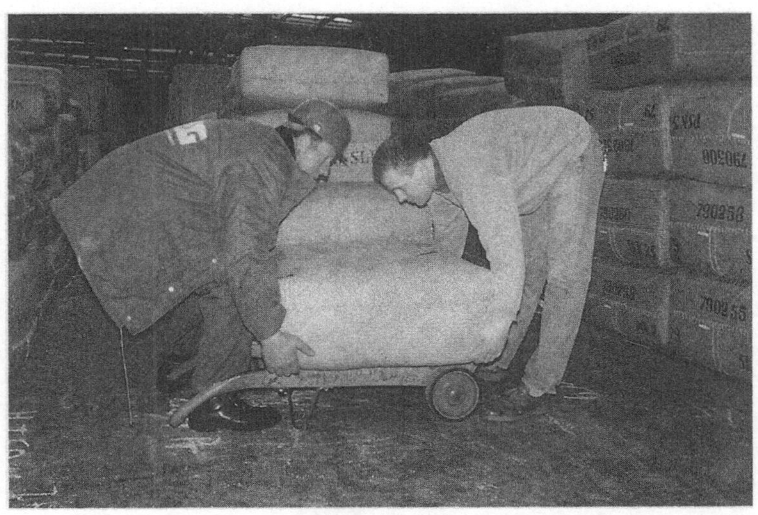

Abb. 15. Lagerung von Tabakballen

liche und organisatorische Gründe sowie eine traditionelle Aufgabenteilung im Hafen verhindern die Einführung dieses wirbelsäulenschonenden Verfahrens seitens der Unternehmer. Trotz dieser Widrigkeiten geht der Autor davon aus, daß der Technische Aufsichtsdienst der Großhandels- und Lagerei-Berufsgenossenschaft in Kürze dieses Verfahren zur Baumwollkontrolle ohne Wirbelsäulenbelastung bei allen Seehafenkontrolleuren durchsetzen kann.

Umschlag von Tabak

Tabakballen sind ein druckempfindliches Gut. Die etwa 10.000,00–20.000,00 DM teuren Ballen können keine größeren Pressungen vertragen, so daß der größte Teil des Umschlags noch immer ausschließlich von Hand oder mit Sackkarren erfolgt. Die Abb. 15 verdeutlicht die dabei auftretenden Belastungen. Die Ballen haben ein Gewicht von 80–100 kg.

Umschlag von Bananen

Bananen werden seit Jahrzehnten von Hand gelöscht. Seit geraumer Zeit sind die Bananen in Kartons verpackt, die ein Gewicht von ca. 18–20 kg haben. In den Fruchtschiffen werden diese Kartons von Hand auf Stetigförderer gestellt, die die Kartons dann an Land transportieren. Pro Schicht werden etwa 3000 Kartons auf die Förderbänder gestellt (Abb. 16). Technische Maßnahmen zur Verhinderung oder Reduzierung der Wirbelsäulenbelastung sind mittelfristig nicht zu erwarten.

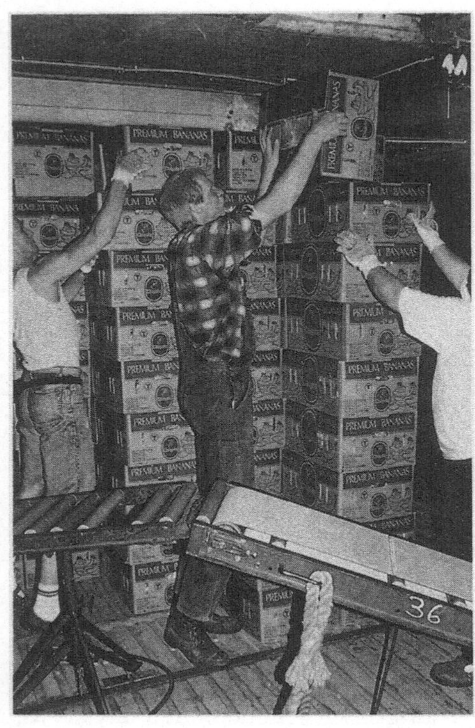

Abb. 16. Etwa 3000 Kartons werden pro Schicht und Person von Hand auf die Stetigförderer gestellt

Zusammenfassung

Für den Umschlag einzelner Güter konnten teilweise hohe Belastungen der Wirbelsäule dargestellt werden. Neben diesen im einzelnen aufgeführten Umschlagsmethoden werden durch die Hafenfacharbeiter auch viele andere Umschlagsarten praktiziert. Hierbei mag es vereinzelt und für kurze Zeit weitere Tätigkeiten mit hohen Wirbelsäulenbelastungen geben. Ein Beispiel dafür ist der in Abb. 17 dargestellte Umschlag von 160 kg schweren Chemikalienfässern für einen einmaligen Exportauftrag.

Weit häufiger und für den Hafenarbeiter der Gegenwart und der jüngeren Vergangenheit eher typisch sind aber auch sehr geringe Belastungen der Wirbelsäule, wie z.B. beim Containerumschlag oder beim Zelluloseumschlag.

Gutachter und Aufsichtsbeamte müssen daher darauf achten, nicht bei jedem Hafenarbeiter pauschal davon auszugehen, daß die Voraussetzungen für eine Berufskrankheit durch das Heben schwerer Lasten vorliegen. Vielmehr muß individuell geprüft werden, welche – insbesondere der zuvor aufgezeigten Tätigkeiten mit hoher Wirbelsäulenbelastung – der Einzelne mit welcher Häufigkeit ausgeführt hat. Auch ist der Zeitpunkt der Ausübung dieser gefährdenden Tätigkeit zu berücksichtigen. Die Umschlagmethoden und damit die Wirbelsäulenbelastungen unterliegen einem ständigen Wandel.

86

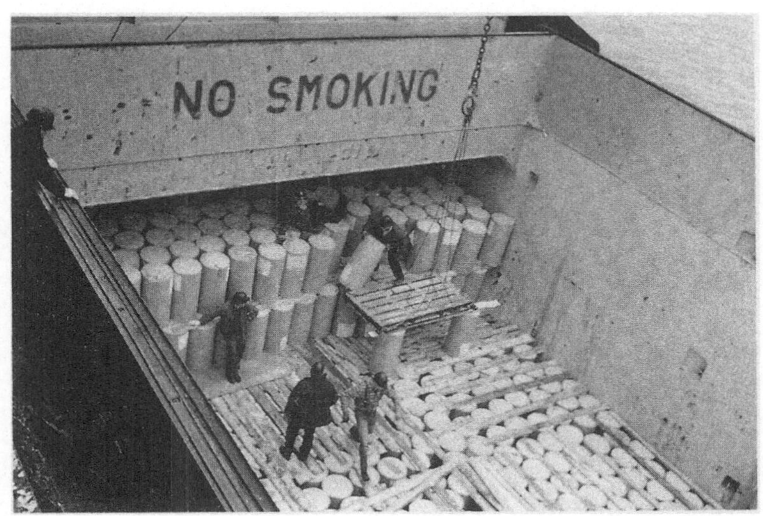

Abb. 17. Die 160 kg schweren Fässer werden von Hand von der Umschlagsplattform genommen und dann ins Unterdeck gestaut

Bei gewerblichen Mitarbeitern von spezialisierten Lagereiunternehmen für Kaffee und Baumwolle und den Seehafenkontrolleuren für Baumwolle kann mit hoher Wahrscheinlichkeit von Wirbelsäulenbelastungen ausgegangen werden, die geeignet sind, Wirbelsäulenerkrankungen zu verursachen.

Die wichtigste Feststellung in diesem Zusammenhang dürfte aber sein, daß – wie am Beispiel des Kaffees oder der Baumwollballen gezeigt werden konnte – nicht zuletzt aufgrund von Aktivitäten der Berufsgenossenschaft gerade in der letzten Zeit erhebliche Reduzierungen der Wirbelsäulenbelastungen bei Hafenarbeitern erreicht wurden. Es dürfte nicht zu optimistisch sein, wenn man davon ausgeht, daß in der Zukunft die jetzige Aussage des Merkblattes für die ärztliche Untersuchung zur BK 2108 revidiert werden muß. Hafenarbeiter werden mit geringen Ausnahmen zukünftig nicht mehr zu den Berufsgruppen gehören, die im allgemeinen einer erhöhten Gefährdung der Wirbelsäule ausgesetzt sind.

Die auftretenden Berufskrankheiten im Sinne der BK 2108–2110 dürften im wesentlichen Altlasten sein. Hinsichtlich der weiteren Prävention von Wirbelsäulenschäden beim Umschlag von Gütern müssen vermehrt Aktivitäten in die Gestaltung des Be- und Entladens von Containern gelenkt werden. Dies geschieht aber nicht nur im Hafenbereich, sondern praktisch in allen Gewerbszweigen.

Standortbestimung aus der Sicht des Gewerbearztes

U. Bolm-Audorff

Einleitung

Die Bundesregierung hat durch Verordnung vom 18. 12. 1992 die Anlage 1 der Berufskrankheiten-Verordnung um folgende bandscheibenbedingte Erkrankungen der Hals- und Lendenwirbelsäule erweitert:

Nr. 2108. Bandscheibenbedingte Erkrankungen der Lendenwirbelsäule durch langjähriges Heben oder Tragen schwerer Lasten oder langjährige Tätigkeiten in extremer Rumpfbeugehaltung, die zur Unterlassung aller Tätigkeiten gezwungen haben, die für die Entstehung, die Verschlimmerung oder das Wiederaufleben der Krankheit ursächlich waren oder sein können.

Nr. 2109. Bandscheibenbedingte Erkrankungen der Halswirbelsäule durch langjähriges Tragen schwerer Lasten auf der Schulter, die zur Unterlassung aller Tätigkeiten gezwungen haben, die für die Entstehung, die Verschlimmerung oder das Wiederaufleben der Krankheit ursächlich waren oder sein können.

Nr. 2110. Bandscheibenbedingte Erkrankungen der Lendenwirbelsäule durch langjährige, vorwiegend vertikale Einwirkung von Ganzkörperschwingungen im Sitzen, die zur Unterlassung aller Tätigkeiten gezwungen haben, die für die Entstehung, die Verschlimmerung oder das Wiederaufleben der Krankheit ursächlich waren oder sein können.

In der Bundesrepublik sind danach bandscheibenbedingte Erkrankungen der Wirbelsäule durch Heben oder Tragen schwerer Lasten als Berufskrankheit ähnlich wie in anderen Industrieländern wie Japan, Schweden oder den USA anerkennungsfähig [27, 30, 48]. Chronische Erkrankungen der Bandscheiben konnten in der ehemaligen DDR seit 1950 als Berufskrankheit anerkannt werden. Seit 1981 lautete die entsprechende Berufskrankheit „Verschleißkrankheiten der Wirbelsäule (Bandscheibe, Wirbelkörperabschlußplatten, Wirbelfortsätze, Bänder, kleine Wirbelgelenke) durch langjährige Überbeanspruchung", wenn sie zur Aufgabe der schädigenden Tätigkeit geführt hatten [2, 28].

Bandscheibenbedingte Erkrankungen durch Ganzkörperschwingungsbelastungen können nach meiner Kenntnis bislang in keinem anderen Land als Berufskrankheit anerkannt werden.

Ich möchte nicht auf die nach wie vor schwelende Diskussion eingehen, ob die neuen Berufskrankheiten überhaupt berechtigt sind. Bedauerlicherweise wird auch nach der Veröffentlichung der Änderungsverordnung durch den Bundesarbeitsminister nach wie vor von einigen Sachverständigen die generelle Geeignetheit des Zusammenhanges zwischen beruflichen Belastungen durch Heben oder Tragen schwerer Lasten, Arbeit in extremer Rumpfbeugehaltung, Ganzkörperschwingungsbelastungen und bandscheibenbedingten Erkrankungen der Hals- und Lendenwirbelsäule in Frage gestellt [29, 46]. Dies geschieht teilweise in unsachlicher Form (Prof. Schlegel: "Das ist Sozialistischer Unsinn!" Zitiert nach Medical Tribune vom 23. 12. 1992). Gemeinsam ist den Kritikern, daß ein wesentlicher Teil der epidemiologischen Literatur zu diesem Thema bei der Bewertung unberücksichtigt bleibt (für eine Übersicht s. [1, 7]). Die Kritik an den neuen Berufskrankheiten vermag aufgrund dieser Mängel in der Argumentation nicht zu überzeugen.

Es sollen im Folgenden vielmehr Vorschläge zur Anzeige, den berufsgenossenschaftlichen Ermittlungen sowie zur gutachterlichen Untersuchung und Bewertung bei Verdacht auf Vorliegen der drei neuen bandscheibenbedingten Berufskrankheiten gemacht werden.

Vorschläge zur Anzeige, zu den berufsgenossenschaftlichen Ermittlungen und zur Begutachtung von Erkrankungen nach Nr. 2108 bis 2110 BeKV

BK-Anzeige

Die Bundesregierung hat im Merkblatt zur BK 2108 folgende Kriterien veröffentlicht, wann der begründete Verdacht auf Vorliegen einer Berufskrankheit besteht [9]:

– Vorliegen einer bandscheibenbedingten Erkrankung in Form eines lokalen Lumbalsyndroms, eines mono- oder polyradikulären lumbalen Wurzelsyndroms (Ischias), z. B. durch einen Bandscheibenvorfall, oder eines Kaudasyndroms mit chronisch-rezidivierenden Beschwerden und Funktionseinschränkungen. Der alleinige Nachweis von degenerativen Veränderungen wie Osteochondrose, Spondylose und Spondylarthrose ohne chronisch-rezidivierende Beschwerden und Funktionsausfälle begründet keinen Berufskrankheitenverdacht.
– Mindestens 10jährige Tätigkeit mit Heben oder Tragen schwerer Lasten oder Arbeit in extremer Rumpfbeugehaltung. In begründeten Einzelfällen kommt eine Anzeige auch bereits bei einer kürzeren, aber sehr intensiven Belastung in Frage.

Tabelle 1. Lastgewichte, deren regelmäßiges Heben oder Tragen mit einem erhöhten Risiko für die Entwicklung bandscheibenbedingter Erkrankungen der Lendenwirbelsäule verbunden sind [9]

Alter	Last in kg	
	Frauen	Männer
15–17 Jahre	10	15
18–39 Jahre	15	25
ab 40 Jahre	10	20

- Als Anhaltspunkte für den Begriff „schwere Last" sind die folgenden, aus präventivmedizinischen Gründen festgelegten Lastgewichte heranzuziehen (Tabelle 1).
- Die Lasten müssen mit einer gewissen Regelmäßigkeit und Häufigkeit in der überwiegenden Zahl der Arbeitsschichten gehoben oder getragen worden sein. Als Beispiele für den Begriff „regelmäßiges Heben oder Tragen von Lasten" werden im Merkblatt Schwesternhelferinnen erwähnt, die zu ca. 12% der Schicht Arbeiten mit Heben oder Tragen von schweren Lasten verrichteten, bzw. Stahlbetonbauer, die ca. 40mal pro Schicht Gewichte von mehr als 20 kg zu heben oder zu tragen hatten.
- Unter Arbeiten in extremer Rumpfbeugehaltung sind Tätigkeiten zu verstehen, die mit einer Beugung des Oberkörpers aus der aufrechten Haltung um $>90°$ verbunden sind.
- Die Aufgabe der gefährdenden Tätigkeit ist nicht Voraussetzung für die Anzeige als Berufskrankheit.

Folgende Kriterien gelten für eine Berufskrankheitenanzeige bei Verdacht auf Vorliegen einer bandscheibenbedingten Erkrankung der Halswirbelsäule durch Tragen schwerer Lasten auf der Schulter [10]:

- Mindestens 10jährige Tätigkeit mit Tragen von Lasten mit einem Gewicht von mindestens 50 kg auf der Schulter.
- Die Lasten müssen mit einer gewissen Regelmäßigkeit und Häufigkeit in der überwiegenden Zahl der Arbeitsschichten getragen worden sein (Anhaltspunkt ca. 10% der Arbeitsschicht).
- Vorliegen einer bandscheibenbedingten Erkrankung der Halswirbelsäule mit chronisch-rezidivierenden Beschwerden und Funktionsausfällen in Form eines lokalen Zervikalsyndroms, eines zervikobrachialen Syndroms durch eine Bandscheibenvorwölbung oder einen -vorfall, unkovertebrale Osteophyten oder eine Segmentlockerung sowie ein zervikozephales Syndrom durch eine bandscheibenbedingte Kompression der A. vertebralis.
- Die Aufgabe der gefährdenden Tätigkeit ist nicht Voraussetzung für eine Berufskrankheitenanzeige.

Folgende Kriterien gelten für eine Berufskrankheitenanzeige bei Verdacht auf Vorliegen einer bandscheibenbedingten Erkrankung der Lendenwirbelsäule durch Ganzkörperschwingungsbelastungen im Sinne einer Berufskrankheit nach Ziffer 2110 Berufskrankheiten-Verordnung [11]:

– Mindestens 10jährige Tätigkeit mit Einwirkung von vorwiegend vertikalen Ganzkörperschwingungen im Sitzen.

– Die Schwingungsbelastung muß eine Beurteilungsschwingstärke Kr von >16,2, oder bei stoßartigen Schwingungen sowie Arbeiten in verdrehter gebeugter oder seitwärts geneigter Körperhaltung von >12,5 aufweisen.

– Solche Schwingungsbelastungen kommen vor beim Führen von Baustellen-Lkw, land- und forstwirtschaftlichen Schleppern, Forstmaschinen im Gelände, Baggern, Gradern (Straßen-, Boden- und Erdhobeln), Scrapern (Schürfwagen), Muldenkippern, Rad- und Kettenladern, Raddozern, Gabelstaplern auf unebenen Flächen und bei Militärfahrzeugen im Gelände.

– Vorliegen einer bandscheibenbedingten Erkrankung der Lendenwirbelsäule mit chronisch-rezidivierenden Beschwerden und Funktionsausfällen in Form eines lokalen Lymbalsyndroms, eines mono- und polyradikulären lumbalen Wurzelsyndroms, z. B. durch Bandscheibenvorwölbung oder -vorfall, Verschmälerung der Bandscheiben, Instabilität im Bewegungssegment oder Randzacken an den Hinterkanten der Wirbelkörper oder eines Kaudasyndroms.

– Die Aufgabe der gefährdenden Tätigkeit ist nicht Voraussetzung für die Anzeige einer Berufskrankheit.

Ermittlungen im Berufskrankheitenverfahren

Die zuständige Berufsgenossenschaft und der staatliche Gewerbearzt informieren sich nach § 7 (1) BeKV gegenseitig unmittelbar über eingehende Berufskrankheitenanzeigen (Abb. 1). Folgende berufsgenossenschaftliche Ermittlungen halte ich für sinnvoll:

1. Ermittlungen zur versicherten Tätigkeit, d. h. zu der Frage, ob der Erkrankte in einem Betrieb beschäftigt war, der bei der Gesetzlichen Unfallversicherung versichert war oder einem sonstigen in den §§ 539, 540 oder 543 bis 545 RVO genannten Personenkreis angehörte.

2. Stellungnahme des technischen Aufsichtsdienstes:

– BK 2108: Ermittlungen zu den beruflichen Belastungen durch Heben oder Tragen schwerer Lasten mit Angabe der Lastgewichte, der Häufigkeit der Hebevorgänge pro Schicht sowie der Hebedauer in Stunden pro Schicht, den Schichten mit Hebebelastung pro Jahr sowie der Dauer der Belastung in Jahren. Weiterhin ist von Bedeutung, ob schwere Lasten in gebeugter oder verdrehter Körperhaltung gehoben oder getragen wurden und wenn ja, mit welchem Beuge- oder Drehwinkel. Weiterhin sollte sich der technische Aufsichtsdienst zu Belastungen durch Arbeit in extremer Rumpfbeugehaltung mit Angabe des Beugewinkels, der Häufigkeit dieser Arbeiten in

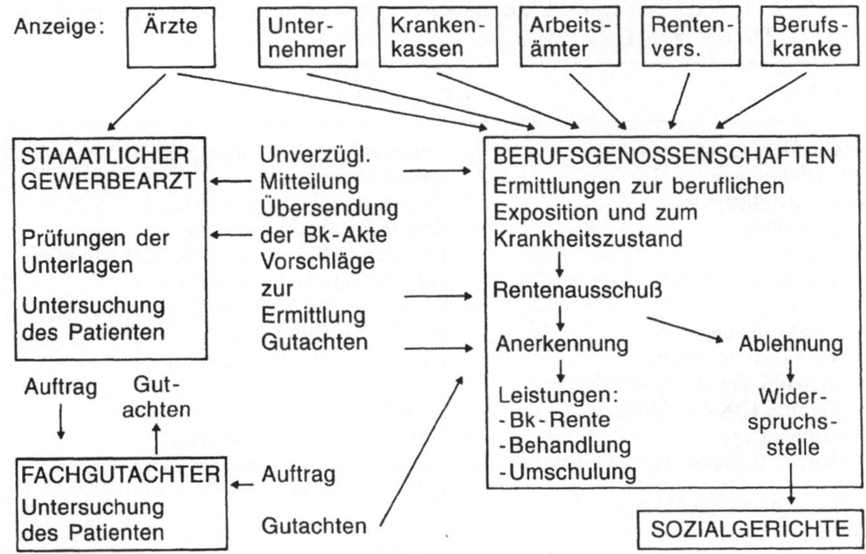

Abb. 1. Das Berufskrankheitenverfahren in der Bundesrepublik

Prozent der Schichtdauer, der Schichten mit Belastung pro Jahr sowie der Expositionsdauer in Jahren äußern.

- BK 2109: Ermittlungen zur beruflichen Belastung durch Tragen schwerer Lasten auf der Schulter mit Angabe der Lastgewichte, der Tragedauer in Stunden pro Schicht, der Schichten mit Belastung pro Jahr und der Expositionsdauer in Jahren.

- BK 2110: Ermittlungen zur beruflichen Belastung durch Ganzkörperschwingungsbelastungen mit Angabe der Beurteilungsschwingstärke Kr, der Belastungsdauer in Stunden pro Schicht, der Schichten mit Belastung pro Jahr und der Expositionsdauer in Jahren. Weiterhin Angaben zu der Frage, ob die Ganzkörperschwingungsbelastung impulshaltig ist und ob die Arbeit in verdrehter, stark gebeugter oder seitwärts geneigter Körperhaltung ausgeführt wird.

3. Ermittlungen zur Krankheitsvorgeschichte, wie die Beschwerde- und Krankheitsanamnese des Erkrankten, Angaben der Krankenkasse zu Arbeitsunfähigkeitsdiagnosen sowie Bericht der behandelnden Ärzte.

Anschließend sendet die Berufsgenossenschaft die Aktenunterlagen dem Gewerbearzt des jeweiligen Bundeslandes nach § 7 (2) BeKV zur Prüfung und Beurteilung zu (Abb. 1). Der Gewerbearzt prüft die Ermittlungsergebnisse und veranlaßt ggf. notwendige Nachermittlungen durch die Berufsgenossenschaft, z. B. zur beruflichen Exposition oder der Krankheitsvorgeschichte.

Tabelle 2. Differentialdiagnosen für bandscheibenbedingte Erkrankungen nach Ziffer 2108–2110 BeKV [9–11]

Vertebral	Extravertebral
– Angeborene oder erworbene Fehlbildungen	– Neuropathien, z. B. diabetisch oder alkoholbedingt
– Spondylolisthesis	– Tumoren, z. B. Pancoast-Tumor oder retroperitonealer Tumor
– Spondylitis	– Läsionen peripherer Nerven, z. B. Peronäus- und Karpaltunnelsyndrom
– Tumor	– Psychosomatische Erkrankung
– Osteoporose	– Nur BK 2108 und 2110:
– Fraktur	– Gynäkologische Krankheiten
– Kokzygodynie	– Urologische Krankheiten
– Wirbelfehlbildungen	– Krankheiten des Verdauungssystems
– Idiopathische Wirbelkanalstenose	– Hüftbedingte Beschwerden
– Fluorose (BK-Nr. 1308)	– Krankheiten des Iliosakralgelenkes
– Morbus Paget	– Spritzenschädigung
– Morbus Bechterew	
	– Nur BK 2109:
	– Skalenussyndrom
	– Kostoklavikularsyndrom
	– Insertionstendopathien der Schulter- und Armregion
	– Koronare Herzkrankheit
	– Thrombose der V. axilaris

Gutachterliche Untersuchung

Der Gewerbearzt untersucht den Erkrankten oder läßt ihn auf Kosten der Berufsgenossenschaft bei einem geeigneten Fachgutachter untersuchen (Abb. 1). Dies sollte in der Regel ein Unfallchirurg oder Fachorthopäde sein. In Frage kommt auch eine Begutachtung durch einen Arbeitsmediziner mit orthopädischer oder unfallchirurgischer Zusatzbegutachtung. Liegen Anhaltspunkte für neurologische Veränderungen im Versorgungsgebiet der Spinalnerven im Rahmen eines Wurzelsyndroms vor, sollte eine neurologische Zusatzbegutachtung veranlaßt werden.

Der untersuchende Arzt sollte zu der Frage Stellung nehmen, ob bei dem Erkrankten eine bandscheibenbedingte Erkrankung im Sinne des Merkblattes der Bundesregierung zur Berufskrankheit Nr. 2108 und 2110 vorliegt, d. h. ein lokales Lumbalsyndrom, ein mono- oder polyradikuläres Wurzelsyndrom der LWS oder ein Kaudasyndrom. Bei Verdacht auf eine Berufskrankheit nach Nr. 2109 BeKV ist zu prüfen, ob ein lokales Zervikalsyndrom, ein zervikobrachiales oder zervikozephales Syndrom vorliegt. Dazu sind eingehende Untersuchungen in Form von Anamnese, körperlicher und röntgenologischer Untersuchung sowie evtl. weitergehende Untersuchungsverfahren wie CT, Kernspintomographie, die Ableitung der motorischen und sensiblen Nervenleitgeschwindigkeit oder die Bestimmung sensibler Reizschwellen erforderlich.

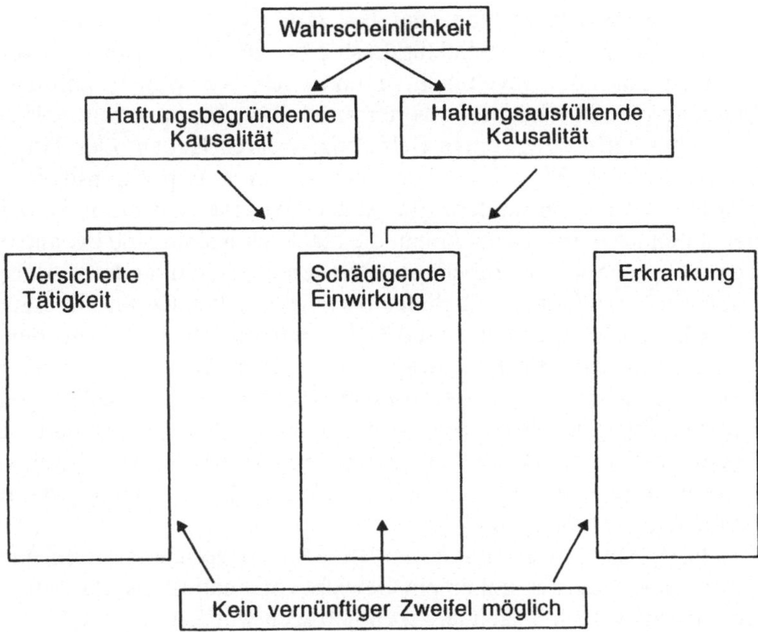

Abb. 2. Kausalität im BK-Verfahren. (Nach [36])

Der untersuchende Arzt sollte ferner dazu Stellung nehmen, ob eine der in Tabelle 2 aufgeführten Erkrankungen vorliegt, die differentialdiagnostisch als Ursache von Beschwerden im Bereich der Wirbelsäule in Frage kommen.

Gutachterliche Bewertung

Für die Anerkennung einer bandscheibenbedingten Berufskrankheit nach Nr. 2108–2110 BeKV sind wie bei allen Berufskrankheiten 3 Vollbeweise und 2 Wahrscheinlichkeitsbeweise erforderlich (Abb. 2).

Für folgende Sachverhalte muß ein Vollbeweis erbracht werden, d. h. es darf kein vernünftiger Zweifel an der Tatsache bestehen [8]:

- Der Erkrankte muß in einem Betrieb tätig gewesen sein, der bei der Berufsgenossenschaft unfallversichert war, oder einer anderen in den §§ 539, 540 oder 543 bis 545 RVO genannten versicherten Personengruppe angehören.
- Eine wesentlich höhere Exposition als bei der übrigen Bevölkerung muß feststehen.
- Die Diagnose des in Frage stehenden Krankheitsbildes muß gesichert sein (keine Verdachtsdiagnose).

Die Exposition im Sinne der BK 2108 ist gesichert, wenn der Erkrankte mindestens 10 Jahre regelmäßig Lasten entsprechend Tabelle 1 gehoben oder getragen hat oder regelmäßig in extremer Rumpfbeugehaltung, d. h. mit Beugung des Oberkörpers aus der aufrechten Haltung von >90° und mehr, gearbeitet hat. Bei extremen Belastungen durch Heben oder Tragen schwerer Lasten ist eine Exposition auch bei kürzerer Expositionsdauer mit einem erhöhten Risiko verbunden. Eine solche extreme Exposition ist beispielsweise bei Hafenarbeitern anzunehmen, die 500 Sack Kakao à 80 kg, entsprechend 40 Tonnen pro Schicht, heben oder tragen [37]. Ein anderes Beispiel stellen Ladearbeiter auf einem Flughafen dar, die ca. 1.000 Koffer mit einem mittleren Gewicht von 34 kg, entsprechend 34 Tonnen pro Schicht, heben oder tragen [38].

Bei weit vom Körper entfernt getragenen Gewichten ist eine relevante Exposition auch bei geringeren Lastgewichten als in Tabelle 1 genannt anzunehmen [9]. Dies begründet sich mit dem Hebelgesetz und der höheren Druckkraft auf die Bandscheiben der Lendenwirbelsäule bei weit vom Körper entfernt getragenen Gewichten. Beispiele hierfür sind das ein- oder beidhändige Vermauern von Steinen [34].

Die Exposition im Sinne der BK 2109 ist gesichert, wenn mindestens 10 Jahre schwere Lasten mit einem Gewicht von mindestens 50 kg auf der Schulter mit einer gewissen Regelmäßigkeit getragen wurden.

Die Exposition im Sinne der BK 2110 ist gesichert, wenn der Beschäftigte mindestens 10 Jahre einer vorwiegend vertikalen Einwirkung von Ganzkörperschwingungen im Sitzen mit einer Beurteilungsschwingstärke Kr von >16,2 ausgesetzt war. Bei Einwirkung von impulshaltigen Ganzkörperschwingungen oder bei verdrehter, gebeugter oder seitwärts geneigter Körperhaltung kommen auch Schwingungsbelastungen mit einer Beurteilungsschwingstärke Kr von >12,5 in Frage.

Eine bandscheibenbedingte Erkrankung im Sinne der Nr. 2108 oder 2110 BeKB, d. h. ein lokales Lumbalsyndrom, mono- oder polyradikuläres Wurzelsyndrom oder Kaudasyndrom, muß gesichert sein. Eine Verdachtsdiagnose reicht nicht aus. Dasselbe gilt für das lokale Zervikalsyndrom, zervikobrachiale oder zervikozephale Syndrom bei Verdacht auf BK 2109. Die bandscheibenbedingte Erkrankung muß zu chronisch-rezidivierenden Beschwerden und Funktionsausfällen geführt haben.

Als nicht akzeptabel empfinde ich die Vorschläge einiger Sachverständiger, daß die bandscheibenbedingte Erkrankung der Hals- oder Lendenwirbelsäule mehrere Bewegungssegmente betreffen muß, um als Erkrankung im Sinne der Berufskrankheiten nach Nr. 2108–2110 anerkannt werden zu können (s. Beitrag Hax und Hierholzer, S. 169). Dies begründet sich mit dem Umstand, daß nach den Merkblättern der Bundesregierung zu den Berufskrankheiten nach Nr. 2108–2110 BeKV die Bandscheibenvorwölbung und der Bandscheibenvorfall als Ursache von mono- und polyradikulären lumbalen Wurzelsyndromen der Lendenwirbelsäule bzw. des zervikobrachialen Syndroms der Halswirbelsäule aufgeführt werden [9–11]. Bandscheibenvorwölbungen und -vorfälle betreffen überwiegend nur ein Segment [1]. Beispielsweise betrafen lediglich 7,5% von operierten Erkrankungsfällen beim zervikalen Bandscheibenvorfall mehrere Segmente, während die übrigen Erkrankungsfälle lediglich in einem Bewegungssegment lokalisiert waren [26]. Auch für andere bandscheibenbedingte Erkrankungen der Hals- und Lendenwirbelsäule wie Ostechondrose, Spondylose oder Spondylarthrose liegen keine Hinweise in arbeitsmedizinisch-epidemiologischen Studien vor, daß die im Vergleich zur Wohnbevölkerung gefundene Überhäufigkeit in belasteten Berufsgruppen gebunden wäre an einen Befall mehrerer Bewegungssegmente [7].

Andere Sachverständige vertreten die Meinung, daß bandscheibenbedingte Erkrankungen der Lendenwirbelsäule im Bereich des Segmentes L5/S1 nicht als Berufskrankheit anerkannt werden können. Dies begründe sich mit der großen Häufigkeit von bandscheibenbedingten Erkrankungen der Lendenwirbelsäule in der allgemeinen Wohnbevölkerung in diesem Bewegungssegment. Auch dieser Einschätzung vermag ich nicht zu folgen. Dies begründet sich mit epidemiologischen Studien, wonach höhergradige degenerative Verände-rungen der Lendenwirbelsäule im Segment L5/S1 bei Schwerarbeitern wie Beschäftigten im Hafenumschlag, in Schlachthöfen sowie bei Bau- und Gießereiarbeitern, die beruflich einer erheblichen Belastung durch Heben oder Tragen schwerer Lasten ausgesetzt waren, im Vergleich zur unbelasteten Wohnbevölkerung um mehr als den Faktor 2 gehäuft auftraten (12,4 versus 6,1%) [22].

In meinen Augen spricht auch nicht gegen das Vorliegen einer bandschei-benbedingten Erkrankung nach Nr. 2108–2210 BeKV, wenn die degenerativen Veränderungen mehrere benachbarte Wirbelsäulenabschnitte, beispielsweise die Lenden- und Brustwirbelsäule, bei Verdacht auf Vorliegen einer BK 2108, betreffen. So fand sich in einer epidemiologischen Untersuchung bei Lasten-trägern im Vergleich zur unbelasteten Kontrollgruppe sowohl ein signifikant erhöhtes Risiko für röntgenologische Hinweise für Spondylose der Brust- als auch der Lendenwirbelsäule. Dabei war das Risiko für Spondylose der Brust-wirbelsäule im Vergleich zur Wohnbevölkerung bei Lastträgern stärker erhöht als im Bereich der Lendenwirbelsäule [43]. Allerdings würde es m. E. gegen das Vorliegen einer bandscheibenbedingten Erkrankung der Lendenwirbelsäule sprechen, wenn alle 3 Abschnitte der Wirbelsäule, d. h. die Hals-, Brust- und Lendenwirbelsäule, bei einem Beschäftigten, der schwere Lasten mit den Händen gehoben oder getragen hat, in gleichem Umfang betroffen sind. Dagegen können bei Beschäftigten, die schwere Lasten auf der Schulter getragen haben, durchaus alle 3 Bandscheibenabschnitte von bandscheibenbe-dingten Erkrankungen betroffen sein.

Für den Zusammenhang zwischen der versicherten Tätigkeit und der Exposition (haftungsbegründende Kausalität) sowie der Exposition und der Erkrankung (haftungsausfüllende Kausalität) genügt die einfache Wahrschein-lichkeit.

Für die Annahme der haftungsbegründenden Kausalität muß die schädi-gende Einwirkung durch Heben oder Tragen schwerer Lasten oder Arbeiten in extremer Rumpfbeugehaltung ursächlich auf die versicherte Tätigkeit zurück-gehen und sich nicht im außerberuflichen Bereich ereignet haben. Dies setzt einen Ausschluß erheblicher Belastungen im privaten Bereich, z. B. durch

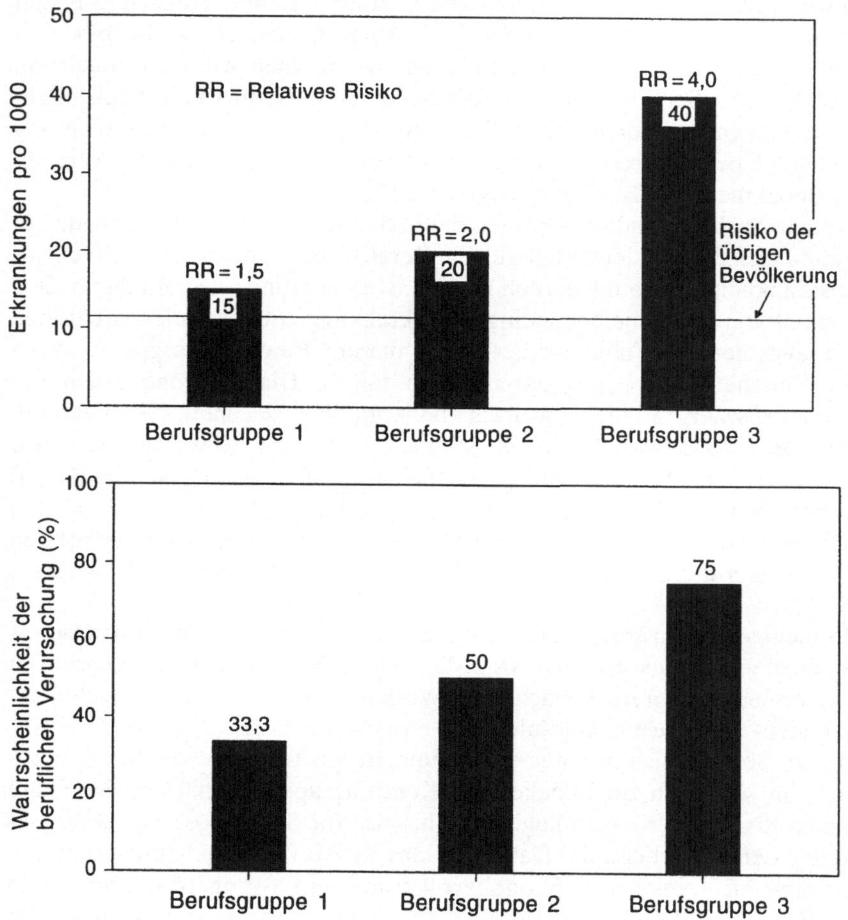

Abb. 3. Abhängigkeit der Wahrscheinlichkeit der beruflichen Verursachung vom relativen Risiko. (Nach [8])

Hausbau, bestimmte Sportarten wie Gewichtheben oder schwingungsbelastete Sportarten wie Motocrossfahren, voraus.

Schwieriger ist die Frage, ob der Zusammenhang zwischen der beruflichen Exposition mit Heben oder Tragen schwerer Lasten, Arbeiten in extremer Rumpfbeugehaltung oder Ganzkörperschwingungsbelastung und den festgestellten bandscheibenbedingten Erkrankungen der Hals- oder Lendenwirbelsäule im Sinne der haftungsausfüllenden Kausalität wahrscheinlich ist. Im Einzelfall muß mehr dafür als dagegen sprechen, daß die diagnostizierte bandscheibenbedingte Erkrankung zumindest teilursächlich auf die berufliche Belastung zurückzuführen ist. Die Beantwortung dieser für die Anerkennung einer Berufskrankheit zentralen Frage ist deshalb schwierig, weil es keine berufstypischen bandscheibenbedingten Erkrankungen durch Heben oder Tragen schwerer Lasten, Arbeiten in extremer Rumpfbeugehaltung oder

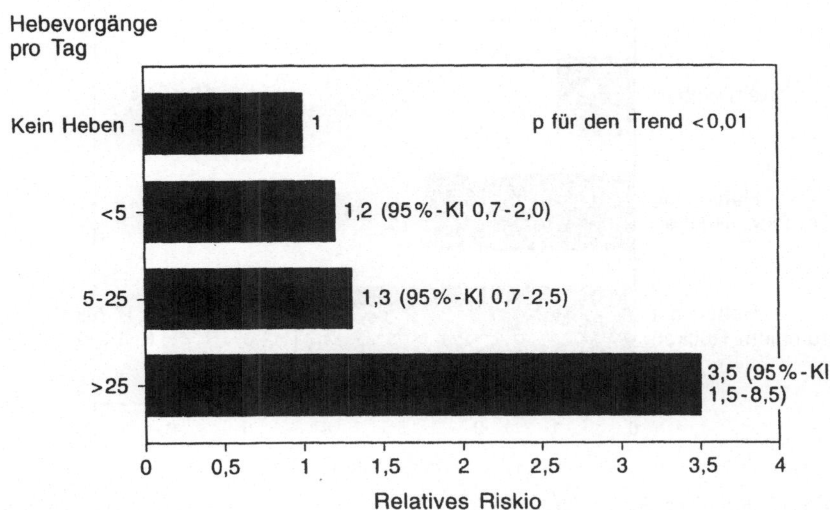

Abb. 4. Relatives Risiko für lumbalen Diskusprolaps durch Heben von Lasten mit einem Gewicht von >11,3 kg (>25 am. Pfund). (Nach [25])

Ganzkörperschwingungsbelastungen gibt, die sich im Krankheitsbild von anlagebedingten Erkrankungen unterscheiden. Auch sind keine Brückensymptome wie beispielsweise die Lungen- oder Pleuraasbestose beim asbestbedingten Bronchialkarzinom bekannt, die für den Zusammenhang sprechen.

Daher ist eine Definition von Konventionen erforderlich, bei deren Erfüllung die haftungsausfüllende Kausalität mit Wahrscheinlichkeit angenommen werden kann.

Die haftungsausfüllende Kausalität kann m. E. mit Wahrscheinlichkeit angenommen werden, wenn eine ausreichend hohe und lang andauernde Exposition vorgelegen hat, um das Risiko für eine bandscheibenbedingte Erkrankung um mehr als den Faktor 2 im Vergleich zur übrigen Bevölkerung zu erhöhen. Liegt das Risiko für bandscheibenbedingte Erkrankungen in der exponierten Berufsgruppe um mehr als den Faktor 2 über der übrigen Bevölkerung, ist die Wahrscheinlichkeit der beruflichen Verursachung von bandscheibenbedingten Erkrankungen in der exponierten Berufsgruppe größer als 50% (s. Abb. 3). In einer solchen besonderen Berufsgruppe kann auch jeder einzelne Erkrankungsfall nach der Rechtsprechung als Berufskrankheit anerkannt werden. So hat das Bayerische Landessozialgericht die Anerkennung eines Lymphoms durch ionisierende Strahlen nach Nr. 2402 BeKV an die Überschreitung einer Strahlenbelastung geknüpft, die mit einer Verdoppelung des Tumorrisikos in der exponierten Berufsgruppe im Vergleich zur übrigen Wohnbevölkerung, der sog. Verdoppelungsdosis, verbunden ist [4]. Zu einem ähnlichen Ergebnis kam das Landessozialgericht Nordrhein-Westfalen, welches ein malignes Lymphom einer Röntgenassistentin als Berufskrankheit nach Nr. 2402 BeKV anerkannte, weil im Einzelfall die sog. Verdoppelungsdosis überschritten war [31].

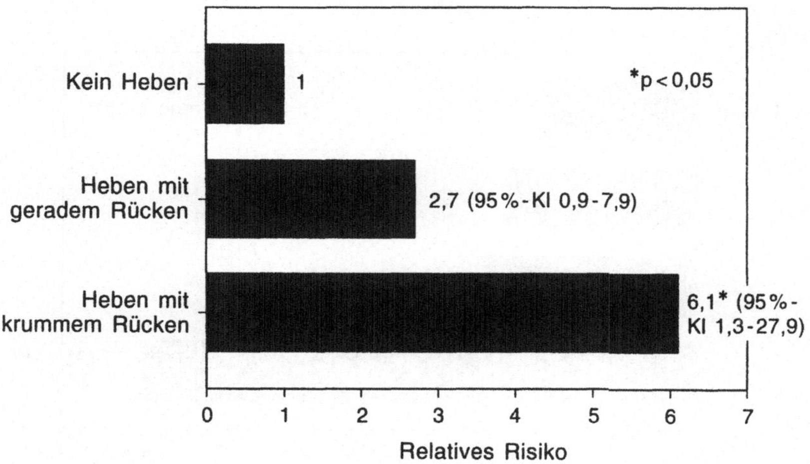

Abb. 5. Relatives Risiko für lumbalen Diskusprolaps in Abhängigkeit von der Art des Hebens. (Nach [25])

Ein um mehr als den Faktor 2 erhöhtes Risiko für die Entwicklung bandscheibenbedingter Erkrankungen der Lendenwirbelsäule durch Heben oder Tragen schwerer Lasten oder Arbeiten in extremer Rumpfbeugehaltung kann nach epidemiologischen Untersuchungen für folgende Berufsgruppen angenommen werden:

- Transportarbeiter im Hafenumschlag, Speditionen und Lagereien [22, 32, 35, 43].
- Maurer, Steinsetzer und Betonbauer [13, 19, 39, 48].
- Bergleute in Untertagebetrieben [5, 24, 33, 42].
- Waldarbeiter [20, 41].
- Beschäftigten in der Alten-, Behinderten- und Krankenpflege [3, 12, 14, 17, 18, 20, 21, 45, 46].
- Ohne Zuordnung zu einer speziellen Berufsgruppe fand sich in einer Fallkontrollstudie eine positive Dosis-Wirkungs-Beziehung zwischen der Häufigkeit, mit der Lasten von >11,3 kg (>25 amerikanische Pfund) pro Tag gehoben wurden, und dem relativen Risiko für lumbalen Bandscheibenvorfall. Heben von Lasten mit einem Gewicht von >11,3 kg mit einer Häufigkeit von >25mal pro Tag war mit einem um den Faktor 3,5 signifikant erhöhten Risiko für lumbalen Bandscheibenprolaps verbunden (Abb. 4 und 5) [25].
- Ein mindestens um den Faktor 2 erhöhtes Risiko für bandscheibenbedingte Erkrankungen der Halswirbelsäule fand sich in epidemiologischen Studien bei Transportarbeitern, die schwere Lasten auf der Schulter trugen [22, 44].
- Ein um den Faktor 2 erhöhtes Risiko für bandscheibenbedingte Erkrankungen der Lendenwirbelsäule fand sich bei Baugeräteführern mit Ganzkörperschwingungsbelastungen [15]. Für bandscheibenbedingte Erkrankungen der Lendenwirbelsäule durch Ganzkörperschwingungsbelastungen wird darüber hinaus als zusätzliches Kriterium eine ausreichend hohe Dosis der Schwin-

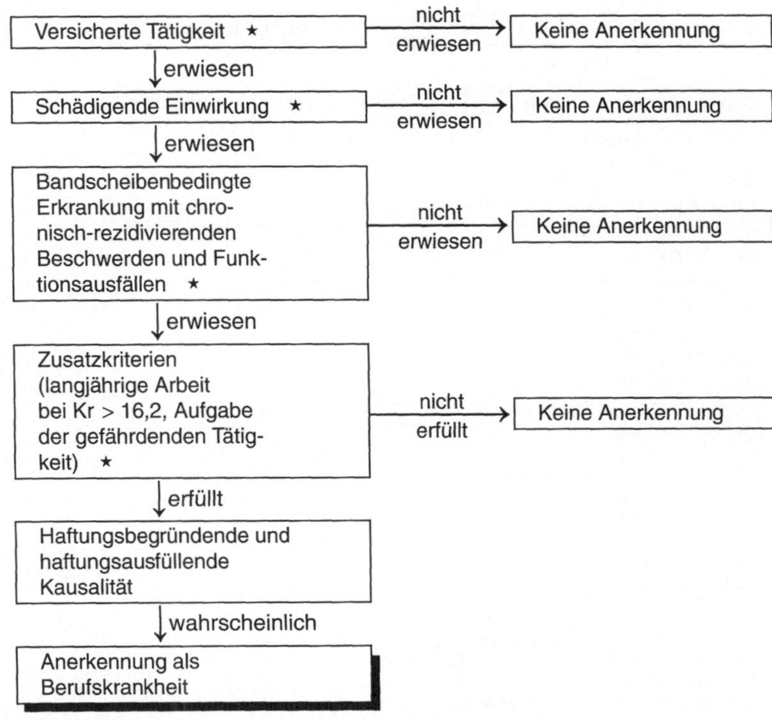

Abb. 6. Schema für die Beurteilung bandscheibenbedingter Erkrankungen nach Nr. 2108 und 2109 BeKV (* siehe Text)

gungsbelastung als Anerkennungsvoraussetzung für sinnvoll erachtet. Dupuis [16] schlägt hierfür einen Dosiswert, eine kumulative Schwingungsbelastung, von 580.000 vor.

Für die Beurteilung bandscheibenbedingter Erkrankungen der Wirbelsäule schlage ich das in Abb. 6 und 7 dargestellte Schema vor. Danach kommt eine Entschädigung nur in Frage, wenn die 3 Vollbeweise (versicherte Tätigkeit, schädigende Einwirkung und bandscheibenbedingte Erkrankung) gesichert sind, die Zusatzkriterien wie Arbeit in einem der genannten Risikoberufe und Tätigkeiten für die Berufskrankheiten nach Nr. 2108–2110, sowie die Aufgabe der gefährdenden Tätigkeit erfüllt sind. Liegen diese 4 Voraussetzungen vor, kann m. E. die haftungsbegründende und haftungsausfüllende Kausalität bejaht und eine Berufskrankheit nach Nr. 2108, 2109 oder 2110 BeKV anerkannt werden; ist eine der 4 Voraussetzungen nicht gegeben, kann eine Anerkennung nicht erfolgen.

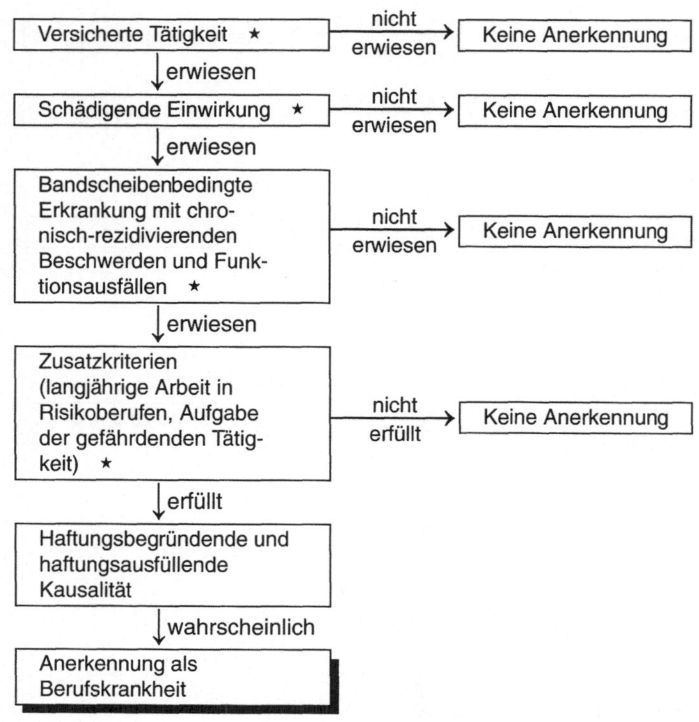

Abb. 7. Schema für die Beurteilung bandscheibenbedingter Erkrankungen nach Nr. 2110 BeKV (* siehe Text)

Literatur

1. Andersson GBJ (1991) The epidemiology of spinal disorders. In: Frymoyer JW (ed) The adult spine: Principles and practice. Raven, New York, pp 107–146
2. Baader EW (1950) Sehnenscheidenentzündungen, Meniskus- und Bandscheibenschäden als Berufskrankheiten. Neue Med Welt 1297–1301
3. Baldasseroni A, Tartaglia R, Biggeri A (1991) Lombalgia da sforzo: studio caso-controllo tra i lavoratori dei servizi sanitari di una unita sanitaria locale. Med Lav 82: 515–520
4. Bayrisches Landessozialgericht: Urteil vom 05. 12. 1984, Az.: L 2/Kn 14/77 U
5. Billenkamp G (1972) Körperliche Belastungen und Spondylosis deformans. Fortschr Röntgenstr 116: 211–216
6. Bolm-Audorff U (1992) Bandscheibenbedingte Erkrankungen durch Heben und Tragen von Lasten, Med Orthop Tech 112: 293–296
7. Bolm-Audorff U (1993) Berufskrankheiten der Wirbelsäule durch Heben oder Tragen schwerer Lasten. In: Konietzko J, Dupuis H, (Hrsg) Handbuch der Arbeitsmedizin, Kap IV – 7.8.3. Ecomed, Landsberg/Lech (10. Ergänzungslieferung)
8. Bolm-Audorff U (1993) Beweisanforderung in der Gesetzlichen Unfallversicherung, insbesondere bei Berufskrankheiten – aus medizinischer Sicht. Med Sachverst 89: 57–61
9. Bundesministerium für Arbeit und Sozialordnung (BMA) Merkblatt für die ärztliche Untersuchung zu Nr. 2108 Anlage 1 Berufskrankheiten-Verordnung (BeKV), Bundesarbeitsblatt 3/1993, S. 50–53

10. Bundesministerium für Arbeit und Sozialordnung (BMA) Merkblatt für die ärztliche Untersuchung zu Nr. 2109 Anlage 1 Berufskrankheiten-Verordnung (BeKV), Bundesarbeitsblatt 3/1993, S. 53–55

11. Bundesministerium für Arbeit und Sozialordnung (BMA): Merkblatt für die ärztliche Untersuchung zu Nr. 2110, Anlage 1 Berufskrankheiten-Verordnung (BeKV), Bundesarbeitsblatt, 3/1993, S. 55–58

12. Burgmeier AC, Blindauer B, Hecht MT (1988) Les lombalgies en milieu hospitalier: aspects épidémiologiques et rôle des divers facteurs de risque. Rev Epidemiol Santé Publique 36: 128–137

13. Damlund M, Goth S, Hasle P et al. (1982) The incidence of disability pensions and mortality among semi-skilled construction workers in Copenhagen. Scand J Soc Med 10: 43–47

14. De Gaudemaris R, Blatier JF, Quinton D et al. (1986) Analyse du risque lombalgique en milieu professionnel. Rev Epidemiol Santé Publique 34: 308–317

15. Dupuis H, Zerlett G (1987) Whole-body vibration and disorders of the spine. Int Arch Occup Environ Health 59: 232–336

16. Dupuis H (1993) Erkrankungen durch Ganzkörper-Schwingungen. In: Konietzko J, Dupuis H (Hrsg.) Handbuch der Arbeitsmedizin, Kap IV – 3.5. Ecomed, Landsberg (Lech) (9. Ergänzungslieferung)

17. Engkvist IL, Hagberg M, Linden A et al. (1992) Over-exertion back accidents among nurses' aides in Sweden. Safety Sci 15: 97–108

18. Estryn-Behar M, Kaminski M, Peigne E et al. (1990) Strenuous working conditions and musculo-skeletal disorders among female hospital workers. Int Arch Occup Environ Health 62: 47–57

19. Häublein H-G (1979) Berufsbelastung und Bewegungsapparat. Volk und Gesundheit, Berlin

20. Heliövaara M (1987) Occupation and risk of herniated lumbar intervertebral discs or sciatica leading to hospitalization. J Chron Dis 40: 259–264

21. Hofmann F, Düringer C, Michaelis M et al. (1993) Zur Frage berufsbedingter Erkrankungen der Lendenwirbelsäule aus arbeitsmedizinischer Sicht. In: Hierholzer G, Kunze G, Peters D (Hrsg.) Berufsbedingte Wirbelsäulenschäden, Unfallbegriff und Kausalität, die Thrombose, Gutachtenkolloquium 8. Springer, Berlin Heidelberg New York Tokyo, S 29–37

22. Hult L (1954) Cervical, dorsal and lumbar spinal syndromes, a field investigation of a non-selected material of 1200 workers in different occupations with special reference to disc degeneration and so-called muscular rheumatism. Acta Orthop Scand Suppl 17: 1–120

23. Kaplan RM, Deyo RA (1988) Back pain in health care workers. State Art Rev Occup Med 3: 61–73

24. Kellgren JH, Lawrence JS (1952) Rheumatism in miners, part II: X-ray study. Br J Industr Med 9: 197–207

25. Kelsey JL, Githens PB, White AW et al. (1984) An epidemiologic study of lifting and twisting on the job and risk for acute prolapsed lumbar intervertebral disc. J Orthop Res 2: 61–66

26. Kelsey JL, Githens PB, Walter SD et al. (1984) An epidemiological study of acute prolapsed cervical intervertebral disc. J Bone Joint Surg [Am] 66: 907–914

27. Kemp J, Keane R (1984) Workman's compensation. In: Pope H, Frymoyer JW, Andersson G (eds) Occupational low back pain. Praeger, New York, pp 305–316

28. Konetzke GW, Rebohle E, Heuchert G (Hrsg) (1984) Berufskrankheiten, Gesetzliche Grundlagen zur Meldung, Begutachtung, Anerkennung und Entschädigung, Volk und Gesundheit, Berlin

29. Kristen H (1993) Orthopädische Erkrankungen der Wirbelsäule als Folgen beruflicher Belastungen? Arbeitsmed Sozialmed Präventivmed 28: 83–85

30. Lagerlöf E, Broberg B (1989) Occupational injuries and diseases. In: Brune DK, Edlin C (eds) Occupational hazards in the health professions. CRC Press, Boca Raton, pp 11–27

31. Landessozialgericht Nordrhein-Westfalen: Urteil vom 5. 12. 1991 (Az.: L 1 45/87)

32. Lawrence JS (1955) Rheumatism in coal miners, part III: occupational factors. Br J Industr Med 12: 249–261

33. Lawrence JS, Aitken-Swan J (1952) Rheumatism in miners, part I: Rheumatic complaints. Br J Industr Med 9: 1–13

34. Luttmann A, Jäger M (1985) Ermittlung und Beurteilung von Körperhaltungen bei Maurertätigkeiten. In: Laurig W et al. (Hrsg) Untersuchungen zum Gesundheitsrisiko beim Heben und Umsetzen schwerer Lasten im Baugewerbe. Forschungsbericht der Bundesanstalt für Arbeitsschutz Nr. 409. Wirtschaftsverlag, Bremerhaven, S. 7–18

35. Mach J, Heitner H, Ziller R (1976) Die Bedeutung der beruflichen Belastung für die Entstehung degenerativer Wirbelsäulenveränderungen. Z Ges Hyg 22: 352–354

36. Mehrtens G, Perlebach E (1992) Die Berufskrankheitenverordnung (BeKV), Handkommentar aus rechtlicher und medizinischer Sicht für Ärzte, Versicherungsträger und Sozialgerichte. Schmidt, Berlin (19. Ergänzungslieferung 7/1992, E § 551 Ziffer 9 und 10)

37. Meiford J (1993) Werksarzt der Hamburger Hafen- und Lagerhaus AG, persönliche Mitteilung

38. Pressel G (1993) Leitender Werksarzt der Flughafen Frankfurt am Main AG, persönliche Mitteilung

39. Riihimäki H (1985) Back pain and heavy physical work: a comparative study of concrete reinformcement workers and maintenance house painters. Br J Industr Med 42: 226–232

40. Rompe G (1993) Probleme eines Orthopäden bei der Begutachtung bandscheibenbedingter Berufserkrankungen der Lendenwirbelsäule. Arbeitsmed Sozialmed Präventivmed 28: 86–88

41. Sairanen E, Brüshaber L, Kaskinen M (1981) Felling work, low-back pain and osteoarthritis. Scand J Work Environ Health 7: 18–30

42. Schlomka G, Schröter G, Ochernal A (1955) Über die Bedeutung der beruflichen Belastung für die Entstehung der degenerativen Gelenkleiden, III. Mitteilung. Z Inn Med 10: 993–999

43. Schröter G, Schlomka G (1954) Über die Bedeutung beruflicher Belastungen für die Entstehung degenerativen Gelenkleiden, 2. Mitteilung. Z Inn Med 9: 1031–1037

44. Schröter G, Rademacher W (1971) Die Bedeutung von Belastung und außergewöhnlicher Haltung für das Entstehen von Verschleißschäden der HWS, dargestellt an einem Kollektiv von Fleischabträgern. Z Ges Hyg 17: 831–843

45. Venning PJ, Walter SD, Stritt LW (1987) Personal and jobrelated factors as determinants of incidence of back injuries among nursing personell. J Occup Med 29: 820–825

46. Videmann T, Nurminen T, Tola S et al. (1984) Low-back pain in nurses and some loading factors of work. Spine 9: 400–404

47. Wiczyk S, Wojdat W, Matulewicz S (1958) Docker's lumbar region of spine. Biul Inst Morskiego 5: 65–75

48. Yoshida T, Goto M, Nagira T et al. (1971) Studies on low back pain among workers in small scale construction companies. Report 1: Analysis of clinical and radiological findings. Jap J Industr Health 13: 37–45

Pathophysiologie bandscheibenbedingter Erkrankungen

R. Klose und P.-M. Hax

Einleitung

Zum Verständnis der bandscheibenbedingten Erkrankungen sind einige anatomische und embryologische Vorbemerkungen hilfreich. Die Wirbelsäule geht in der Embryonalphase aus der Chorda dorsalis hervor (Abb. 1). Bereits nach wenigen Wochen erkennt man einen gegliederten Aufbau der Wirbelsäule. Zunehmend wird die Chorda dorsalis verdrängt, und letztendlich verbleiben Reste nur noch in Bandscheibenmitte als Platzhalter für den späteren Gallertkern. Dieser besteht beim Neugeborenen noch vollständig aus Chordazellen, welche beim Erwachsenen nur noch vereinzelt nachweisbar sind. Hier zeigt sich ein Gitter-Gel-System mit Gallertkernzellen und eingelagerten Mukopolysacchariden (MPS).

Morphologische Anmerkungen [5]

Entscheidend für die Wasserbindungsfähigkeit der MPS ist der Gehalt an Sulfationen. Im Zentrum der Bandscheibe besteht ein hoher Gehalt an Chondroitinsulfat, welcher nach außen hin abnimmt. Im Anulus fibrosus befindet sich Faserknorpel, während die Abschlußplatten der Bandscheiben als Grenzschicht zu den Wirbelkörpern aus hyalinem Knorpel bestehen.

Die Fasern selbst ziehen lamellenartig von Wirbelkörper zu Wirbelkörper, benachbarte Lamellen sind gegenläufig im Winkel von ca. 120° verzahnt und in tiefen Einfügungskanälen der Hyalinknorpelplatte verankert (Sharpey-Fasern). Entscheidend für die Pathogenese der Bandscheibendegeneration ist die besondere Form der Bandscheibenernährung und ihre Abhängigkeit von der aufrechten Haltung des Menschen.

Zentral erfolgt die Ernährung der Bandscheibe von Anfang an durch Diffusion. Die Außenzonen der wachsenden Zwischenwirbelabschnitte sind beim Embryo sowie beim Säugling noch mit Blutgefäßen versorgt, aber bereits ab dem 4. Lebensjahr sind keine Gefäße mehr nachweisbar. Die Ernährung der Bandscheibe ist dann auf Diffusionsvorgänge angewiesen. Als Ursache dieser Gefäßrückbildung ist der aufrechte Gang des Menschen anzusehen, der die

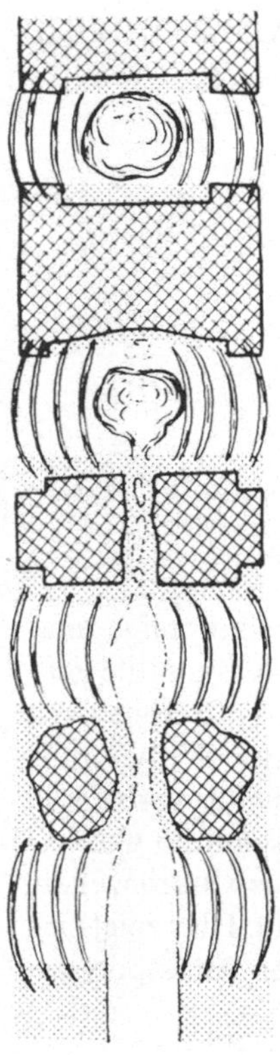

Abb. 1. Embryonalentwicklung der Wirbelsäule: die Chorda dorsalis durchzieht zunächst die knorpelige Wirbelkörperanlage als geschlossener Stab (oberer Teil). Im Zusammenhang mit der Knochenkernbildung wird sie im Wirbelkörper eingeengt, während sie sich im Bereich der Bandscheibenanlage zur intervertebralen Chordaanschwellung auftreibt (mittlerer Teil). Im Wirbelkörper verschwindet sie vollständig; im Gallertkern der Bandscheibe finden sich weiterhin Chordazellreste (unterer Teil). [Aus (1)]

Bandscheibe unter einen höheren hydrostatischen Druck setzt als der vorherrschende Perfusionsdruck.

Das Wirbelkörperwachstum erfolgt von den gut vaskularisierten Knorpelplatten aus. Die Bandscheibe ist mit den angrenzenden Knorpelplatten fest verwachsen (Synchondrose, Symphysis intervertebralis). Aus dem Bauplan der Bandscheibe (s. oben) läßt sich die dynamische Funktion der Bandscheibe als Puffer im Bewegungssegment nachvollziehen.

Funktion der Bandscheiben [1, 3, 5]

Über den erhöhten Innendruck des Gallertkernes und die feste Verspannung der Ringfasern in den knöchernen Randleisten der Wirbelkörper kommt es zur Ausbildung einer Funktionseinheit als stoßdämpfendes System mit Druckverteilung. Eine Störung in diesem System, sei es durch Verminderung des Druckes im Gallertkern oder nachlassende Verspannung der Ringfasern führt zur vorzeitigen Degeneration des bradytrophen Gewebes Bandscheibe. Wichtig für das Verständnis der Folgeerscheinungen nach Bandscheibendegenerationen sind Kenntnisse über das Bewegungssegment nach Junghanns (Abb. 2).

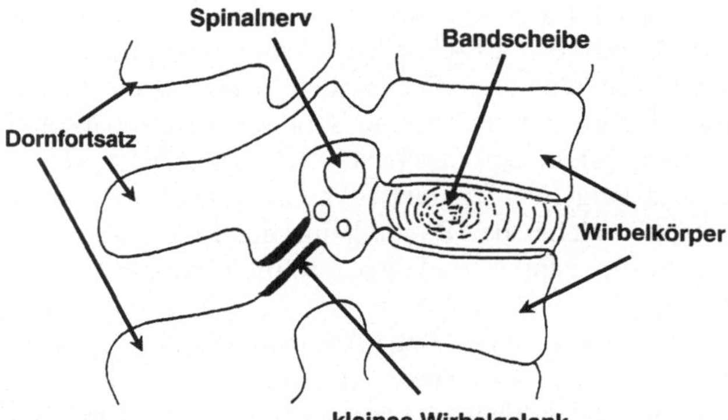

Abb. 2. Die Elemente eines Bewegungssegmentes der Wirbelsäule

Stadien der Bandscheibendegeneration [4, 5]

Diskose, Chondrose

Ausgangspunkt der Degeneration ist der Nucleus pulposus. Nach Töndury treten erste regressive Veränderungen bereits ab dem 4. Lebensjahr auf. Primär ist ein Absinken des Wassergehaltes im Gallertkern nachweisbar. Liegt der Wassergehalt der Bandscheibe im 1. Lebensjahr noch bei ca. 90% und im Jugendalter noch bei ca. 83%, so ist er im 8. Lebensjahrzehnt im Durchschnitt auf 74% gesunken. Hinweise auf den Wassergehalt der Bandscheibe erhält man als Nebenprodukt bei der kernspintomographischen Untersuchung, bei welcher sich wasserarme Bandscheiben dunkler als wasserreiche darstellen. Die Folgen sind Austrocknung, Auffaserung und Schrumpfung der Bandscheibe mit Verlust der Pufferwirkung. Die daraus resultierende Gefügelockerung führt zur *Chondrose* und *Diskose*.

Osteochondrose, Spondylose

Die Gefügelockerung durch Verschmälerung der Bandscheibe führt zu einer vermindert gedämpften Lastübertragung von Knochen auf Knochen. Die Wirbelkörper reagieren darauf mit Sklerosierung der Deck- und Bodenplatten, röntgenologische Zeichen der *Osteochondrose*. Aber auch Zugbelastungen, insbesondere am vorderen Längsband, treten auf, die zu Randzackenbildung an den Wirbelkörpern, der *Spondylose*, führen können. Auch die der Wirbelsäule aufliegenden Längsbänder spielen bei der Entstehung von bandscheibenbedingten Erkrankungen eine wichtige Rolle.

Das Lig. longitudinale posterius ist an den Kanten der Wirbelkörper, aber auch im wesentlichen mit den Bandscheiben fest verwachsen. Das Band hemmt die übermäßige Beugung im Bewegungssegment und sichert damit die Bandscheiben. Es endet am Os sacrum. Klinische Bedeutung erlangt die Tatsache, daß das hintere Längsband kranial breiter als kaudal ist und im lumbalen Bereich nur noch als schmaler Streifen vorliegt. Schräg verlaufende Ausläufer ziehen von dort zum Periost der Wirbelbogenwurzeln. Durch Anspannung dieser Fasern, z. B. durch eine Bandscheibenprotrusion, kommt es zum Periostschmerz, einem umschriebenen Rückenschmerz, der differentialdiagnostisch berücksichtigt werden muß. Anders verhält es sich beim Lig. longitudinale anterius, welches der Bandscheibe nur locker aufgelegt ist und feste Verbindungen nur zum Wirbelkörper selbst oberhalb der knöchernen Randleisten über Sharpey-Fasern hat.

Durch diese anatomische Besonderheit kommt es zu der charakteristischen Ausprägung der Randzacken im seitlichen Röntgenbild der Wirbelsäule, welche sich zunächst horizontal oberhalb der Deck- bzw. Bodenplatte und erst im weiteren Verlauf vertikal entlang des Längsbandes entwickelt.

Spondylarthrose, Spondylolyse, Spondylolisthesis

In den bisher beschriebenen Veränderungen liegt an sich noch kein Krankheitswert. Vielmehr handelt es sich hierbei um Alterserscheinungen, ähnlich dem Auftreten von grauen Haaren oder Hautfalten. Durch zunehmenden Verlust der Pufferwirkung durch die Bandscheibe wird die Belastung der Wirbelsäule in allen Richtungen verstärkt auf die angrenzenden Wirbelgelenke übertragen. Eine vermehrte Belastung der Wirbelgelenke führt dann zur Ausbildung einer *Spondylarthrose*. Durch Abnutzung der Gelenkfacetten kann der Wirbelkörper wie auf einer schiefen Ebene rückwärts gleiten (*Retrolisthesis*). Dies ist zu unterscheiden von der *Spondylolisthesis* bei *Spondylolyse*, bei welcher der betroffene Wirbelkörper nach ventral gleitet.

Unkovertebralarthrose

Eine Besonderheit ist an der Halswirbelsäule erwähnenswert, da hier die oben beschriebenen Gelenkfortsätze, welche knorpelige Gelenkflächen aufweisen, durch lediglich erhöhte Randleisten (Processus uncinati) ersetzt sind. Durch Bandscheibenerniedrigung kommt es zum Auswalzen der Processus uncinati mit spitzzipfligen Ausziehungen, welche die benachbarte A. vertebralis und die angrenzenden Spinalnerven beeinträchtigen können (*Unkovertebralarthrose*).

Der Begriff Arthrose ist hier allerdings ungenau, da keine echten Gelenke vorliegen. Besser sollte bei degenerativen Veränderungen der Bandscheibe i. allg. der Ausdruck *Diskose* verwendet werden.

Die Diskose selbst hat ihre Ursache hauptsächlich in der frühzeitigen Alterung von bradytrophen Geweben, zu denen die Bandscheiben nach Untergang der anfänglich bestehenden Gefäße durch Druckatrophie gehörten. Es verbleiben lediglich Kapillarschlingen am hyalinen Knorpel, welche für die Ver- und Entsorgung der Bandscheibe essentiell sind. Die Bandscheibe stellt damit das größte zusammenhängende, nicht vaskularisierte Gebilde des Organismus

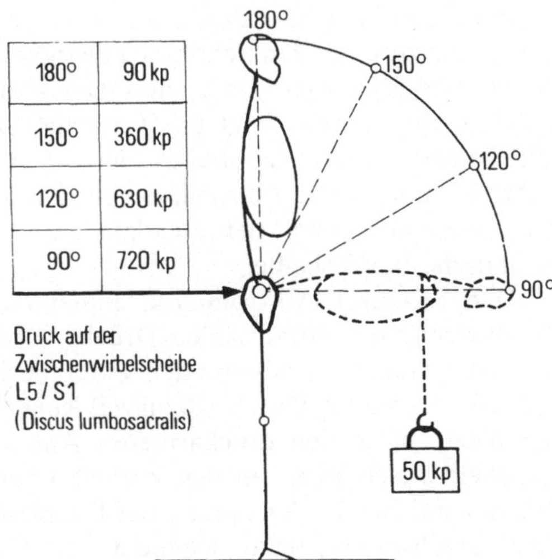

Abb. 3. Intradiskaler Druck bei L5/S1 unter Belastung in Abhängigkeit vom Rumpfbeugewinkel. [Aus (2)]

dar. Es kommt erschwerend hinzu, daß eine unmittelbare Anpassungsfähigkeit der Bandscheibe an eine gesteigerte Leistungsanforderung, wie z. B. beim Muskel durch Aktivitätshypertrophie, bisher nicht nachgewiesen werden konnte. Ein Schutz der Bandscheibe ist somit nur durch ein statisch und dynamisch wirkendes Muskelkorsett möglich.

Intradiskaler Druck

Entscheidend für den weiteren Verlauf der Bandscheibendegeneration ist der in ihr auftretende Belastungsdruck, wobei kurzfristige starke Überbelastungen oder Traumen nicht so schädlich sind wie Bewegungsarmut mit Haltungskonstanz in ungünstiger Position oder rezidivierende Belastungen im Grenzbereich der Belastungsfähigkeit der Bandscheibe. Als Anhaltspunkt gilt, daß der *intradiskale Belastungsdruck*, welcher sich aus dem Gewicht des darüberliegenden Körpers und dem Muskeltonus zusammensetzt, im Bereich der unteren Lendenwirbelsäule im Liegen 15–25 kp, im Stehen 100 kp und im Sitzen 150 kp beträgt. Im Gehen liegt der Belastungsdruck etwa um 80 kp, was dem osmotischen Gleichgewicht entspricht. Je nach Körperposition und Gewichten, die angehoben werden, kann der Belastungsdruck Werte um 1000 kp erreichen (Abb. 3).

Gegen dieses Druckgefälle muß ein bandscheibenwärts gerichteter Flüssigkeitsstrom erfolgen, damit die Bandscheibe nicht in kürzester Zeit ausgepreßt wird und damit austrocknet. Ermöglicht wird dies durch hochmolekulare Substanzen (MPS), welche eine sehr hohe Wasseranziehungskraft besitzen. Durch die Knorpelplatten und den Anulus fibrosus wirkt die Bandscheibe somit als osmotisches System.

Bei einem Belastungsdruck um 70–80 kp an der unteren Lendenwirbelsäule kommt es zu einer Umkehr des Flüssigkeitsstromes. Daß es durch längeres Stehen und Sitzen im Laufe eines Tages zur negativen Flüssigkeitsbilanz der Bandscheibe kommt, zeigt die Tatsache, daß die Körpergröße durch Bandscheibenverschmälerung abends um 1–3 cm geringer ist als morgens. Umgekehrt kommt es bei Astronauten in der Schwerelosigkeit zu einer Körpergrößenzunahme durch den Flüssigkeitsstrom in den Körperstamm und damit auch in die Bandscheibe.

Der Zu- und Abstrom von Flüssigkeit und Substanzen erfordert ein Wechselspiel der intradiskalen Drücke. Die Bandscheibe ist auf Lastwechsel und den dadurch resultierenden Pumpmechanismus angewiesen. Bereits bei einseitig erhöhtem Druck (Skoliose) gelangen Flüssigkeit und Substrat vornehmlich nur in den druckärmeren Anteil. Das Schicksal der Bandscheibe entscheidet sich somit an der Wirbelkörper-Zwischenwirbelscheiben-Grenze. Die unzureichende Versorgung der Fibroblasten führt zur Bildung von Fasern und Grundsubstanz unzureichender Qualität. Pathologisch-anatomisch kommt es zu Zusammenhangstrennungen mit konzentrischen Spalten und radiären Fissuren, und nachfolgend zu Bandscheibensequestrierungen mit der Gefahr intradiskaler Massenverschiebungen.

Der Quellungsdruck der Bandscheibe steigt mit Zunahme der Teilchenzahl, wie sie beim enzymatischen Abbau der MPS entsteht. Dies ist günstig für den Widerstand des auf die Bandscheibe einwirkenden hydrostatischen Druckes, jedoch begünstigt dieser Vorgang auch einen Bandscheibenprolaps, da gleichzeitig bereits Schädigungen des Anulus fibrosus vorliegen. Es verwundert somit nicht, daß Bandscheibenvorfälle am häufigsten im Alter zwischen 35 und 55 Jahren auftreten, wo der Quellungsdruck noch hoch, die Resistenz des Anulus fibrosus jedoch bereits geschwächt ist.

Zusammenfassung

Die Bandscheibe ist aufgrund ihrer besonderen Stellung im Bewegungssystem des aufrecht gehenden Menschen einer natürlichen Degeneration ausgesetzt.

Die daraus resultierenden Beschwerden von zeitweise auftretenden umschriebenen Rückenschmerzen bis hin zum Bandscheibenprolaps sind damit in einem hohen Maße als altersbedingte Schäden anzusehen. Der Vergleich mit der natürlichen Alterung der Haut sollte dieses verdeutlichen.

Diesen natürlichen Alterungsprozeß abzugrenzen gegen einen berufsbedingten Bandscheibenschaden, wie er in der neuen Verordnung der BK 2108–2110 beschrieben ist, bleibt daher aufgrund der hohen interindividuellen Unterschiede bei der Bandscheibenbelastung und der daraus resultierenden Degeneration vorrangiges Problem des Gutachters.

Literatur

1. Junghanns H (1979) Die Wirbelsäule in der Arbeitsmedizin, Tei II: Einflüsse der Berufsarbeit auf die Wirbelsäule. Hippokrates, Stuttgart (Die Wirbelsäule in Forschung und Praxis, Bd 79)
2. Junghanns H (1986) Die Wirbelsäule unter den Einflüssen des täglichen Lebens, der Freizeit, des Sportes. Hippokrates, Stuttgart (Die Wirbelsäule in Forschung und Praxis, Bd 100)
3. Kapandji IA (1985) Funktionelle Anatomie der Gelenke, Bd 3: Rumpf und Wirbelsäule. Enke, Stuttgart
4. Krämer J (1986) Bandscheibenbedingte Erkrankungen – Ursachen, Diagnose, Behandlung, Vorbeugung und Begutachtung. Thieme, Stuttgart New York
5. Rauber A, Kopsch F (1987) Anatomie des Menschen – Lehrbuch und Atlas, Bd I. In: Leonhardt H, Tillmann B, Töndury G, Zilles K (Hrsg) Bewegungsapparat. Thieme, Stuttgart New York (Hrsg und bearb von B Tillmann und G Töndury)

BK Nr. 2108 – Standortbestimmung aus der Sicht des ärztlichen Gutachters

I. SCHEUER

Einleitung

Mit der zweiten Verordnung zur Änderung der Berufskrankheitenverordnung vom 18. 12. 1992, die im Bundesgesetzblatt mit Gültigkeit ab 1. 1. 1993 veröffentlicht wurde, sind vom Gesetzgeber bandscheibenbedingte Erkrankungen in die Liste der Berufskrankheiten aufgenommen worden. Unter die BK 2108 fallen „bandscheibenbedingte Erkrankungen der Lendenwirbelsäule durch langjähriges Heben oder Tragen schwerer Lasten oder durch langjährige Tätigkeit in extremer Rumpfbeugehaltung, die zur Unterlassung aller Tätigkeiten gezwungen haben, die für die Entstehung, die Verschlimmerung oder das Wiederaufleben der Krankheit ursächlich waren oder sein können". Dennoch wird die Diskussion über diese neuen Wirbelsäulenberufskrankheiten noch immer kontrovers geführt. Bisher wurden Bandscheibenerkrankungen nur in der ehemaligen DDR als Berufskrankheit anerkannt und entschädigt [6]. Das darf jedoch nicht dazu führen, daß anläßlich einer medizinischen Tagung diese neuen Berufskrankheiten als „sozialistischer Unsinn" abgetan werden. Unbestritten ist, daß 4/5 unserer Bevölkerung irgendwann im Leben einmal Rükkenschmerzen – vornehmlich im Bereich der Lendenwirbelsäule – über kürzere oder längere Zeiträume verspüren [3, 9, 16, 18].

Inzwischen wird etwa jede 7. Arbeitsunfähigkeit durch Rückenbeschwerden verursacht, 15% aller Erwerbsunfähigkeitsrenten und 1/3 aller Aufwendungen der Gesetzlichen Rentenversicherungen für medizinische Rehabilitation – d. h. mehr als 1,1 Milliarden DM 1991 – entfielen auf die Indikationsgruppe: Rükkenschmerz [16]. Vergleichszahlen der vergangenen Jahre zeigen eindeutig eine Zunahme der Erkrankungsfälle. Das Lumbalsyndrom tritt überwiegend im mittleren Lebensabschnitt auf, mit einem Häufigkeitsgipfel zwischen dem 35. und 55. Lebensjahr. Erste Beschwerden stellen sich meistens schon um das 25. bis 30. Lebensjahr ein. Der medizinische Gutachter steht zunächst vor einem Dilemma: Einerseits wird er mit einem regelrecht epidemieartigen Auftreten von Bandscheibenschäden konfrontiert, andererseits weiß er, daß bisher keine berufsspezifische Veränderungen im Bereich der Wirbelsäule bekannt geworden sind; dennoch hat er aus der Vielzahl der Erkrankungen den berufsbedingten Anteil schlüssig zu definieren.

Schicksalhaft laufen in jeder Bandscheibe Veränderungen im Sinne der Involution und Degeneration ab. Einmal eingetretene degenerative Veränderungen werden sich im Laufe des Lebens nicht zurückbilden, sondern entweder in ein Ruhestadium eintreten oder sich im Laufe von weiter einwirkenden Belastungen und Störungen degenerativ fortentwickeln. Sind diese Verschleißveränderungen klinisch stumm, sprechen die Mediziner von einer „Diskose"; liegen jedoch zusätzlich verschleißbedingte Beschwerden vor, so handelt es sich um eine „Diskopathie".

Die anatomischen Grundlagen, die Pathophysiologie des Bandscheibenverschleißes und deren Folgen habe ich bereits im 8. Gutachtenkolloquium [19] ausführlich dargestellt. Der Bandscheibenverschleiß wird durch mannigfaltige Faktoren eingeleitet bzw. fortentwickelt. Als mögliche Ursachen kommen in Frage übliche, ständige Belastungen des täglichen Lebens, die sich ergeben in Verbindung mit Heben und Tragen, Bücken sowie Einnehmen von Körperhaltungen in entsprechenden Dreh-, Knick- und Beugezwangshaltungen. Diese schädigenden Einflüsse treten auf bei Tätigkeiten in der Freizeit, beim Sport sowie im Beruf bei der Arbeit in Form von immer wiederkehrenden Verwindungen, Hebevorgängen oder Trageverrichtungen sowie Arbeiten in Beugezwangshaltungen.

Der angenommene Bandscheibenverschleiß wird individuell durch Anlage und äußere Einflüsse bedingt. Wesentlich wird das Bandscheibenleiden sicherlich beeinflußt durch anlagebedingte Haltungsfehler und Fehlstellungen, wie Beinverkürzungen, Beckenschiefstand, Skoliosen, Keilwirbel- oder Blockwirbelbildungen sowie angeborenes Wirbelgleiten. Erworbene Veränderungen im Bereich der Wirbelsäule in Form von abgelaufenen Erkrankungen, Verbildungen und auch unfallbedingten Beschädigungen können sich in der weiteren Entwicklung negativ auf das Bandscheibengefüge auswirken. Eine Vielzahl von Belastungen und Störfaktoren werden als einwirkende schädigende Ursachen im Bereich der Bandscheiben und der gesamten Wirbelsäule diskutiert. Im Laufe der Jahre können sich unspezifische Veränderungen individueller Prägung und Streubreite ausbilden. Bisher sind *keine typischen* medizinischen *Kriterien* bekannt, die einen Hinweis auf eine Berufserkrankung der Wirbelsäule geben. Auch sollte sich der medizinische Gutachter vor Ausdrücken, wie „altersentsprechender Wirbelsäulenbefund" hüten, eine nichtssagende Aussage, da bisher nirgends spezifische Veränderungen der Wirbelsäule definiert worden sind, die mit dem Alter korrelieren [17].

Voraussetzungen für das Auftreten einer Berufskrankheit

Als Voraussetzung für das Auftreten einer Berufskrankheit werden:

1. angeborene, verdeckte Anlagefehler,
2. anfällige Gewebestrukturen

angenommen, die eine Schädigung durch Eigentümlichkeiten des Berufes erfahren. Hieraus resultieren dann wesentliche krankmachende Veränderungen. Auf die Bandscheiben der Lendenwirbelsäule übertragen heißt dies, daß die Konstitution (Anlage), endogene Faktoren (Körperbau) und exogene Faktoren (Beruf, Sport und alltägliche Belastung) den Verschleiß einer Bandscheibe beeinflussen. Grundsätzlich stellt ein Bandscheibenverschleiß einen ganz alltäglichen, üblicherweise physiologisch ablaufenden Alterungsvorgang dar. Eingeleitet durch eine allmählich einsetzende Entwässerung des Gallertkernes führt dies zu Mikrorissen im Bereich des Bandscheibenfaserringes. Es resultiert ferner eine Höhenminderung des Zwischenwirbelraumes sowie eine leichte Lockerung im betreffenden Bewegungssegment (Spondylolyse). Über diese Lockerung setzt allmählich eine Instabilität mit vermehrtem Drehgleiten ein mit nachfolgend sich ausbildenden, im Röntgenbild erkennbaren Veränderungen, wie:

- *Chondrose:* Verschmälerung des Zwischenwirbelraumes,
- *Osteochondrose:* Chondrose und Sklerose der Wirbeldeckplatten,
- *Spondylose:* Längsbandverknöcherung mit Randausziehungen,
- *Spondylarthrose:* zusätzlich erkennbare Veränderungen im Bereich der Wirbelgelenke.

Einmal eingetretene Veränderungen und Schäden sind irreversibel. Diese Veränderungen treten im Laufe des Lebens annähernd bei allen Menschen auf, verbunden mit mehr oder weniger empfundenen subjektiven Beschwerden. Der Gutachter muß wissen, daß ein gewisser Grad von Bandscheibendegeneration mit nachfolgendem Wirbelsäulenverschleiß ein ganz normaler physiologischer Alterungsvorgang ist, der je nach Untersuchungsstatistik in etwa 95% der Fälle sich in den unteren beiden Bewegungssegmenten der Lendenwirbelsäule manifestiert, was nicht heißt, daß die darüberliegenden Bewegungssegmente völlig frei von Verschleißveränderungen bleiben [9, 18]. Etwa zu gleichen Teilen manifestiert sich das Bandscheibenleiden der Lendenwirbelsäule in den Bewegungssegmenten L4/L5 und L5/S1. Noch nicht völlig geklärt ist, warum die darüberliegenden Segmente nur ausnahmsweise betroffen sind. Wahrscheinlich ist eine der vielen Ursachen darin zu sehen, daß die relativ bewegliche Wirbelsäule fast übergangslos bei entsprechenden Bewegungen auf das starre, durch den Beckengürtel fixierte Kreuzbein trifft. Zwischen dem 4. und 6. Lebensjahrzehnt sind praktisch an fast jeder Wirbelsäule Veränderungen meist als Zufallsbefund anläßlich durchgeführter Routineuntersuchungen im Röntgenbild zu dokumentieren. Gerade die Häufigkeit von Veränderungen und Vorschäden macht es Gutachtern so schwer, mit der geforderten Wahrscheinlichkeit anlagebedingte Veränderungen und Vorschäden von berufsbedingten Erkrankungsfolgen zu unterscheiden, zumal zur Zeit keine berufsspezifischen Veränderungen an der Wirbelsäule bekannt sind. Schäden an der Lendenwirbelsäule treten monosegmental oder polysegmental mit entsprechender individueller Ausprägung auf; vermehrte Veränderungen mit klinischen Symptomen manifestieren sich jedoch überwiegend in den unteren beiden Lendenwirbelsäulensegmenten.

Zahlreiche epidemiologische Studien weisen darauf hin, daß mit ansteigender Wirbelsäulenbelastung die Häufigkeit bandscheibenbedingter Erkrankungen zunimmt [4, 11, 20]. Betroffen sind in diesen Untersuchungen überwiegend Personen, die häufig Lasten manipulieren. Anhand von relativ einfach zu analysierenden Belastungsfällen sind biomechanische Modellrechnungen an zweidimensionalen und räumlichen biodynamischen Modellen angestellt worden [7, 8]. Vereinzelt wurden intradiskale Druckmessungen [1, 12] am Menschen unter verschiedenen Belastungssituationen durchgeführt, die Aufschluß über die tatsächlich auftretenden Drücke im Bandscheibengewebe geben. Auf dem Boden dieser Experimente läßt sich die individuelle Belastungssituation in einem einzelnen Bandscheibensegment unter definierten Hebevorgängen nachvollziehen und rechnerisch ableiten. Anhand von Wirbelsäulenpräparaten lassen sich kritische Belastungsgrößen feststellen, die im Sinne von Mikro- oder Makrorissen bei entsprechend definierter Krafteinwirkung auftreten [2, 14]. All diese Untersuchungen können nur annähernd die Belastungssituation und Belastungsgrößen erfassen. Die bei Heben- und Tragevorgängen wesentlich beteiligte muskuläre Steuerung und Kompensation der Lasten ist nur schwer experimentell nachvollziehbar. Vor allem beim Heben von Lasten treten je nach Tätigkeit sagittale Hebemomente, transversale Torsionsmomente und laterale Beugemomente [21] auf.

Beim Heben und Tragen ist die Höhe der Beanspruchung der Lendenwirbelsäule durch zahlreiche Faktoren beeinflußt. Es ist nicht zu überprüfen, *daß* gehoben und getragen wurde, sondern *wie* Heben- und Tragevorgänge individuell ablaufen. Ein individuelles Belastungsprofil muß immer berücksichtigen:

- die Körpergröße und das Gewicht des Betroffenen,
- das oder die Lastgewichte,
- die Rumpfbeugung, Haltung oder Bewegung, ggf. unter Berücksichtigung einer Rumpfverwindung (Scher- und Torsionskräfte!),
- die Armhaltung in Verbindung mit dem Lastabstand vom Rumpf,
- die Hubhöhe, d. h. die Aufnahmehöhe und Absetzhöhe der Last,
- die Geschwindigkeit des Hebevorganges (langsam gesteuertes Heben oder deutlich mehr schädigende ruckartige Hebevorgänge sind zu beachten),
- die Händigkeit, d. h. ob ein- bzw. zweihändig gehoben und getragen wird, wobei beim einhändigen Tragen fast immer Torsionskräfte zusätzlich auf die Wirbelsäule einwirken,
- die Dauer des Hebevorganges sowie die Anzahl der Hebevorgänge.

Allgemein bekannt ist, daß weit vom Körper entfernt getragene Lasten über den sich dann ergebenden langen Lastarm eine wesentlich höhere Belastung der Wirbelsäule bedingen als beispielsweise eng am Körper getragene Lasten, daß das beidhändige Anheben von Lasten mit gestreckt gehaltenem Kreuz und gebeugten Knien (Hebevorgang kommt aus den Hüft- und Kniegelenken, nicht aus der Wirbelsäule) weniger belastend und schädigend ist als das Anheben mit gestreckten Beinen und gebeugtem Rücken.

Weitere Studien belegen, daß Arbeiten in Arbeitsräumen, die niedriger als 100 cm sind (wie sie im Bergbau, Rohrleitungsbau u. ä. vorkommen) [5], sowie Arbeiten mit einer Beugung des Rumpfes um mehr als 90° aus der aufrechten Haltung mit gestreckten Beinen [23] ein erhöhtes Risiko für bandscheibenbedingte Erkrankungen der Wirbelsäule haben.

In den USA sind biomechanisch begründete Grenzwerte für die Druckbelastung der Lendenwirbelsäule bei Lastenmanipulationen festgelegt [13]. Die nachfolgenden Druckkräfte gelten jeweils für den Bereich L5/S1:

1. Druckkraft von weniger als 3400 N beinhalten ein geringes Risiko und sind für gesunde junge Menschen „tolerabel".
2. Tätigkeiten mit Druckkräften zwischen 3400 N und 6400 N ohne administrative oder technische Kontrolle sind nicht vertretbar „untolerabel".
3. Tätigkeiten mit biomechanischen Druckkräften von mehr als 6400 N sind für die meisten Arbeitspersonen gefährlich und nicht vertretbar, wobei nur etwa 25% der Männer und weniger als 1% der Frauen so hohe Muskelkräfte erzeugen können, die zur Tätigkeit oberhalb dieser Gefährdungsgrenze aufgebracht werden müssen.

Solche Belastungsgrößen können jedoch nur eine allgemeine Basisrichtlinie darstellen, da individuelle Gegebenheiten, wie Trainingszustand und Entwicklung der Muskulatur, körperliche Verfassung und Ablauf des Arbeitsvorgangs nicht berücksichtigt werden.

Aus den dargestellten Untersuchungen wird ersichtlich, daß für die Entstehung einer BK 2108 Gefahren drohen durch:

1. fortgesetztes Heben, Tragen und Absetzen schwerer Lasten (gemäß Merkblatt für die ärztliche Untersuchung stellen Lastgewichte je nach Alter und Geschlecht der Person zwischen 10 und 25 kg bereits ein erhöhtes Risiko dar);
2. häufiges Arbeiten in extremer Beugehaltung des Rumpfes (ggf. kombiniert mit verdrehter Körperhaltung über längere Zeiträume, Zwangshaltung);
3. gefordert wird weiterhin eine gewisse Regelmäßigkeit und Häufigkeit beim Heben und Tragen von Lasten in der *überwiegenden Zahl der Arbeitsschichten*.

Ermittlungen der Verwaltung

Im Falle der Meldung einer BK 2108 hat die Verwaltung zu prüfen, ob die Voraussetzungen zur Anerkennung einer Berufskrankheit gegeben sind. Von *zentraler Bedeutung* für den ärztlichen Gutachter sind dabei die Ermittlungen des *Technischen Aufsichtsdienstes (TAD)*. Nur der TAD kann für den ärztlichen Gutachter nachvollziehbare harte Daten im Rahmen seiner Ermittlungen liefern. Von den Verwaltungen ist zu fordern, daß bei vorliegender Möglichkeit einer Berufskrankheit 2108 in jedem Einzelfall vor Ort ermittelt und eine individuelle Expositionsanalyse erstellt wird. Nur der vor Ort ermittelnde Techniker kann in etwa eine Aussage darüber treffen, inwieweit im Individualfall die technischen Voraussetzungen zur Anerkennung einer BK 2108 mit der geforderten Wahrscheinlichkeit vorliegen oder nicht gegeben sind. Voraussetzung einer solchen zeitaufwendigen Ermittlung ist, daß zuvor die im Gesetz geforderten Mindestanforderungen überprüft worden sind, wie folgt:

– *Langjährige Belastung* – 10 Berufsjahre sind als untere Grenze angesetzt –, in begründeten *Einzelfällen*, bei sehr intensiver Belastung (hohe Lastgewichte, Körperzwanghaltung) ist eine kürzere Belastungsdauer zu berücksichtigen.
– Unterbrochene Tätigkeiten sind zu berücksichtigen.
– Die Addition der Expositionszeiten von Belastung ist zulässig.
– Ferner ist verwaltungsseitig zu überprüfen, ob eine weitere wesentliche Grundvoraussetzung zur Anerkennung einer BK 2108 vorliegt, d. h. daß die geforderte Abkehr von den schädigenden Tätigkeiten erfolgte.

Der TAD hat anhand von Erhebungsbögen die berufliche Belastung zu analysieren. Nach den im ärztlichen Merkblatt genannten Kriterien sind folgende Fragen zu beantworten:

– Werden *Lastgewichte* über- oder unterschritten?
– Werden Arbeiten unter vermehrter *Rumpfbeugehaltung* oder *Zwangshaltung* ausgeführt?
– Wie lang ist die *tägliche Belastungsdauer* durch Heben und Tragen in einer gewissen Regelmäßgkeit und Häufigkeit? (Wobei selbstverständlich zu berücksichtigen ist, wie oft die Lasten tatsächlich gehoben und getragen werden, abzüglich von Warte- und Ruhepausen, z. B. mehr als 10% der täglichen Arbeitszeit.)
– Wie groß ist die *jährliche Belastungsdauer*, die nach Möglichkeit die überwiegende Zahl der Arbeitsschichten betreffen sollte?
– Über welchen Zeitraum erstreckt sich die *gesamte berufliche Expositionsdauer*, die entsprechend den Absprachen langjährig (d. h. von Ausnahmen abgesehen, mehr als 10 Jahre) vorliegen soll?

Am Schluß dieser Belastungsanalyse ist vom TAD eine eindeutige *abschließende Stellungnahme* zu fordern, aus der hervorgeht, ob im Individualfall eine entsprechende Wirbelsäulenbelastung nach den vorgegebenen gesetzlichen Bedingungen wahrscheinlich vorliegt oder nicht. Stellungnahmen, wie: „es liegt eine, wie in diesen Berufen übliche, entsprechende Wirbelsäulenbelastung vor", können und dürfen weder der Verwaltung noch dem ärztlichen Gutachter genügen. Die alleinige Überprüfung des TAD nach Aktenlage ohne weitere Ermittlungen am Arbeitsplatz sind unzureichend und werden dem einzelnen Versicherten nicht gerecht. In den Akten sollte das gesamte Ermittlungsverfahren des TAD mit abgeheftet sein, da sich in der gutachterlichen täglichen Praxis zeigt, daß die Ermittlungen von den BG unterschiedlich gehandhabt werden. Für den medizinischen Gutachter kann es sehr hilfreich sein, alle Unterlagen einschließlich einer ggf. erstellten Bildmappe einzusehen.

Dem medizinischen Gutachter stehen nur wenige *nachprüfbare Daten* zur Verfügung, die im wesentlichen durch die Ermittlung der Verwaltung – hier ist insbesondere der TAD gefordert – erbracht werden können. Steht die medizinische Begutachtung an, ist selbstverständlich ein lückenloses Vorerkrankungsverzeichnis beizubringen, entsprechende Behandlungsdaten und Behandlungsberichte einschließlich erreichbarer Röntgenbilder, Operationsberichte und feingeweblicher Untersuchungsberichte vorzulegen. Wünschenswert aus Sicht des Gutachters ist, daß einheitliche Dosisrichtwerte für die Belastung durch Hebe- und Tragearbeiten und extreme Rumpfbeugehaltung festgelegt werden [15], bei dessen Überschreitung mit einem Risiko für eine gesundheitliche Gefährdung der Lendenwirbelsäule gerechnet werden kann. Zur Zeit wird an entsprechenden Modellrechnungen gearbeitet (beispielsweise bei der Süddeutschen Metall-Berufsgenossenschaft in Mainz, Technischer Aufsichtsdienst Dr. E. Hartung). Vorteil solcher Dosis-Richtwert-Berechnungen ist, daß einheitlich für die unterschiedlichen Berufsgenossenschaften in den einzelnen Berufen vergleichbare Belastungsrichtwerte erstellt werden könnten, die als einheitliches Beurteilungskriterium dem medizinischen Gutachter zur Verfügung gestellt werden.

Aufgaben des medizinischen Gutachters

Voraussetzung für eine medizinische Begutachtung ist, daß seitens der Verwaltung die Ermittlungen abgeschlossen sind. Die Verwaltung muß geklärt und dargestellt haben, daß bezogen auf die Analyse des Arbeitsablaufes, die Expositionsdauer und die Belastungsdosis in Verbindung mit einer Abkehr von der schädigenden Tätigkeit die formalen Kriterien zur Anerkennung einer bandscheibenbedingten Erkrankung der Lendenwirbelsäule gegeben sind (haftungsbegründende Kausalität). Der Gutachter hat nun zu prüfen, ob auch die haftungsausfüllende Kausalität erfüllt wird, d. h. ob ein Schaden an der Lendenwirbelsäule vorliegt, der durch Hebe-, Trage- und Rumpfbeugehaltungen verursacht worden ist. Diesbezüglich ist der Versicherte zu befragen und klinisch sowie apparativ röntgenologisch zu untersuchen; Empfehlungen bezüglich des klinischen Untersuchungsganges liegen bereits vor [19]. Zu beachten ist jedoch, daß der Mediziner zur Zeit noch keine spezifischen Beweiskriterien bezüglich einer BK 2108 erbringen kann. Der *Schmerz* ist nicht objektivierbar, er hängt ab vom subjektiven Empfinden und der psychischen Gesamtsituation; *bildgebende Verfahren* ergeben einen Veränderungsnachweis ohne Aussage über die Verursachung; die *Histopathologie* weist keine BK-typischen Veränderungen nach.

Der medizinische Gutachter hat zu überprüfen, ob und inwieweit die berufliche Wirbelsäulenbelastung

- das Bandscheibenleiden verursacht,
- das Bandscheibenleiden richtunggebend verschlimmert,
- oder ein vorbestehendes Bandscheibenleiden lediglich offenbar gemacht hat.

Liegen faßbare Erkrankungszeichen und Veränderungen im Bereich der Lendenwirbelsäule vor, so ist zu überprüfen, ob diese Veränderungen zurückzuführen sind auf erkennbare anlagebedingte Störungen, Haltungsanomalien, Fehlbildungen, Erkrankungen oder Unfallfolgen. Eindeutige Abgrenzungskriterien zwischen schicksalshafter Veränderung und berufsbedingter Erkrankung existieren nicht. Bezüglich Anerkennung oder Ablehnung einer BK 2108 sind die nachfolgend aufgeführten *Entscheidungskriterien* hilfreich.

1. Tritt der Bandscheibenschaden im Bereich der Lendenwirbelsäule bei sehr jungen Versicherten auf (bis etwa Mitte 3. Lebensjahrzehnt), so ist eher eine Schadensanlage anzunehmen, zumal der junge, muskulär trainierte Mensch meist ausreichend muskulär die Wirbelsäule stabilisieren kann.
2. Wird ein Bandscheibenleiden im Bereich der Lendenwirbelsäule bereits zu Beginn der wirbelsäulenbelastenden Tätigkeit offenbar, so ist ausschließlich von unabhängigen, anlagebedingten Veränderungen auszugehen. Bei vorbestehenden Bandscheibenveränderungen hat die kurzfristig einwirkende belastende Tätigkeit lediglich das anlagebedingte Leiden offenbart.
3. Liegt ein langer Zeitraum (Jahre) zwischen Abkehr von der wirbelsäulenbelastenden Tätigkeit und der Erstmanifestation des Bandscheibenschadens vor, so ist mit zunehmendem Zeitabstand dieser Schaden mit abnehmender Wahrscheinlichkeit der versicherten Tätigkeit zuzurechnen. (Mit zunehmender Erfahrung wird dieser Zeitabstand später noch genauer zu definieren sein.)
4. Die bandscheibenbedingte Erkrankung muß im versicherten Wirbelsäulenabschnitt aufgetreten sein – die Brustwirbelsäule ist diesbezüglich nicht versichert.
5. Ist nachgewiesen worden, daß eine entsprechende lendenwirbelsäulenbelastende Tätigkeit über einen langen Zeitraum (10 Jahre und länger) durchgeführt wurde, ist zu überprüfen, ob der festgestellte Schaden bezüglich der Entstehung oder der Verschlimmerung eines vorbestehenden Leidens wesentlich durch die berufliche Belastung verursacht wurde.
6. Liegt eine entsprechende Expositionszeit unter 10 Jahren vor, ist kritisch die vorgegebene Lendenwirbelsäulenbelastung zu überprüfen. Bei kurzer Expositionszeit müssen erhebliche, außergewöhnlich schwere Belastungen seitens der Lendenwirbelsäule vorgegeben sein; nur in Einzelfällen wird dann die BK 2108 anerkannt werden können.
7. Der nachgewiesene bandscheibenbedingte Schaden muß im Bereich der Lendenwirbelsäule liegen, er kann ein, zwei oder auch mehrere Lendenwirbelsäulensegmente betreffen. Dieser Punkt wird zum Teil strittig zwischen den medizinischen Gutachtern diskutiert. So fordern beispielsweise Ludolph u. Schröter [10]: „Es müssen nicht nur ein bzw. zwei Bewegungssegmente, sondern mehr Bewegungssegmente – wenn auch in unterschiedlicher Ausprägung – über das altersdurchschnittliche Ausmaß betroffen sein." Dem ist entschieden zu widersprechen; wie bereits oben ausgeführt worden ist, liegen keinerlei wissenschaftliche Erkenntnisse darüber vor, was „altersentsprechend" bedeutet. Es ist nicht bekannt, wo die Abhängigkeit zwischen Verschleißveränderungen und numerischem Alter niedergelegt sein soll. Jeder weiß aus der Erfahrung des täglichen Lebens, daß es erhebliche Diskrepanzen zwischen numerischem Alter und der individuellen Erscheinungsform des „biologischen Alters" gibt. Zudem gehört es offensichtlich zu den „Eigentümlichkeiten" der Lendenwirbelsäule, daß generell Bandschei-

benschäden und deren Folgezustände in mehr als 95% der Fälle in den
beiden unteren Bewegungssegmenten jeweils etwa zu gleichen Teilen isoliert
oder auch kombiniert auftreten; maximal 5% aller Bandscheibenerkrankungen verteilen sich auf die oberen 3 Bewegungssegmente der LWS!

Die vorliegenden Sammelstatistiken beziehen sich ganz allgemein auf Erkrankungsfälle der Bandscheibe der Lendenwirbelsäule. Dabei wird kein Unterschied gemacht zwischen anlagebedingten Bandscheibenschäden oder bandscheibenbedingten Erkrankungen in Folge einer Berufserkrankung. Die logischerweise fakultativ auch in früheren Statistiken bereits vorhandenen berufsbedingten Erkrankungsfälle müssen mit in diese allgemeinen Statistiken eingegangen sein. Sie haben jedoch keine statistisch relevanten Auffälligkeiten
hinterlassen, die die Annahme eines mehrsegmentalen Befalls im Lendenwirbelsäulenbereich rechtfertigen. Sicherlich werden Reihenuntersuchungen an
Wirbelzwischenscheiben mit zunehmendem Alter generell auch feingewebliche
degenerative Veränderungen aufdecken, dennoch gehört es zu unseren anlagebedingten Eigentümlichkeiten, daß klinisch faßbar die Erkrankungsfälle und
Folgezustände fast immer in einem der unteren beiden Bewegungssegmente
(gelegentlich auch in beiden) zu finden sind.

In diesem Zusammenhang sei auf die Meniskuserkrankung (BK 2102)
verwiesen; ein Vergleich bietet sich an, da der Faserknorpel eines Kniegelenk-
meniskus feingeweblich seitens Aufbau, Struktur und Alterungsvorgängen
(Degeneration) sich nicht vom Faserknorpelring einer Bandscheibe unterscheidet – ausgenommen hiervon ist der zentral liegende Gallertkern. Auch bezüglich der Funktion und Belastungssituation sind sich die Faserknorpel der
Bandscheiben und der Menisken sehr ähnlich. Bezogen auf den mehrsegmentalen Befall einer Bandscheibenerkrankung müßte also bei der BK 2102
ebenfalls bei 4 vorhandenen Kniegelenkmenisken gefordert werden, daß
mindestens 2 oder gar alle Kniegelenkmenisken krank seien. Die gutachterliche Praxis zeigt, daß im deutschen Sprachraum überwiegend der Innenmenis-
kus bei anerkannter Meniskopathie betroffen ist – etwa 10mal häufiger als der
Außenmeniskus. Selbstverständlich wird bezüglich der BK 2102 auch eine
isolierte Meniskopathie anerkannt. Niemand kommt auf den Gedanken, hier
die Anerkennung vom Befall mehrerer Menisken abhängig zu machen, was
nicht heißt, daß feingeweblich das gesamte Meniskusorgan (alle Menisken)
gewisse degenerative Veränderungen aufweisen, die jedoch klinisch unauffällig
bleiben und keine faßbaren Veränderungen am Knie verursachen.

Die Forderung, daß mehrere oder alle Lendenwirbelsäulensegmente bandschei-
bendedingt erkrankt sein sollen, ist gegenwärtig wissenschaftlich nicht zu
belegen und hat zur Zeit rein spekulativen Character.

Im Falle der Anerkennung einer BK 2108 ist die MdE festzustellen.
Orientierungshilfe bieten die Erfahrungen in der Wirbelsäulenbegutachtung
von Verletzten [22]. Nachfolgende MdE-Sätze sind als Anhaltspunkte zu
verstehen:

1. Bei *stabiler* Wirbelsäule, gewissen Segmentveränderungen im befallenen Segment mit oder ohne Bandscheibenoperation und guter muskulärer Kompensation und gewissen Beschwerden: 10%.
2. Bandscheibenschaden mit *Instabilität* im betroffenen Lendenwirbelsäulensegment, funktionsabhängigen Beschwerden, muskulärer Dysbalance bzw. Muskelinsuffizienz, ggf. Befall mehrerer Segmente *ohne* neurologische Ausfälle: 20%.
3. Wie oben, jedoch zusätzlich *neurologische Ausfälle* (neurologisches Zusatzgutachten) und erhebliche Behinderungen und Funktionsstörungen: 30% und mehr.

Zusammenfassung

Bandscheibenbedingte Erkrankungen im Bereich der Lendenwirbelsäule sind auf zahlreiche Entstehungsursachen zurückzuführen. Eindeutige medizinische Kriterien bezüglich der berufsbedingten Bandscheibenerkrankungen fehlen noch. Im Einzelfall sind von der Verwaltung aus die Sachverhalte sorgfältig aufzuarbeiten; von zentraler Bedeutung ist dabei die Ermittlung des Technischen Aufsichtsdienstes sowie die Arbeitsplatzanalyse vor Ort und das Erstellen des individuellen Belastungsprofiles. Wünschenswert für die Zukunft ist die Berechnung einer beruflichen Belastungsdosis anhand einheitlich abgestimmter Berechnungsgrundlagen. Sowohl die Verwaltungen als auch die Gutachter müssen lernen, mit den neuen Wirbelsäulenberufskrankheiten umzugehen. Leider zeichnet sich bereits jetzt ein Meinungsstreit unter den Gutachtern ab bezüglich Anerkennungs- und Nichtanerkennungskriterien einer bandscheibenbedingten Lendenwirbelsäulenerkrankung. Ein weiterer gemeinsamer Erfahrungsaustausch ist notwendig, um schließlich zu einem praxisgerechten Konsens in der Beurteilung von bandscheibenbedingten Erkrankungen der Wirbelsäule zu kommen.

Literatur

1. Andersson GBJ, Örtengren R, Nachemson A (1977) Intradiscal pressure, intraabdominal pressure and myoelectric back muscle activity related to posture and loading. Clin Orthop 129: 156–164
2. Brown T, Hansen RJ, Yorra AJ (1957) Some mechanical tests on the lumbosacral spine with particular reference to the intervertebral discs. J Bone Joint Surg [Am] 39: 1135–1164
3. Franz M (1992) Das chronische lumbale Schmerzsyndrom als symptomatische Endstrecke eines psychogenen Konflikts. Nervenarzt 63: 21–27
4. Frymoyer JW, Pope MH, Clements JH, Wilder DG, Mac Pherson B, Ashikaga T (1983) Risk factors in low-back pain. J Bone Joint Surg [Am] 65: 213–218
5. Havelka J (1980) Vergleich der Ergebnisse der Morbiditätsanalyse mit denen aus der arbeitsmedizinischen Tauglichkeit-Screening-Untersuchung bei ausgewählten Tätigkeiten. Z Ges Hyg 26: 181–187

6. Heuchert G (1993) Erfahrungen mit der BK „Verschleißkrankheiten der Wirbelsäule (Bandscheiben, Wirbelkörperabschlußplatten, Wirbelfortsätze, Bänder, kleine Wirbelgelenke) durch langjährige mechanische Überlastung – BK 70 – in der ehemaligen DDR. In: Hierholzer G, Kunze G, Peters D (Hrsg) Gutachten-Kolloquium 8. Springer, Berlin Heidelberg New York Tokyo"

7. Jäger M, Luttmann A, Laurig W (1983) Biomechanisches Modell des Transports von Müllgroßbehältern über Bordsteinkanten. Zentralbl Arbeitsmed 33: 251–259

8. Jäger M (1987) Biomechanisches Modell des Menschen zur Analyse und Beurteilung der Belastung der Wirbelsäule bei der Handhabung von Lasten. VDi-Verlag, Düsseldorf

9. Krämer J (1986) Bandscheibenbedingte Erkrankungen. Thieme, Stuttgart New York

10. Ludolph E, Schröter F (1993) Die Berufskrankheiten „Wirbelsäule". Arbeitsmed Sozialmed Umweltmed 28: 457–461

11. Mach J, Heitner H, Ziller R (1976) Die Bedeutung der beruflichen Belastung für die Entstehung degenerativer Wirbelsäulenveränderungen. Z Ges Hyg 22: 352–354

12. Nachemson A, Morris JM (1964) In vivo measurements of intradiscal pressure. J Bone Joint Surg [Am] 46: 1077–1092

13. National Institute for Occupational Safety and Health (1981) Work practices guide for manual lifting. US Department of Health and Human Services (DHHS, NIOSH): Publication no 81–122, Cincinnati Ohio

14. Noren R, Trafimow J, Andersson GBJ, Huckmann MS (1991) The role of facet joint tropism and facet angle in disc degeneration. Spine 16: 530–532

15. Pangert R, Hartmann H (1993) Zur Frage berufsbedingter Erkrankungen der Lendenwirbelsäule aus biomechanischer Sicht. In: Hierholzer G, Kunze G, Peters D (Hrsg) Gutachten-Kolloquium 8. Springer, Berlin Heidelberg New York Tokyo

16. Raspe H, Kohlmann T (1993) Rückenschmerzen – eine Epidemie unserer Tage? Dtsch Ärztebl 90: B-2165–2169

17. Rompe G (1993) Probleme eines Orthopäden bei der Begutachtung bandscheibenbedingter Berufserkrankungen der Lendenwirbelsäule. Arbeitsmed Sozialmed Präventivmed 28: 86–88

18. Scheid W (1983) Lehrbuch der Neurologie. Thieme, Stuttgart New York

19. Scheuer I (1993) Zur Frage berufsbedingter Erkrankungen der Lendenwirbelsäule aus gutachterlicher Sicht. In: Hierholzer G, Kunze G, Peters D (Hrsg) Gutachten-Kolloquium 8. Springer, Berlin Heidelberg New York Tokyo

20. Schlomka G (1956) Berufliche Belastungsschäden der Wirbelsäule. Arch Orthop Chir 48: 300–312

21. Tichauer ER (1978) The biomechanical basis of ergonomics. Wiley, New York

22. Weber M, Wimmer B (1991) Die klinische und radiologische Begutachtung von Wirbelsäulenverletzungen nach dem Segmentprinzip. Unfallchirurgie 17: 200–207

23. Wickström G, Niskanen T, Rihimäk H (1985) Strain on the back in concrete reinforcement work. Br J Industr Med 42: 233–239

BK Nr. 2109 und 2110 – Standortbestimmung aus der Sicht des ärztlichen Gutachters

U. Heitemeyer

Die Wirbelsäule als zentrales Organ des Bewegungsapparates übernimmt Stütz-, Halte- und Bewegungsfunktionen. Die gelenkartig verbundenen, durch ligamentäre Strukturen sowie dorsale und ventrale Muskelschlingen stabilisierten Wirbelkörper ermöglichen die aufrechte Fortbewegung des Menschen. Das „Rückgrat" bildet die wesentliche Stütze des Körpers [23]. In dem dorsal der Wirbelkörper verlaufenden Wirbelkanal liegt das Rückenmark geschützt vor äußeren Gewalteinwirkungen. Zwei benachbarte Wirbel bilden mit der gmeinsamen Zwischenwirbelscheibe und den Zwischenwirbelgelenken das von Junghanns beschriebene Bewegungssegment [18]. Die Summation der Bewegungsausschläge der einzelnen Bewegungssegmente ermöglicht Vor-, Rück- und Seitneigung sowie Drehungen des Rumpfes.

Das zentrale Bewegungsorgan „Wirbelsäule" ist während des gesamten Lebens belastungsabhängigen biomechanischen Kräften ausgesetzt. In den 3 Raumebenen wirken axiale Kompressions- und Distraktionskräfte, Torsions-, Scher- und Biegemomente auf die Bewegungssegmente der Wirbelsäule ein. Wie jedes lebende Gewebe unterliegen auch die unterschiedlichen Strukturelemente der Wirbelsäule schicksalhaften Alterungsprozessen [3, 8].

Die pathologisch-anatomischen altersabhängigen Veränderungen an der Wirbelsäule stellen sich in der morphologischen Deskription stereotyp dar. Verschleiß- und Zermürbungsvorgänge an der Zwischenwirbelscheibe werden als Chondrosis intervertebralis [30] oder nach Krämer [21] als Diskose bezeichnet. Röntgenologisch kommen diese morphologischen Veränderungen in einer Verschmälerung des Zwischenwirbelraumes zur Darstellung. Die Höhenminderung des Intervertebralraumes beeinflußt die Gelenkmechanik in den Zwischenwirbelgelenken und verursacht Einengungen der Foramina intervertebralia. Die durch diese störenden Einflüsse induzierten reparativen Vorgänge gehen von den benachbarten Wirbelkörpern aus und führen zu röntgenbildtypischen Veränderungen. Deutliche Sklerosezonen der Wirbelkörperabschlußplatten bedingen das Bild der Osteochondrose. Ventrale, dorsale und seitliche osteophytäre Wulst- und Spangenbildungen kennzeichnen die röntgenologisch nachweisbare Spondylose. Röntgenologisch darstellbare Veränderungen an den Zwischenwirbelgelenken werden unter dem Begriff Spondylarthrose zusammengefaßt. In ausgeprägten Fällen von degenerativen Verschleißerscheinungen kann aufgrund von Gefügelockerungen im Bewegungssegment eine Dislokation der Wirbelkörper in dorsoventraler Richtung resultieren. Ein derartiges Wirbelkörpergleiten wird röntgenologisch als Pseudospondylolisthesis beschrieben. An der mittleren und unteren Lendenwirbelsäule ist als besondere Form degenerativer Veränderungen das Bild des Morbus Baastrup [1] beschrieben worden: Dabei reiben benachbarte Dornfortsätze aufeinander aufgrund einer durch Bandscheibenverschleiß bedingten Höhenminderung im Zwischenwirbelraum bei gleichzeitiger Hyperlordose. Dadurch kommt es zur reaktiven Sklerosierung und Ausbildung eines Nearthros.

Es muß ausdrücklich darauf hingewiesen werden, daß die dargestellten, röntgenologisch abgrenzbaren, pathomorphologischen Veränderungen nicht mit entsprechend klinisch differenzierbaren Funktionseinschränkungen an der Wirbelsäule korrelieren. Auch lassen sich Ausmaß, Art und Schweregrad der röntgenologischen Wirbelsäulenveränderungen nicht mit spezifischen Belastungsarten der Berufs- oder Freizeitwelt in einen Zusammenhang bringen [8].

Die Zweite Verordnung zur Änderung der Berufskrankheiten-Verordnung, die am 1. Januar 1993 in Kraft getreten ist [4], umfaßt 3 neue Berufskrankheiten „Wirbelsäule". Gemeinsames Merkmal der Berufskrankheiten Nr. 2108, 2109 und 2110 ist, daß durch mechanische Einwirkungen bandscheibenbedingte Erkrankungen nach den Richtlinien der Gesetzlichen Unfallversicherung erkannt, verhindert, behandelt und entschädigt werden. Die praktische Umsetzung dieser Verordnung setzt voraus, daß berufliche und schicksalhaft anlagebedingte Ursachen bandscheibenbedingter Erkrankungen nach der in der Gesetzlichen Unfallversicherung geltenden Kausalitätslehre voneinander abgegrenzt werden. Die prinzipielle Gleichartigkeit der mechanischen Beanspruchung der Wirbelsäule im Alltagsleben, im Beruf und in der sportlichen Freizeitgestaltung, die stereotypen pathomorphologischen Veränderungen und ihre klinischen Funktionsbeeinträchtigungen weisen auf die Schwierigkeiten hin, die denjenigen begegnen, die vom Gesetzgeber mit der praktischen Umsetzung der Verordnung beauftragt sind.

BK Nr. 2109

Bandscheibenbedingte Erkrankungen der Halswirbelsäule durch langjähriges Tragen schwerer Lasten auf der Schulter, die zur Unterlassung aller Tätigkeiten gezwungen haben, die für die Entstehung, die Verschlimmerung oder das Wiederaufleben der Krankheit ursächlich waren oder sein können.

Russische Lastträger mußten nach Münchinger [28] früher noch Lasten von bis zu 320 kg befördern. In der modernen Arbeitswelt begrenzen Gesetze und Bestimmungen in Ländern innerhalb und außerhalb Europas aus präventivmedizinischen Gründen wirbelsäulenbeanspruchende Lasten für Heben und Tragen auf durchschnittlich 20 kg für Männer und 10 kg für Frauen [5]. Das Tragen schwerer Lasten auf den Schultern findet sich heute noch bei Transportarbeitern, wie z.B. bei Fleischträgern [32] oder Möbeltransporteuren [25]. Vergleichbar dem Tragen erheblicher Lastgewichte auf den Schultern ist das Tragen mit Tragegurten. Unter Berücksichtigung biomechanischer Gesetzmäßigkeiten der Wirbelsäulenbelastung wird deutlich, daß Krafteinwirkungen auf die Halswirbelsäule durch Belastungen der Schultern achsennah unter günstigem Hebelarm wirksam werden. Diese im Vergleich zur unteren Rumpfwirbelsäule vergleichsweise günstigen Krafteinwirkungen an der Halswirbelsäule wurden in der Formulierung der Tatbestandsmerkmale der BK Nr. 2109 berücksichtigt: Es wird zur Anerkennung vorausgesetzt, daß im Unterschied zur BK Nr. 2108 eine Last von 50 kg regelmäßig über einen Zeitraum von 10 Jahren berufsbedingt eingewirkt hat [6].

Die Frage der Auswirkungen langjähriger, regelmäßiger halswirbelsäulenbelastender Tätigkeiten wurde und wird auch heute noch unter Bezugnahme auf Untersuchungsergebnisse bei einer Gruppe von Fleischträgern erörtert. Schröter u. Rademacher [32] wiesen an den Halswirbelsäulen dieser Berufsgruppe morphologische Veränderungen nach, die in Ausmaß und Häufigkeit wesentlich häufiger vorkamen als bei einer Kontrollgruppe. Auch Layani u. Roesner [24] untersuchten Fleischträger aus den Pariser Fleischhallen. In ihrer Arbeit beschreiben diese Autoren jedoch die erhobenen Wirbelsäulenbefunde als nicht „sehr erheblich".

Die durch bildgebende Verfahren darstellbaren Veränderungen an der Halswirbelsäule im Sinne einer Aufbrauchreaktion sind stereotyp und formelhaft. Krankheits- oder belastungstypische morphologische Alterationen der Bandscheiben und Wirbelkörper gibt es nicht. Das Röntgenbild der Halswirbelsäule eines 50jährigen Beamten kann Befunde aufweisen, die in gleicher Ausprägung bei einem Geigenvirtuosen wie bei körperlich schwer arbeitenden Menschen vorzufinden sind.

Die klinische Terminologie unterscheidet lokale Zervikalsyndrome von zervikobrachialen oder zervikozephalen Syndromen [22]. Die ärztliche Befunderhebung und Verifizierung geklagter Beschwerden und Funktionseinschränkungen gestalten sich insbesondere bei Mischformen von Krankheitsbildern schwierig. Die Differentialdiagnose eines Halswirbelsäulensyndroms umfaßt ein weites Spektrum der klinischen Medizin. Differentialdiagnostisch einbezogen werden müssen so unterschiedliche Krankheitsbilder, wie z. B. Tumoren und Metastasen, Frakturfolgen, Insertionstendopathien der oberen Extremität, koronare Herzerkrankungen und andere. Typische klinische Befunde, die zweifelsfrei die Diagnose einer belastungsbedingten Bandscheibenerkrankung der Halswirbelsäule zulassen, gibt es somit nicht.

BK Nr. 2110

Bandscheibenbedingte Erkrankungen der Lendenwirbelsäule durch langjährige, vorwiegend vertikale Einwirkung von Ganzkörperschwingungen im Sitzen, die zur Unterlassung aller Tätigkeiten gezwungen haben, die für die Entstehung, die Verschlimmerung oder das Wiederaufleben der Krankheit ursächlich waren oder sein können.

Die allgemein fortschreitende Technisierung unserer Umwelt bringt es mit sich, daß durch Vibrationen verursachende Maschinen, durch Transportmittel des Verkehrswesens oder auch in Schwingungen versetzte Gebäude mechanische Schwingungen zunehmend und vermehrt auf den Menschen in seiner Arbeitswelt, aber auch während seiner Freizeit einwirken. Arbeitsmedizinisch stellen Erschütterungen oder Vibrationen, also mechanische Schwingungen, keineswegs ein spezifisches Problem der Gegenwart dar. Ramazzini [29] beschreibt 1718 in seinem Buch *Untersuchungen der Krankheiten der Künstler und Handwerker* die Belastungen und Beanspruchungen bei „Pferde-Bereitern", wie folgt: „...denn alle Eingeweide werden von Gewalt erschüttert und aus ihrem natürlichen Lager fast ganz und gar verrückt...". Einwirkungen von Ganzkörperschwingungen unter arbeitsmedizinischen Gesichtspunkten sind somit nahezu schon vor 300 Jahren beachtet, erkannt, bewertet und dokumentiert worden.

Technisch-physikalisch wird die Schwingung als eine periodische Hin- und Herbewegung definiert. Die Schwingung kann sinusförmig – harmonisch – oder unregelmäßig und zufällig – stochastisch – sein. Die Amplitude der Schwingung begrenzt ihre räumliche Ausdehnung, sie ist das Maß der Schwingungsgröße. Durch die Frequenz (Maßeinheit Hertz) wird die Schwingungshäufigkeit pro Zeiteinheit festgelegt. Art, Intensität und Wirkungsdauer mechanischer Schwingungen werden durch physikalische Dimensionen „mengenmäßig" erfaßt, berechenbar und vergleichbar [35].

In tierexperimentellen Untersuchungen sind die Auswirkungen von Ganzkörperschwingungen auf die Organsysteme untersucht worden. Witt u. Fischer [36] leiteten bei Meerschweinchen in der Längsachse der Wirbelsäule mechanische Schwingungen von 6 Hertz ein. Nach einer Expositionszeit von 203 h über 75 Tage waren histomorphologisch Veränderungen an den Wirbelgelenken, der spongiösen Wirbelkörperstruktur sowie der paravertebralen Muskulatur nachweisbar. Diese tierexperimentelle Pathomorphologie wird als schwingungsbedingt interpretiert. Nach Jankovich [15] führen Ganzkörperschwingungen im Experiment zur knöchernen Strukturschwächung durch vibrationsbedingte Zunahme nicht-organischer Bestandteile bei konstantem Kalziumgehalt des Knochens. An 32 Wistar-Ratten konnten nach niederfrequenten Schwingungsbelastungen histologisch degenerative Knorpelzellveränderungen nachgewiesen werden [11]. Vergleichbare experimentelle Daten zur Frage morphologischer Veränderungen nach langfristiger Einwirkung mechanischer Schwingungen auf den menschlichen Organismus können naturgemäß nicht erhoben werden.

Für die Auswirkungen von Ganzkörperschwingungen ist das physikalische Verhalten von mechanischen Schwingungen beim Übertritt von einem Medium in ein anderes von Bedeutung. Erfährt die mechanische Schwingung beim Mediumwechsel einen Energieverlust, sprechen wir von einer Schwingungsdämpfung. Liegen die Frequenzen eines schwingungsfähigen Körpers und die der einwirkenden Schwingung im selben Frequenzbereich, wird eine erzwungene Mitschwingung, die Resonanz des schwingungsfähigen Körpers, im Eigenfrequenzbereich verursacht. Die Resonanz bewirkt eine Amplitudenerhöhung der einwirkenden Schwingung und verstärkt die wirksame Schwingkraft.

Die Vorstellung der Wirkung mechanischer Schwingungen auf die Wirbelsäule setzt die für die Besprechung der BK Nr. 2110 bedeutsame Kenntnis physikalischer Kenngrößen der Zwischenwirbelscheiben in den Bewegungssegmenten der unteren Rumpfwirbelsäule voraus. Civjan et al. [7] berichten über 20 intradiskale Druckmessungen in der Bandscheibe L 4/5. In Seitenlage erhielten sie Druckwerte von im Mittel 2,7 kg/cm$^2 \pm 0.1$, im Stehen von 5,5 kg/cm$^2 \pm 0,3$, im Sitzen schwankten die vergleichsweise erhöhten Druckwerte um einen Mittelwert von 7,0 kg/cm$^2 \pm 0,2$. Aus entsprechenden intradiskalen Messungen wird deutlich, daß insbesondere auch die eingenommene Körperhaltung im Sitzen wesentlich den intradiskalen Druck beeinflußt: Die Meßergebnisse bei vorgebeugter Sitzposition weisen um 200% höhere Werte auf als bei aufrechter Sitzhaltung.

Diese klinisch-experimentellen Untersuchungsbefunde wie auch autoradiographische Messungen von Krämer u. Kroener [20] geben die Grundlage einer theoretischen Darstellung des Stoffwechselaustauschs an der Wirbelkörper-Zwischenwirbelscheiben-Grenze. Der in den avaskulären Bandscheiben druckabhängige Flüssigkeitsaustausch ist demnach entscheidend beeinflußt durch die mechanischen intradiskalen Einwirkungen in Abhängigkeit von verschiedenen Körperhaltungen. Die druckabhängigen Flüssigkeitsverschiebungen bedingen im Liegen einen Flüssigkeitszustrom, die Hydratation der Bandscheibe. Die durch stehende und insbesondere sitzende Körperposition verursachte intradiskale Druckerhöhung dagegen führt zum Abstrom von Stoffwechselsubstraten, der Dehydratation der Bandscheibe. Die Bedeutung des regelmäßigen Wechsels zwischen Be- und Entlastung der Wirbelsäule für den ungestörten, angemessenen Stoffwechselaustausch in den Zwischenwirbelabschnitten wird auf der einen Seite deutlich; in diesem Zusammenhang prägte Junghanns [17] den Satz: „Die Bandscheibe lebt von der Bewegung." Andererseits zeichnen sich Möglichkeiten der negativen Beeinflussung von Flüssigkeitsbewegungen an der Wirbelkörper-Bandscheiben-Grenze durch mechanische Einwirkungen von Ganzkörpervibrationen ab.

Berufliche Einflüsse, die bandscheibenbedingte Erkrankungen der Lendenwirbelsäule verursachen oder verschlimmern könnten, werden bei Fahrern von bestimmten Fahrzeugen und fahrbaren Arbeitsmaschinen angenommen. Schwingungsmessungen unter Arbeitsplatzbedingungen und epidemiologische Untersuchungen belasteter Berufsgruppen legen vibrationsbedingte, bandscheibenschädigende Einwirkungen insbesondere beim Baustellen-Lkw, land- und forstwirtschaftlichen Schlepper, Bagger, Muldenkipper, Grader und anderen nahe. Die in diesen Arbeitsgeräten betriebsabhängig erzeugten Schwingungen liegen überwiegend in einem Frequenzbereich zwischen 1–12 Hertz und werden über den Fahrersitz durch das Gesäß in die Lendenwirbelsäule eingeleitet. Die Eigenfrequenz der gesamten Wirbelsäule beträgt größenordnungsmäßig 5 Hertz. Somit können bei geeigneter Exposition Resonanzschwingungen in der Lendenwirbelsäule und durch Aufschaukeln der Schwingungen hohe Amplitudenwerte entstehen. Darüber hinaus ist für die bandscheibenbelastende Einwirkung der Ganzkörpervibrationen von Bedeutung, daß die Wirbelsäule bei Arbeiten auf den oben beschriebenen Arbeitsgeräten nicht gleichförmigen Sinusschwingungen, sondern überwiegend stoßartigen, stochastischen Schwingungen mit stark herausragenden Beschleunigungsspitzen ausgesetzt wird [10].

Es ist festzustellen, daß die Einwirkung von Ganzkörpervibrationen auf den sitzenden Körper belastungsmechanisch für die Zwischenwirbelscheiben der Lendenwirbelsäule eine ungünstige Ausgangslage darstellt, weil:

1. die Lendenwirbelsäule sich in unmittelbarer Nähe zu dem die wirksamen Schwingungen übertragenden Fahrersitz befindet,
2. die Schwingungsbelastung auf Zwischenwirbelscheiben trifft, die aufgrund der sitzenden Position einen erhöhten, den Stoffwechsel behindernden intradiskalen Druck aufweisen,
3. die einwirkenden Vibrationen regellos, stoßartig sind und intradiskale überschießende Spitzenbelastungen verursachen,
4. die Fähigkeit der Wirbelsäule zur vertikalen Resonanzschwingung die einwirkenden Schwingungen in geeignetem Frequenzbereich verstärkt und dadurch eine erhöhte Schwingungsbelastung der lumbalen Bewegungssegmente verursacht.

Richtlinien zur Vereinheitlichung und Vergleichbarkeit von Bewertungen mechanischer Schwingungseinflüsse auf den menschlichen Körper sind in der VDI 2057 und der ISO 2631 festgeschrieben. Danach soll zur Vermeidung einer Gesundheitsgefährdung die *Beurteilungsschwingstärke* von $K_r = 16{,}2$ nicht überschritten werden. In diese dimensionslose Zahl geht die subjektive Beurteilung der Wahrnehmung von Schwingungen ein. Nach VDI 2057 wird eine gerade spürbare Vibration mit der Zahl 0,1, eine stark spürbare mit der Zahl 1,6 belegt. Die objektive Wirkung von Vibrationen wird durch die *Bewertete Schwingstärke* K_{eq} bezeichnet. Verschiedene Arbeitsgeräte weisen unterschiedliche *Bewertete Schwingstärken* auf. Kettenplanierer z.B. sind durch K-Werte von 13,38–57,23, und Muldenkipper von 23,86–42,49 gekennzeichnet. Diese K-Werte, in Beziehung gesetzt zur täglichen Expositionszeit, ergeben die errechnete „Richtwertkurve für das Beurteilungskriterium Gesundheit". Befindet sich die ermittelte Beurteilungsschwingstärke einwirkender Ganzkörperschwingungen langjährig, das bedeutet definitionsgemäß länger als 10 Jahre, oberhalb der Richtkurve, ist sie also größer als 16,2, ist von einer Gesundheitsgefährdung auszugehen. Belastungen der Wirbelsäule durch stoßhaltige Schwingungen oder bei ungünstiger Körperposition mit verdrehter, stark gebeugter oder seitgeneigter Rumpfhaltung sind bei der Bewertung der Belastungsmerkmale dadurch zu berücksichtigen, daß die zu beachtende Beurteilungsschwingstärke mit dem reduzierten Wert $K_r \geq 12{,}5$ in die Beurteilung der beruflichen Voraussetzungen eingeht. Um unterschiedliche Expositionszeiten mit verschiedenen belastenden Schwingungsstärken hinsichtlich einer Gesundheitsgefährdung zusammenfassend beurteilbar zu machen, wurde die formelhafte Berechnung einer gefährdenden Schwingungsbelastungsdosis D_{VRI} empfohlen. Unter Beachtung der VDI-Richtlinie 2057 und der ISO-Norm 2631 ergibt sich ein *Dosisrichtwert $D_{VRI} = 580 \cdot 10^3$*, der orientierend zur Beurteilung der beruflichen Voraussetzungen zur Anerkennung einer BK 2110 berücksichtigt werden sollte. Die gutachtliche Prüfung der arbeitstechnischen Vorgaben im Anerkennungsverfahren kann sich also auf definierte, meßbare Kriterien stützen [10].

Vergleichbar sichere Beurteilungskriterien zur Bewertung medizinischer Voraussetzungen im Anerkennungsverfahren einer BK Nr. 2110 stehen dagegen nicht zur Verfügung. Es gibt keine durch klinische Untersuchungstechniken abgrenzbare oder durch bildgebende Verfahren darstellbare vibrationstypische Veränderungen an der Wirbelsäule. Röntgenmorphologisch zu erhebende Befunde wie Randzackenbildungen, Sklerose der Wirbelkörperabschlußplatten, Verschmälerung des Zwischenwirbelraumes oder Arthrose der Wirbelgelenke können zwar Folge einer unphysiologischen Belastung durch Ganzkörperschwingungen sein. Austauschbar reihen sich diese Röntgendiagnosen aber auch in unterschiedlichste Krankheitsbilder mit Einbeziehung der Wirbelsäule ein. Medizinisch-gutachtlich bedeutsam ist darüber hinaus die Tatsache, daß physiologische Alterungsvorgänge in den verschiedenen Bewegungssegmenten der Wirbelsäule gleichermaßen derartige morphologisch-pathologische, häufig jedoch keinerlei klinische Beschwerden verursachende Wirbelsäulenveränderungen mit sich bringen.

Diskussion

Das Anerkennungsverfahren zur Prüfung des Vorliegens einer Berufskrankheit unterliegt den in der Gesetzlichen Unfallversicherung verbindlichen Kausalitätsgesetzen. Entsprechend ist eine BK 2109 oder 2110 dann anzuerkennen, wenn der feststellbare Gesundheitsschaden wesentlich teilursächlich durch die angeschuldigte berufliche Tätigkeit verursacht wurde.

Anlagebedingte Fehlbildungen der Wirbelsäule, die Auswirkungen auf die Biomechanik des betroffenen und der angrenzenden Bewegungssegmente haben können, betreffen sowohl die Halswirbel- als auch die Lendenwirbelsäule. Derartige endogen bedingte Veränderungen finden sich überwiegend in den Übergangsregionen der Wirbelsäule und betreffen 15–30% aller Menschen [2]. Schulische Einflüsse, unphysiologisches Sitzverhalten und Bewegungsarmut der Kinder bedingen Haltungsfehler der Wirbelsäule, die im 18. Lebensjahr bei 55% der Knaben und 45% der Mädchen durch den klinischen Befund des Rundrückens nachweisbar sind [26]. Degenerative, röntgenologisch nachweisbare Bandscheibenschäden treten mit zunehmendem Alter gehäuft auf. Bereits Junghanns konnte zeigen, daß röntgenologisch eine Spondylosis derformans bis zum 35. Lebensjahr bei 40% der Menschen feststellbar ist. Bis zum 49. Lebensjahr sind 80% der Männer und 60% der Frauen betroffen, bis zum 59. Lebensjahr 90 bzw. 80% [16]. Aufgrund dieser statistischen Zahlen ist es durchaus berechtigt, von einer Zivilisationskrankheit „Degeneratives, schicksalhaftes Wirbelsäulenleiden" zu sprechen. Darüber hinaus könnten diese Untersuchungen die Schlußfolgerung nahelegen, daß uneingeschränkt „wirbelsäulengesunde" Menschen im Arbeitsprozeß in der

Minderheit sind. Die Abgrenzungsschwierigkeiten endogener von berufsbedingten Wirbelsäulenveränderungen werden deutlich.

Im Merkblatt der Bundesregierung zur BK 2109 sind die Tatbestandsmerkmale vorgegeben, die den begründeten Verdacht auf eine Berufskrankheit nahelegen. Danach muß die gefährdende Tätigkeit über mindestens 10 Jahre ausgeübt worden sein. Die regelmäßig einwirkenden Lastgewichte müssen mindestens 50 kg oder mehr betragen. Belastende berufliche Tätigkeiten, die diese Kriterien erfüllen, finden sich in den Berufsgruppen der Hafenumschlagsarbeiter, der Schlachthofarbeiter sowie der Bau- und Gießereiarbeiter [14]. Verschiedene Reihenuntersuchungen an Stenotypistinnen [27] ließen vermuten, daß typische sitzende Arbeitsbedingungen im Bürobereich halswirbelsäulenbedingte Beschwerden verursachen. Epidemiologische Röntgenuntersuchungen an Orchestermusikern wurden dafür angeführt, daß vermehrt nachweisbare degenerative Verschleißerscheinungen an der Halswirbelsäule auf die besonderen Arbeitsbedingungen der Musiker zurückzuführen seien [12]. Diskussionen entstanden auch über berufsbedingte Halswirbelsäulenbeschwerden der Zahnärzte [31]. Es ist offensichtlich, daß diese und vergleichbare Berufsgruppen a priori nicht anspruchsberechtigt sind, da die Tatbestandsmerkmale der beruflichen Voraussetzungen zur Anerkennung einer BK 2109 nicht vorliegen.

Literaturzusammenstellungen zur Frage der Langzeitwirkung von Ganzkörperschwingungen lassen aus epidemiologischer Sicht ein erhöhtes Gesundheitsrisiko der Wirbelsäule vermuten [13, 33]. Berufsbezogene epidemiologische Untersuchungen der Wirbelsäule unter dem Gesichtspunkt der Vibrationsbelastung sind aus folgenden Gründen kritisch zu bewerten: 1. Vergleichbare Angaben zur Schwingungsbelastung liegen nicht vor. 2. Vergleichbarkeit der mechanische Schwingungen verursachenden Belastungsart unterschiedlicher Berufsgruppen. 3. Die Ermangelung der Definition einer Kontrollgruppe, die einer „normalen" Wirbelsäulenbelastung im täglichen Leben ausgesetzt ist.

Wirbelsäulenbelastende Tätigkeiten werden Berufstätige mit anlagebedingten Wirbelsäulenschäden eher und häufiger aufgeben müssen als Wirbelsäulengesunde. In langfristig angelegten epidemiologischen Untersuchungen zur Frage berufsbedingter Wirbelsäulenschäden ist daher ein Selektionsprozeß in der Interpretation erhobener Untersuchungsdaten zu berücksichtigen. In der „Rheinbraunstudie" [9, 19] wurden Erdbaumaschinenführer, die hohen Ganzkörperschwingungen ausgesetzt waren, über 7 Jahre arbeitsmedizinisch betreut und intervallmäßig klinisch sowie röntgenologisch kontrolliert. In diesem Zeitraum betrug die Fluktuation der Maschinenführer 28%, so daß nur etwa 72 wirbelsäulengesunde Arbeitnehmer über den gesamten Untersuchungszeitraum arbeitstechnisch Ganzkörperschwingungen ausgesetzt waren. Die Selektion zugunsten wirbelsäulengesunder Personen im Rahmen langfristiger Verlaufsstudien von Berufsgruppen mit wirbelsäulenbelastender Tätigkeit wird als „healthy worker effect" beschrieben.

Zusammenfassung

Die medizinische Entscheidungsfindung des ärztlichen Gutachters zur Klärung von Zusammenhangsfragen bei den Berufskrankheiten Nr. 2109 und 2110 ist entscheidend abhängig von den berufstechnischen Tatbeständen, die in den entsprechenden Merkblättern aufgelistet und von den Verwaltungen der betroffenen Berufsgenossenschaften zu erfassen sind.

Wirbelsäulen- und bandscheibenbedingte Beschwerden lassen sich durch medizinische Untersuchungstechniken nicht in anlagebedingte oder berufsbedingte Funktionsstörungen differenzieren. Da diese klinischen Abgrenzungsschwierigkeiten bestehen, kommt der Prüfung der Tatbestandsmerkmale im Sinne der beruflichen Voraussetzungen im Anerkennungsverfahren wesentliche Bedeutung zu.

Die wiederkehrende Erfahrung, daß Personen mit anlagebedingten Wirbelsäulenveränderungen wirbelsäulenbelastende Tätigkeiten frühzeitig aufgeben, kann kein Kriterium sein, das zur Anerkennung einer BK 2109 und 2110 führt. Sind die beruflichen Voraussetzungen erfüllt, muß die Wertung der klinisch nachweisbaren Funktionseinschränkungen und die in bildgebenden Verfahren nachweisbaren Strukturveränderungen an der Wirbelsäule nach den in der Gesetzlichen Unfallversicherung geltenden Kausalitätsgesetzen erfolgen.

Pauschale Schlußfolgerungen sind unzulässig, jeder Einzelfall ist unter Berücksichtigung der individuellen Besonderheiten in einem Einzelverfahren zu prüfen und zu bescheiden.

Literatur und Anmerkungen

1. Baastrup CH (1993) On the spineous of the lumbar vertebral and the soft tissues between them. Acta Radiol 14: 52
2. Bauer R, Kerschbaumer F (1968) Wirbelsäule und Brustkorb. Thieme, Stuttgart (Praxis der Orthopädie)
3. Böhm EF (1986) Zur Epidemiologie und Terminologie degenerativer Erkrankungen im Bereich der Wirbelsäule. Chemonukleolyse. Enke, Stuttgart
4. Bundesgesetzblatt, Jahrgang 1992, Teil 1
5. Bundesministerium für Arbeit und Sozialordnung (1993) Merkblatt für die ärztliche Untersuchung zu Nr. 2108 Anlage zur Berufskrankheiten-Verordnung Bundesarbeitsblatt 3, 50–53
6. Bundesministerium für Arbeit und Sozialordnung (1993) Merkblatt für die ärztliche Untersuchung zu Nr. 2109 Anlage zur Berufskrankheiten-Verordnung Bundesarbeitsblatt 3, 53–55
7. Civjan JL, Raikhinstein WCh, Motow WP (1972) Ergebnisse klinischer Untersuchungen des Innendruckes der Zwischenwirbelscheiben im Lendenbereich. Ortopedija 6: 31
8. Dahmen G (1966) Krankhafte Veränderungen der Bindegewebe. Orthop 100 [Suppl]
9. Dupuis H, Zerlett G (1987) Whole body vibration and disorders of the spine. Int Arch Occuo Environ Health 59: 323
10 Dupius H (1993) Erkrankungen durch Ganzkörper-Schwingungen. In: Konietzko J, Dupuis H (Hrsg) Handbuch der Arbeitsmedizin, Kap.IV-3.5 Eccomed, Landsberg (Lech)

11. Fassbender HG (1979) Tierexperimentelle licht- und elektronenoptische Untersuchungen über die Entstehung und den Charakter von Vibrationsschäden. Unveröff. Forschungsbericht, Mainz
12. Glücksmann J, Streda A, Susta A (1973) Morphological lesions and functional aberrations of the vertebral column and on the hands in members of the Czech Philharmonic Orchestras. Divadelni Ustav, Praha
13. Heide R, Seidel H (1978) Folgen langzeitiger beruflicher Ganzkörpervibrationsexposition. Z Ges Hyg u Grenzgeb 24: 253
14. Hult L (1954) Cervical-, dorsal- and lumbar spinal syndromes. Acta Orthop Scand [Suppl] 17
15. Jankovich JP (1971) Structural development of bone in the rat under earth gravity, simulated weightlessness, hypergravity and mechanical vibration. NASA CR-1823
16. Junghanns H (1931) Altersveränderungen der menschlichen Wirbelsäule. Arch Klin Chir 165: 303, 166, 106 bzw. 122
17. Junghanns H (1951) Die funktionelle Pathologie der Zwischenwirbelscheiben als Grundlage für klinische Betrachtungen. Arch Klin Chir 267: 393
18. Junghanns H (1977) Nomenclatura Columnae Vertebralis. Wörterbuch der Wirbelsäule. Hippokrates, Stuttgart
19. Köhne G, Zerlett G, Duntze H (1982) Ganzkörperschwingungen auf Erdbaumaschinen. VDI-Verlag, Düsseldorf (Humanisierung des Arbeitslebens, Bd. 32, S 1–366)
20. Krämer J, Kroener H (1973) Autoradiographische Untersuchungen an Bandscheibenquerschnitten. Z Orthop 11: 147
21. Krämer J (1983) Zur Terminologie und Epidemiologie degenerativer Erkrankungen der Brustwirbel- und Lendenwirbelsäule. Z Orthop 121: 370
22. Krämer J (1986) Bandscheibenbedingte Erkrankungen, Ursachen, Diagnose, Behandlung, Vorbeugung und Begutachtung. Thieme, Stuttgart
23. Lanz T, Wachsmuth W (1982) Praktische Anatomie, Bd 2, Teil 7, Springer, Berlin Heidelberg New York
24. Layani F, Roeser J (1954) Le rachis des forts des halles. Rev Rhum Mal Osteoartic 21: 776
25. Mach J, Heitner H, Ziller R (1976) Die Bedeutung der beruflichen Belastung für die Entstehung degenerativer Wirbelsäulenveränderungen. Z Ges Hyg 22: 352
26. Matthias HH (1957) Reifung und Entwicklung in ihren Beziehungen zu Leistungsstörungen des Haltungs- und Bewegungsapparates. Thieme, Stuttgart (Handbuch der Orthopädie, Bd I)
27. Mittelmeier H (1962) Schulter-Arm-Syndrom bei Büroangestellten. Z Orthop 97 (Beilageheft 237)
28. Münchinger R (1961) Lastentransport von Hand. Schweiz Blätter Arbeitssicherh 41: 14
29. Ramazzini B (1718) Untersuchungen von den Krankheiten der Künstler und Handwerker. Weidmann, Leipzig
30. Schmorl G, Junghanns H (1968) Die gesunde und die kranke Wirbelsäule im Röntgenbild und Klinik. Thieme, Stuttgart
31. Schröter G (1968) Erfassung und Beurteilung beruflicher Überlastungsschäden der Wirbelsäule. Z Ärztl Fortbild 62: 719
32. Schröter G, Rademacher W (1971) Die Bedeutung von Belastung und außergewöhnlicher Haltung für das Entstehen von Verschleißschäden der HWS, dargestellt an einem Kollektiv von Fleischabträgern. Z Ges Hyg 17: 831
33. Seidel H, Heide R (1986) Long-term effects of whole-body vibration: A critical survey of the literature. Int Arch Occup Environ Health 58: 1
34. Steeger D (1989) Arbeitsbedingte Erkrankungen der Wirbelsäule. In: Konietzko J, Dupuis H (Hrsg) Handbuch der Arbeitsmedizin, Kap IV-7.8.2. Eccomed, Landsberg (Lech)
35. Westphal W (1963) Kleines Lehrbuch der Physik. Springer Berlin Göttingen Heidelberg
36. Witt AN, Fischer V (1980) Vibrationsbedingte Wirbelsäulenschäden bei Hubschrauberpiloten. Forsch.-Ber. aus der Wehrmed., BMVg-FBWM 80-2, 1–118

134

Diskussion*

Zusammengefaßt und redigiert von U. HEITEMEYER und G. HIERHOLZER

Nach Antragstellung auf Anerkennung einer Berufskrankheit 2108–2110 sind die zuständigen Träger der Gesetzlichen Unfallversicherung entsprechend der Berufskrankheitenverordnung verpflichtet, unverzüglich ein Ermittlungsverfahren einzuleiten. Ein wesentlicher Bestandteil des Ermittlungsverfahrens liegt in der Einholung des vollständigen Tätigkeitsnachweises bei dem versicherten Antragsteller und beim Arbeitgeber. Unter den besonderen Tatbestandsmerkmalen der Berufskrankheiten 2108–2110, die im Grundsatz eine mindestens 10jährige Expositionszeit wirbelsäulenschädigender beruflicher Tätigkeiten zugrundelegen, stößt die Erfassung des gesamten Berufslebens im Ermittlungsverfahren auf praktische Schwierigkeiten. Schürmann weist darauf hin, daß im Baugewerbe mitunter 30 Vorbeschäftigungsbetriebe existieren und in der Ermittlung berufsbedingter Expositionszeiten berücksichtigt werden müssen.

Schürmann beschreibt in der Diskussion das Ermittlungsverfahren bei der Bau-Berufsgenossenschaft Wuppertal, die sich im Ermittlungsverfahren auf ein „Berufskrankheitenteam" stützt, dem ein BK-Sachbearbeiter, ein Arbeitsmediziner und ein technischer Aufsichtsbeamter angehören. Schürmann legt Wert auf die Feststellung, daß das Ermittlungsverfahren mehrstufig und keineswegs ausschließlich nach Aktenlage durchgeführt wird. Ergeben die Tätigkeitsnachweise, die u. a. mit den vom Arbeitskreis Wirbelsäulenerkrankung (AKWS) des Hauptverbandes der gewerblichen Berufsgenossenschaft erstellten Erhebungsbögen für Belastungsdaten der Lendenwirbel- und Halswirbelsäule festgestellt werden, den naheliegenden Verdacht auf einen berufsbedingten belastungsabhängigen Wirbelsäulenschaden, werden in einer weiteren Phase des Ermittlungsverfahrens durchaus auch Außenermittlungen vor Ort am Arbeitsplatz erhoben. Dadurch wird gewährleistet, daß in jedem Ermittlungsverfahren die individuellen Gegebenheiten berücksichtigt werden. Eine grundsätzliche Schwierigkeit ist unter Berücksichtigung einer langjährigen Berufsanamnese mit mehreren Beschäftigungsbetrieben darin zu sehen, reproduzierbare arbeitsbedingte Belastungsmuster des individuellen Arbeitsplatzes zu erheben.

---

* Zu den Beiträgen von S. 41–134.

Eine richtunggebende Entscheidung im Anerkennungsverfahren unter Berücksichtigung der Berufsanamnese kann nicht ausschließlich nach Aktenlage erfolgen. Das Ermittlungsverfahren muß die individuellen Gegebenheiten jeder einzelnen Antragstellung prüfen und in Abhängigkeit von den individuellen Tätigkeitsnachweisen auch die Außenermittlung vor Ort am Arbeitsplatz in Erwägung ziehen und sicherstellen.

Die Quantifizierung und Qualifizierung von berufsbedingten, die Wirbelsäule schädigenden Belastungsgrößen werden kontrovers diskutiert. Bezugnehmend auf das Berufsbild z.B. des Maurers führt Paul aus, daß im Baugewerbe als Faustregel einer gefährdenden Exposition ein Zeitanteil von 30% der überwiegenden Arbeitsschichten zugrunde gelegt wird, in welchem bei einem Rumpfbeugewinkel in 90° für den Maurer typische Tätigkeiten ausgeführt werden. Beim gegenwärtigen Stand der wissenschaftlichen Diskussion wird von Paul ausdrücklich betont, daß diese Quantifizierung lediglich als Faustregel gilt, um wirbelsäulenschädigende, berufsbedingte Belastungen der Wirbelsäule in Erwägung zu ziehen.

Bolm-Audorff hält unter Hinweis auf das veröffentlichte Merkblatt (Bundesarbeitsblatt 3/93, S. 52) den von Paul angegebenen Zeitanteil von 30% Schichtanteil für zu hoch. Nach dem zitierten Merkblatt werden beispielsweise im Pflegeberuf Arbeiten mit Heben oder Tragen von schweren Lasten als wirbelsäulenbelastend angesehen, wenn diese wirbelsäulenbelastenden Tätigkeiten einen Zeitraum von nur ca. 12% der Schichten umfassen. Unter Berücksichtigung belastungsphysiologischer Erkenntnisse gewinnt neben der Erfassung der gesamten Zeitspanne der wirbelsäulenbelastenden Tätigkeit insbesondere auch die Qualität der angeschuldigten beruflichen Tätigkeiten herausragende Bedeutung. Es ist im Ermittlungsverfahren festzustellen, unter welchem Rumpfbeugewinkel welche Lastgewichte bewegt wurden. Nach den physikalischen Hebelgesetzen hängt die Größe der auf die Wirbelsäule wirkenden Lastkraft wesentlich davon ab, ob die Arme z.B. in Vorhaltestellung oder nahe am Körper gehalten werden. Wesentlich ist auch im Ermittlungsverfahren festzustellen, ob bei Rumpfbeugung zusätzliche Rotationsbewegungen in der Wirbelsäule tätigkeitsbedingt durchgeführt werden mußten. Die an der Diskussion Beteiligten sind sich einig, daß die Erwähnung dieser Einzelmerkmale wirbelsäulenbelastender beruflicher Tätigkeit die Komplexität und Variabilität wirbelsäulenbelastender Kräfte unterstreicht. Die Schwierigkeit einer standardisierten Kategorisierung wirbelsäulenbelastender Kräfte wird in der Diskussion evident.

Eine allgemein gültige Quantifizierung und Qualifizierung bandscheibenschädigender beruflicher Merkmale ist unter Grundlage des gegenwärtigen Wissensstandes nicht möglich. In jedem Ermittlungsverfahren müssen wirbelsäulenbelastende Tätigkeiten berufsspezifisch und individuell eruiert werden.

Ein Dosisbelastungsmodell, in dem die berufsspezifischen Variablen der individuellen Wirbelsäulenbelastungen austauschbar wären und in welchem die belastungsrelevanten Parameter Zeitfaktor, Hebevorgang und Hubhöhe sowie Lastgewicht berücksichtigt würden, wäre zur Objektivierbarkeit und Nachvollziehbarkeit der medizinischen gutachtlichen Tätigkeit wünschenswert (Scheuer). Aus Sicht des Arbeitsmediziners (Bolm-Audorff) sowie des technischen Aufsichtsbeamten (Rüschenschmidt) wird jedoch darauf hingewiesen, daß bisher eine biomechanische Beziehung zwischen physikalisch meßbarer Dosisbelastung und morphologisch nachweisbarer Bandscheibenschädigung wissenschaftlich nicht belegt ist. Es besteht Übereinstimmung, daß die wissenschaftliche Bearbeitung der Frage der Dosis-Wirkungs-Beziehung von Arbeitsmedizinern, Unfallchirurgen und Orthopäden sowie Statistikern schwerpunktmäßig verfolgt werden sollte.

Der Nachweis einer Beziehung zwischen wirbelsäulenbelastender Tätigkeit und belastungsabhängiger Wirbelsäulenschädigung im Sinne einer Dosis-Wirkungs-Beziehung ist wissenschaftlich bisher nicht belegt.

Brandenburg relativiert die Zukunftsperspektiven einer allgemein gültigen Dosis-Wirkungs-Beziehung mit dem Hinweis auf die Schwierigkeiten, eine Standardisierbarkeit berufsbedingter wirbelsäulenbelastender Tätigkeiten in den unterschiedlichen Arbeitsbereichen der Gesetzlichen Unfallversicherung zu erreichen. Nach seiner Meinung existieren im Rahmen der berufsspezifischen Exposition grundlegende branchenabhängige Unterschiede, die eine Vereinfachung und allgemeingültige Prüfungsmodalitäten im Verfahren zur Abklärung einer Berufskrankheit Nr. 2108–2110 unmöglich machen. Da die Entscheidung zur Anerkennung und Ablehnung einer Berufskrankheit nach den in der Unfallversicherung gültigen Kausalitätsgesetzen erfolgen muß, sind auch die zahlreichen, in den unterschiedlichsten Gewerbezweigen erstellten epidemiologischen Studien nicht entscheidend hilfreich. Den einzelnen epidemiologischen Studien liegen Parameter zugrunde, die so uneinheitlich sind, daß die Ergebnisse der einzelnen epidemiologischen Studien nicht miteinander verglichen werden können.

Epidemiologische Studien zur Frage berufsbedingter Wirbelsäulenschäden werden den in der Gesetzlichen Unfallversicherung gültigen Kausalitätsgesetzen nicht gerecht. Tatbestandsmerkmale, die unzweifelhaft der Anerkennung oder Ablehnung einer Berufskrankheit 2108 bis 2110 zugrunde gelegt werden könnten, lassen sich daher als Resultat vorliegender epidemiologischer Studien nicht formulieren.

Anamnese und klinische Untersuchung für die ärztliche Begutachtung zur BK Nr. 2108–2110
– Anleitungsschema –

G. Hierholzer

Einleitung

Die fachgerechte ärztliche Begutachtung setzt Kenntnisse über die Ursachen, die Entstehung und die Manifestation eines pathologischen Geschehens voraus. Die Beantwortung der Zusammenhangsfrage von Berufskrankheiten unterstreicht die zusätzliche Bedeutung der gründlichen Erfassung der Anamnese und der eingehenden klinischen Untersuchung. Da an dem Achsenorgan Wirbelsäule verschiedene Ursachen gleiche degenerative Veränderungen herbeiführen können, ist die Abgrenzung berufsbedingter von nicht berufsbedingten Wirbelsäulenschäden besonders wichtig. Nach der Neueinführung der obengenannten Berufskrankheiten ist in der Zukunft ein einvernehmlich erarbeitetes Schema für die Erhebung der Anamnese und für die klinische Untersuchung anzustreben, das dem Gutachter als Richtlinie für die spezielle Einzelaufgabe dienen kann und der gebotenen Vergleichbarkeit von Untersuchungsergebnissen Rechnung trägt.

Anamnese

Der körperlichen Untersuchung ist das Aktenstudium mit der Prüfung der Arbeitsplatzanalyse und die Erhebung der Anamnese vorzuschalten. Besondere Beachtung findet dabei die Beschreibung der Tätigkeitsmerkmale und der Arbeitsplatzbedingungen. Es ist also bereits eingangs zu prüfen, ob der Versicherte einer erheblichen wirbelsäulenbelastenden Tätigkeit ausgesetzt war. Es sind die berufsspezifischen und die außerberuflichen Belastungsprofile zu prüfen.

Mit der Erhebung der allgemeinen Anamnese, der Berufsanamnese und der damit zusammenhängenden Fragen soll sich der begutachtende Arzt auch ein Bild über das soziale Umfeld des Versicherten erarbeiten. Dieses trägt zum Verständnis der subjektiven Beschwerden und der klinischen Befunde bei [11]. Die Orientierung über die Gesamtkonstitution des Versicherten ist wichtig, die Wirbelsäule eines zu begutachtenden Versicherten kann nicht isoliert gesehen werden. Eine gesamtheitliche Betrachtung des Organismus mit seinen zahlreichen Einzelfaktoren ist erforderlich.

Für die Anamnese sind die berufsunabhängigen Lebensgewohnheiten mit ihren auf die Wirbelsäule einwirkenden Belastungen wichtig. Das Beschwerdebild ist also in bezug darauf zu prüfen und die Frage einer Korrelation zu der speziellen beruflichen Wirbelsäulenbelastung zu beantworten. Außer der Angabe kontinuierlicher oder intermittierender Schmerzen ist das Beschwerdebild im Hinblick auf den Ablauf einer Woche unter Einbeziehung des arbeitsfreien Wochenendes zu analysieren. Bedeutung haben die Angaben über die Nachtruhe, über das Ausmaß einer Gehstrecke und über das Befinden beim längeren Stehen und Sitzen. Zu differenzieren sind der Dauerschmerz, der Anlaufschmerz und u. a. auch das Beschwerdebild im Verlauf einer bestimmten körperlichen und die Wirbelsäule belastenden Tätigkeit während der Arbeitsschicht. Die Prüfung von Krankheits- und Arbeitsunfähigkeitszeiten unter Hinzuziehung der Leistungsverzeichnisse der entsprechenden Versicherungsträger ist wichtig. Aus der Anamnese ergeben sich bereits Hinweise für eine differentialdiagnostische Abgrenzung von Systemerkrankungen, wie z.B. des Morbus Bechterew.

Klinische Untersuchung

Die klinische Befunderhebung umfaßt die Inspektion, die Palpation und die funktionelle Prüfung. Bei der Untersuchung am entkleideten Versicherten ist auf die Körperhaltung im Stehen und im Liegen zu achten. Der anatomische Aufbau der Wirbelsäule mit den typischen Krümmungen, der klinischen Prüfung von Symmetrie oder Asymmetrie der Weichteil- und Knochenstrukturen ist wichtig. Willkürliche und unwillkürliche Haltungsänderungen sind zu differenzieren. Man wird also prüfen, ob eine Wirbelsäulenverbiegung ausgleichbar oder fixiert ist, ob es Zeichen einer muskulären Verspannung gibt, ob Narben vorliegen und ob diese verschieblich sind und nicht zuletzt eine funktionelle Bedeutung haben können. Die Untersuchung erfaßt außer dem anatomischen Aufbau der Wirbelsäule auch ihre Zuordnung zum Becken und zu den Extremitäten. Ein funktioneller oder fixierter Schiefstand ist zu überprüfen und die Extremitätenlängen sind zu vergleichen.

Die Palpation umfaßt das knöcherne Achsenorgan mit den einzelnen Segmenten und den benachbarten Weichteilstrukturen. Besonders ist auf den Muskeltonus, auf das Vorliegen eines Hartspanns und auf die Zeichen einer reproduzierbaren Schmerzhaftigkeit in den verschiedenen Segmenten der paravertebralen Muskulatur zu achten. Die Zuordnung der Dornfortsätze und ihr Abstand unter funktionellen Bedingungen wird geprüft. Das Ergebnis einer axialen Stauchung und Dehnung sowie die Klopf- und Druckeinwirkung sind bezüglich der Reproduktion und der differentialdiagnostischen Aussage zu analysieren [2, 3, 8–10]. Eine objektivierbare segmentale Schmerzausstrahlung ist ein Hinweis auf eine Wurzelreizsymptomatik. Das Bewegungsausmaß eines einzelnen Segmentes ist klinisch bekanntlich nur bedingt objektivierbar. Es bedarf dazu ergänzender medizintechnischer und bildgebender Verfahren. Es ist zu erwarten, daß die isokinetische Analyse durch reproduzierbare Befunde in der Zukunft die klinische Untersuchung wesentlich ergänzen wird. Die Palpation umfaßt auch den tastbaren Gefäßverlauf in der Umgebung des Achsenorgans. Die klinische Untersuchung wird insgesamt am stehenden, sitzenden und liegenden Versicherten durchgeführt [1, 4].

Die Beweglichkeit der Wirbelsäulenabschnitte wird nach der Neutral-0-Methode gemessen. Der Halswirbelabschnitt ist der beweglichste Anteil der Wirbelsäule, die normale Rotationsfähigkeit beträgt 70/0/70°. Aber auch in der Sagittal- (50/0/50°) und in der Frontalebene (45/0/45°) ist die Gesamtamplitude verhältnismäßig groß. Bei der Prüfung des funktionellen Abstandes der Kinnspitze zum Brustbein, der Kinnspitze zur Schulterhöhe und der maximalen Drehseitneigung ist darauf zu achten, daß in die Messung die Bewegungen des Schultergürtels nicht miteingehen.

Die Beweglichkeit des Brustwirbel- und Lendenwirbelsäulenabschnittes wird als Funktionseinheit untersucht. Seit- und Drehbewegungen sind zweckmäßigerweise bei fixiertem Becken am Patienten zu prüfen und das Ergebnis nach der Neutral-0-Methode zu dokumentieren. Trotz der bekannt eingeschränkten Objektivierbarkeit des Finger-Boden-Abstandes im Stehen und des Fingerspitzen-Zehen-Abstandes im Liegen sollte diese Prüfung durchgeführt werden. Es ist darauf zu achten, ob sich Wirbelsäulenabschnitte erkennbar eingeschränkt an der Gesamtkrümmung beteiligen. Die Meßstrecke nach Ott gibt eine gewisse Auskunft über die segmentale Beweglichkeit der Brustwirbelsäule, diejenige nach Schober in entsprechender Weise über die der Lendenwirbelsäule. Die Beweglichkeitsprüfung ist aktiv und passiv vorzunehmen [5, 6, 9].

Ergänzend ist die seitenvergleichende Kraftmessung der Arm- und Schultermuskulatur und die Prüfung der Muskeleigenreflexe und der Sensibilität durchzuführen. Auffallende Muskelatrophien, besonders an den oberen und unteren Extremitäten, sind zu beachten. Unabhängig von einer fachneurologischen Untersuchung ist eine neurologische Basisuntersuchung zu fordern. Unter Hinweis auf das Ziel einer einheitlichen Richtlinie stellen wir einen Vorschlag für die Erfassung der Anamnese und für die klinische Untersuchung zur Diskussion, der in vereinfachter Form aus dem von Wolter erarbeiteten ausführlichen Untersuchungsbogen abgeleitet ist.

Schematischer Vorschlag für die Erfassung der Anamnese und für die klinische Untersuchung

A. Anamnese

I. Allgemeine Anamnese
1. Hinweise auf allgemeine und lokalisierte degenerative Veränderungen
2. Herz-, Kreislauf- und Gefäßerkrankungen (arteriell und venös)
3. Stoffwechselerkrankungen
4. Systemerkrankungen
5. Andere Erkrankungen
6. Neurologische und psychiatrische Erkrankungen
7. Verletzungen

II. Berufsanamnese über Belastungsart und Zwangshaltung der Wirbelsäule
1. Angaben des Arbeitgebers
2. Beurteilung durch den technischen Aufsichtsbeamten
3. Anmerkungen des Gutachters

III. Berufsunabhängige Anamnese zur Wirbelsäulenbelastung
1. Lebensgewohnheiten
2. Außerberufliche Belastungen der Wirbelsäule durch Sport und andere Aktivitäten

IV. Wirbelsäulenanamnese nach Aktenlage der Berufsgenossenschaften, der Krankenkassen und anderer Versicherungsträger
1. Betroffener Wirbelsäulenbereich, Erkrankungsart
2. Ärztliche Befunde
3. Wirbelsäulenkrankheits- und Arbeitsunfähigkeitszeiten
4. Differenzierung der Behandlungs- und Ausfallszeiten für den Zeitbereich vor und während der wirbelsäulenbelastenden beruflichen Tätigkeit
5. Zwischenzeitliche oder dauernde Einstellung der wirbelsäulenbelastenden beruflichen Tätigkeit

V. Subjektive Beschwerden
1. Lokalisation
   – Halswirbelsäule, mit/ohne Einbeziehung der oberen Extremitäten
   – Brustwirbelsäule
   – Lendenwirbelsäule, isoliert
   – Lendenwirbelsäule und unterer Wirbelsäulenbereich mit/ohne Einbeziehung von Becken und unteren Extremitäten
   – mono- oder multisegmentales Beschwerdebild
2. Art und Dauer der Beschwerden
   – zurückliegender Zeitbereich
   – aktuell
   – Häufigkeit und Ausmaß der Schmerzen
   – subjektive Beschreibung der Schmerzform
   – Angabe über zurückliegende und aktuelle ärztliche Behandlung einschließlich Medikamentverordnung

B. Klinische Untersuchung

I. Allgemeine Befunde
1. Allgemeinzustand
2. Ernährungszustand
3. Körpergröße
4. Körpergewicht; Umfang – Brustkorb – Bauch
5. Allgemeinzustand der Muskulatur an Rumpf und Extremitäten

6. Arm- und Beinlänge, Differenzen
7. Allgemeine Funktionsbeschreibung
    – Stehen und Gehen
    – Hinsetzen und Aufstehen
    – Aus- und Ankleiden
    – Aufrichten aus liegender Haltung

II. Befunde an Wirbelsäule und Rumpf
1. Rückenform
2. Wirbelsäulenaufbau
    – Halswirbelsäule (HWS)
    – Brustwirbelsäule (BWS)
    – Lendenwirbelsäule (LWS)
3. Ausgleichbarkeit der Wirbelsäulenkrümmungen
    – im Liegen
    – im Stehen
    – bei bzw. ohne Beinlängendifferenz
4. Form und Tastbefund am lumbosakralen Übergang
5. Muskeltonus, insbesondere segmentaler Hartspann
6. Schmerzauslösung unter
    – axialem Druck
    – axialer Stauchung
    – Druckeinwirkung, axial und lokal
    – Klopfeinwirkung

III. Funktionelle Prüfung, Messung nach der Neutral-0-Methode
1. HWS, 3 Richtungen
2. BWS/LWS, 3 Richtungen
3. Gesamtbeugewinkel – BWS, LWS, Becken
4. Abstand Kinn-Brustbein
5. Zeichen nach OTT
6. Zeichen nach SCHOBER
7. Abstand Finger-Boden
8. Abstand Finger-Fuß im Sitzen bei gestreckten Beinen
9. Hüftgelenke, 3 Richtungen
10. Kniegelenke

IV. Neurologische Basisuntersuchung
1. Lasègue-Zeichen
2. Umgekehrtes Lasègue-Zeichen
3. Hinweis auf Blasen-Mastdarm-Störung
4. Sensibilität untere Extremität
5. Reflexprüfung
    – Patellarsehne
    – Achillessehne
6. Prüfung der Motorik
7. Hinweis auf eine radikuläre Symptomatik

Zusammenfassung

Sind die Voraussetzungen zur Anerkennung eines Wirbelsäulenschadens im Sinne einer Berufskrankheit erfüllt, so erhalten die objektivierbaren Befunde der klinischen Untersuchung zur Einschätzung einer MdE eine besondere Bedeutung. Funktionelle Einschränkungen und statische Veränderungen sind zu erkennen und mit röntgenologisch nachweisbaren Befunden zu korrelieren. Die Anamnese, die klinische Untersuchung und ergänzende medizintechnische sowie bildgebende Verfahren dienen den nachfolgend aufgeführten Hauptaufgaben zur Diagnosesicherung:

- Topische Diagnose mit Orts-, Art- und Ausstrahlungscharakter der Beschwerden.
- Strukturdiagnose mit Zuordnung der subjektiven Beschwerden zu den entsprechenden morphologischen Substraten.
- Aktualitätsdiagnose zur Feststellung der im Vordergrund stehenden Beschwerden wie Bewegungseinschränkung, Kraftabschwächung, Sensibilitätsstörung.

Literatur

1. Winkel D, Aufdemkampe G, Meijer O, Opitz G (1993) Nichtoperative Orthopädie und Manualtherapie; Teil 4/2: Diagnostik und Therapie der Wirbelsäule. Fischer, Stuttgart Jena New York
2. Niethard F, Pfeil J (1989) Orthopädie, Hippokrates, Stuttgart
3. Ruidisch MH (1991) Klinische gutachterliche Befunderhebung. Springer, Berlin Heidelberg New York (Hefte zur Unfallheilkunde, Heft 220)
4. Treibel W, Laser Th (1991) Die manualmedizinische Befunderhebung an der Wirbelsäule unter gutachterlichen Gesichtspunkten. Springer, Berlin Heidelberg New York (Hefte zur Unfallheilkunde, Heft 220)
5. Matthias HH (1979) Funktionelle klinische Wirbelsäulendiagnostik. In: Funktionelle Diagnostik in der Orthopädie. 66. Tagung der Dtsch. Ges. für Orthopädie und Traumatologie Basel, 26.–29. 9. 1979. Enke, Stuttgart
6. Groeneveld HB (1990) Untersuchung der Wirbelsäule. In: Witt AN, Rettig H, Schlegel KF (Hrsg) Orthopädie in Praxis und Klinik, Bd V/Teil 1: Spezielle Orthopädie. Thieme, Stuttgart New York
7. Junghanns N (1979) Die Wirbelsäule in der Arbeitsmedizin, Teil II: Einflüsse der Berufsarbeit auf die Wirbelsäule. Hippokrates, Stuttgart
8. Eder M, Tilscher H (1985) Schmerzsyndrome der Wirbelsäule, Grundlagen, Diagnostik, Therapie. In: Junghanns H (Hrsg) Die Wirbelsäule in Forschung und Praxis. Hippokrates, Stuttgart
9. Debrunner HU (1987) Orthopädisches Diagnostikum. Thieme, Stuttgart New York
10. Rettig H, Oest O, Eichler J (1974) Wirbelsäulen-Fiebel. Thieme, Stuttgart
11. Anschütz Felix (1977) Die körperliche Untersuchung. Springer, Berlin Heidelberg New York (Heidelberger Taschenbücher, Bd 94)

Röntgenbefundung für die ärztliche Begutachtung zur BK Nr. 2108–2110
– Anleitungsschema –

G. Hierholzer und B. G. Asmus

Einleitung

Seit Einführung der „neuen" Berufskrankheiten 2108–2110 der Berufskrankheitenverordnung ist es besonders wichtig, valide und reproduzierbare Standards in der Befundung, v.a. der Röntgenbefundung zu haben. Die Halswirbelsäule ist bei der Manifestation diskogener Veränderungen mit $^1/_3$, die Lendenwirbelsäule mit $^2/_3$ beteiligt. Die Brustwirbelsäule ist in diesem Zusammenhang kein versicherter Wirbelsäulenabschnitt, sie spielt auch bei der Manifestation diskogener Erkrankungen statistisch eine untergeordnete Bedeutung.

Röntgenuntersuchungen

Die beiden Röntgenstandardaufnahmen der Hals- und Lendenwirbelsäule werden in der a.-p.- und in der seitlichen Richtung gefertigt. Ferner sind zu fordern die Halbschrägaufnahme von links und rechts zur Darstellung der Wirbelgelenke und der Wirbelbögen. Daneben können Funktionsaufnahmen v.a. im Halswirbelsäulenbereich durchgeführt werden.

Computertomographie (CT) und Magnetresonanztomographie (MRT) dienen der Diagnostik von Bandscheibenschäden, die mit einer Protrusion oder einem Prolaps einhergehen und zur Einengung des Wirbelkanales oder des Zwischenwirbelloches führen. Invasive Kontrastmitteldarstellungen der Bandscheiben (Diskographie) und des Wirbelkanales (Myelographie) dienen ausgewählten Fragestellungen.

Röntgenanatomie der Halswirbelsäule

Der 1. und der 2. Halswirbel bieten anatomische Merkmale, die diese beiden Wirbel von den übrigen Halswirbeln unterscheiden. Der Atlas, ein knöcherner Ring, der aus vorderem und hinterem Atlasbogen aufgebaut ist und durch die beiden Massae laterales verbunden wird, stellt den 1. Halswirbel dar (Abb. 1). Er hat keinen eigentlichen Wirbelkörper. Seine gewichttragenden Strukturen

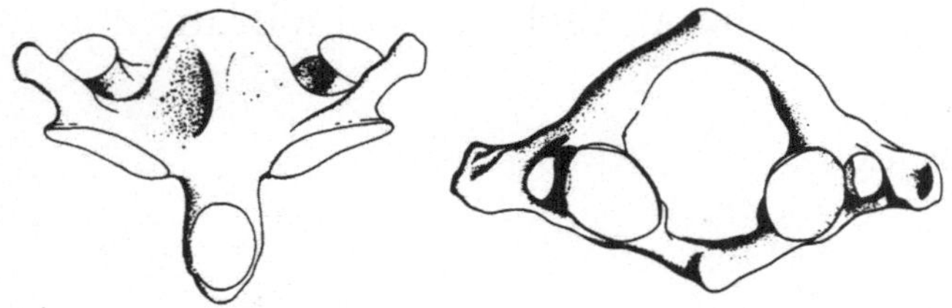

Abb. 1. Der Atlas (*links*) in der Aufsicht von oben und der Axis (*rechts*) von vorn. (Nach [7])

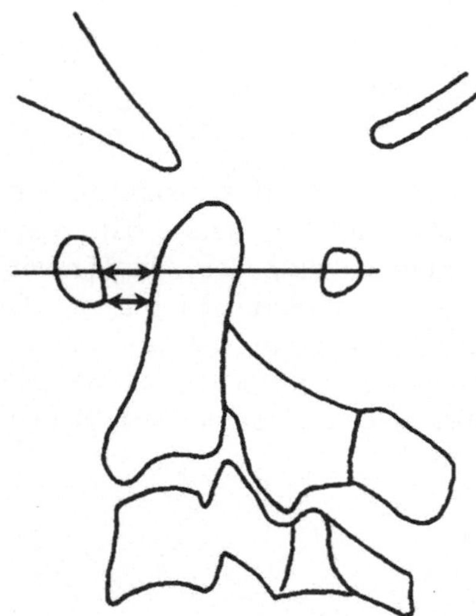

Abb. 2. Halbschematische Darstellung des atlantodentalen Abstandes seitlich. (Aus [9])

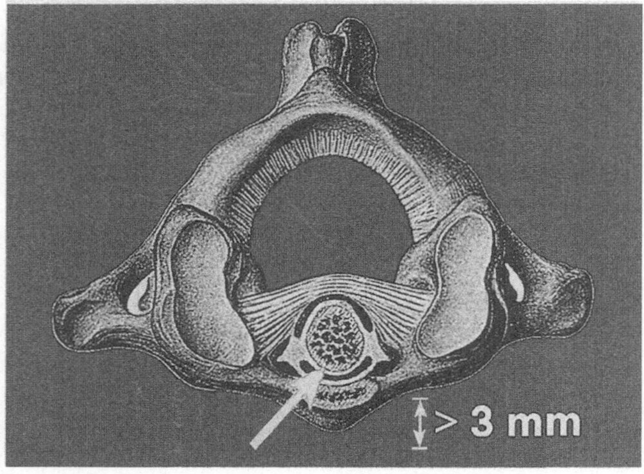

Abb. 3. Der Atlas mit atlantodentalem Gelenk und atlantodentaler Distanz von oben

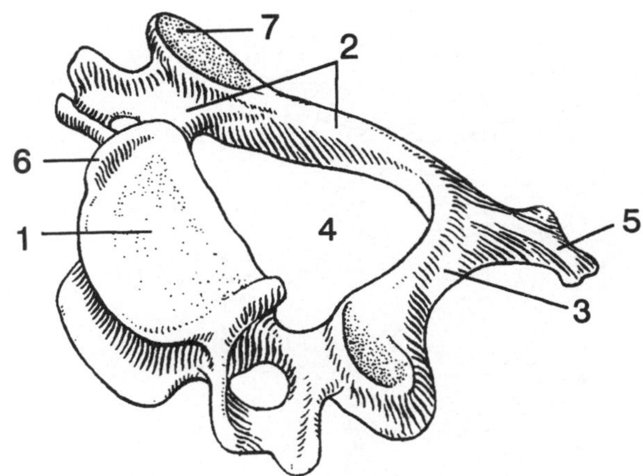

Abb. 4. Halbschematische Zeichnung eines Halswirbelkörpers. (Nach [5]) (*1* Corpus vertebrae, *2* Arcus vertebrae, *3* Lamina arcus vertebrae, *4* Foramen vertebrae, *5* Processus spinosus, *6* Processus uncinatus, *7* Processus articularis superior)

sind hauptsächlich die Massae laterales, auch Gelenkpfeiler genannt. Der Axis zeigt eine komplexere Struktur, deren unterscheidendes Merkmal der aus der oberen Fläche des Axis herausragende Dens (Zahn) darstellt. Der Raum zwischen dem Dens und dem vorderen Atlasbogen, der sog. Atlas-Dens-Abstand, sollte bei Erwachsenen weder bei Beugung noch bei Streckung des Kopfes 3 mm überschreiten (Abb. 2 und 3). Die unteren Halswirbel 3–7 bieten gleiche anatomische Merkmale und sehen auch gleichförmiger aus. Sie bestehen aus einem Wirbelkörper und einem hinteren Neuralring, die Deckplatten der Wirbelkörper gehen seitlich und kranial in die Processus uncinati über. Der Processus uncinatus stellt den hinteren lippenartig gebogenen Pol des Wirbelkörpers beidseits dar (Abb. 4).

Leicht außerhalb der senkrechten Verbindungslinie der Processus uncinati projiziert sich neben den Wirbelkörpern liegend die strukturdichtere Bogenwurzel. Die Dornfortsätze stehen a.-p. dargestellt orthograd in einer senkrechten Flucht übereinander und werfen einen ovalen tränentropfenartigen Schatten (Abb. 5).

Seitaufnahme

Sie zeigt deutlich die Halswirbelkörper, die kleinen Wirbelgelenke, die Dornfortsätze und die Bandscheibenräume. Die Darstellung des 7. Halswirbels ist besonders wichtig. Mit der seitlichen Aufnahme lassen sich 4 Konturlinien der normalen Halswirbel aufzeigen:

– die vorderen Wirbellinien entlang den Vorderrändern der Wirbelkörper,
– die hintere Wirbellinie entlang den Wirbelkörperhinterrändern,

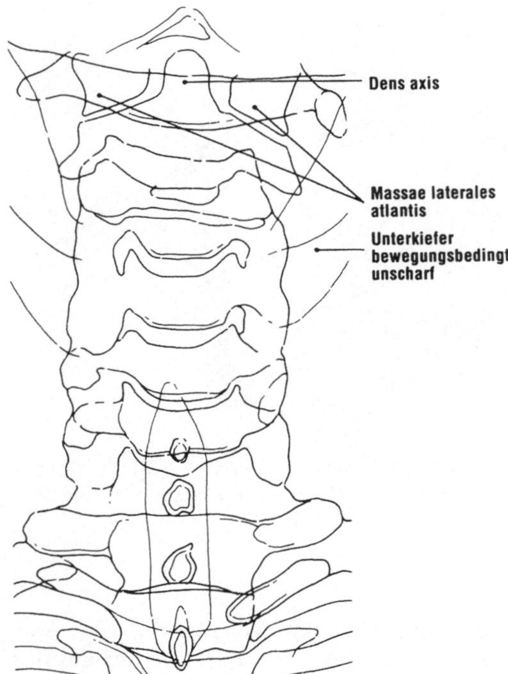

Abb. 5. Schematische Zeichnung der Aufsichtsprojektion der Halswirbelsäule (Nach [1])

– spinolaminäre Linie (sie markiert den Hinterrand des Spinalkanales) entlang den Vorderrändern der Ansatzstellen der Dornfortsätze am Wirbelbogen,
– die hintere Spinallinie entlang den Dornfortsatzspitzen C2 – C7.

Diese Linien sollten leicht lordotisch gebogen sein, ohne Knickbildung oder Unterbrechung (Abb. 6).

Schrägaufnahme

Der Patient wird um 45° zum Film gedreht zur linken Seite, wenn die rechtsseitigen Foramina intervertebralia darzustellen sind, und umgekehrt. Diese Darstellungstechnik zeigt die Weite der Foramina intervertebralia, die ca. 8 mm im Durchmesser groß sein sollte, ferner wird die Einsicht in die Facettengelenke der Halswirbelsäule ermöglicht [7] (Abb. 7).

Röntgenologische Veränderungen an den Übersichtsaufnahmen

In der a.-p.-Aufnahme sind Aussagen über die Achsenverhältnisse in der Frontalebene sowie über den Zustand der Processus uncinati im mittleren und unteren Abschnitt der Halswirbelsäule möglich. Ist eine Erniedrigung des Zwischenwirbelraumes eingetreten, kommen die Processus uncinati in knöcher-

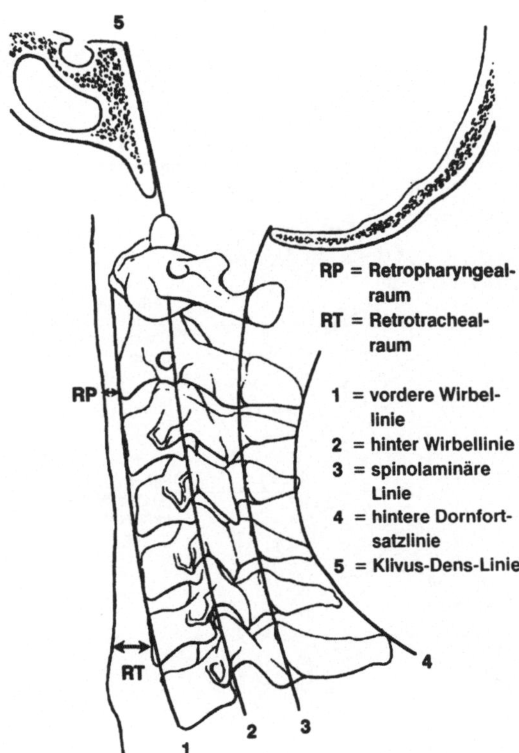

Abb. 6. Die Konturlinien der Halswirbelsäule im seitlichen Bild. (Nach [1])

nen Kontakt mit den gegenüberliegenden Wirbelpolen. Die Deckplatte wird flacher, sie erhält einen tellerartigen Aspekt.

Eine fortgeschrittene Degeneration ist zu erkennen am Überragen der Gelenkkantenosteophyten über das seitliche Profil der Halswirbelsäule hinaus. Die Seitaufnahme ist aussagekräftiger, weil die Struktur der Halswirbel deutlicher ist als auf den a.-p.-Aufnahmen. Die degenerativen Veränderungen machen sich durch Verschmälerungen der Zwischenwirbelabschnitte mit Sklerosierungen der entsprechenden Deck- und Grundplatten sowie spondylotischen Ausziehungen an den Vorderunterkanten der Halswirbelkörper bemerkbar (Abb. 8).

In den Schrägaufnahmen rechts und links anliegend sieht man osteophytäre Reaktionen, welche vom Processus uncinati ausgehen und die Foramina intervertebralia einengen. Im Bereich der Halswirbelsäule sind die Zwischenwirbellöcher im Vergleich zu denen im Brust- und Lendenwirbelsäulenbereich relativ eng, so daß hier eher Voraussetzungen für eine osteogene Volumeneinengung gegeben sind. An der Einengung sind neben den unkovertebralen Exostosen auch evtl. Osteophyten an den Wirbelgelenkfacetten (Spondylarthrose) beteiligt (Abb. 9–11).

Einengungen der Zwischenwirbellöcher im Bereich der Halswirbelsäule sind v. a. dann klinisch bedeutungsvoll, sofern sie rasch entstehen. Volumenände-

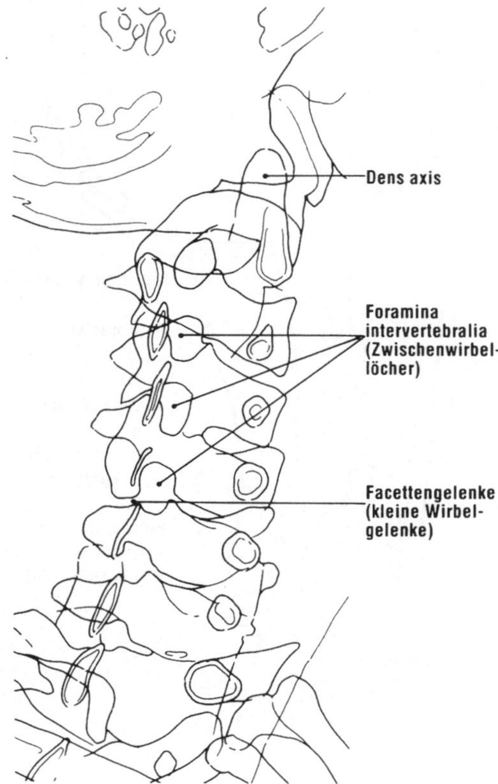

Abb. 7. Schematische Zeichnung der Halswirbelsäule in der Schrägaufnahme zur Darstellung der Zwischenwirbellöcher. (Nach [1])

rungen ergeben sich beispielsweise bei Lockerungen im Bewegungssegment bei einer Degeneration mit ständiger Positionsänderung der Wirbel gegeneinander.

Röntgenanatomie der Lendenwirbelsäule

Von den 24 Bewegungssegmenten der menschlichen Wirbelsäule entfallen 4 auf die Lendenwirbelsäule und jeweils eines auf den thorakolumbalen und lumbosakralen Übergang. Der untere Zwischenwirbelabschnitt wird auch als präsakraler Bandscheibenraum bezeichnet. Normalerweise besteht die Lendenwirbelsäule aus 5 Lendenwirbelkörpern. Liegen 4 oder 6 freie Lendenwirbelkörper vor, bezeichnet man den überzähligen oder fehlenden Wirbelkörper als Übergangswirbel. Von Lumbalisation oder Sakralisation kann streng genommen nur gesprochen werden, wenn eine Ganzaufnahme der Wirbelsäule vorliegt.

Die a.-p.-Aufnahme

Wirbelkörper erscheinen in der a.-p.-Aufnahme symmetrisch, haben eine gleichmäßig dichte und scharf begrenzte Kortikalis sowie eine lockere Spon-

150

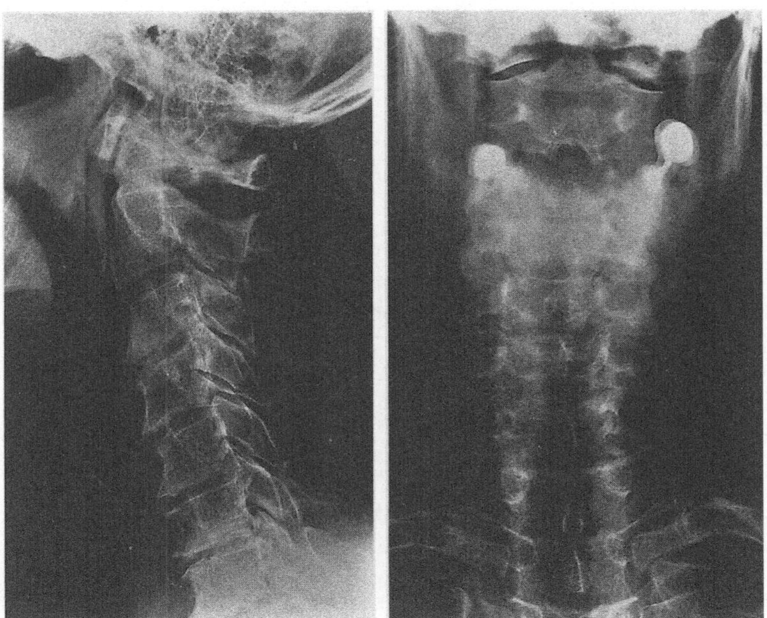

Abb. 8. Die degenerativen Veränderungen in den mittleren Bewegungssegmenten der Halswirbelsäule mit Verschmälerung der Zwischenwirbelabschnitte und spondylotischen Randzackenbildungen

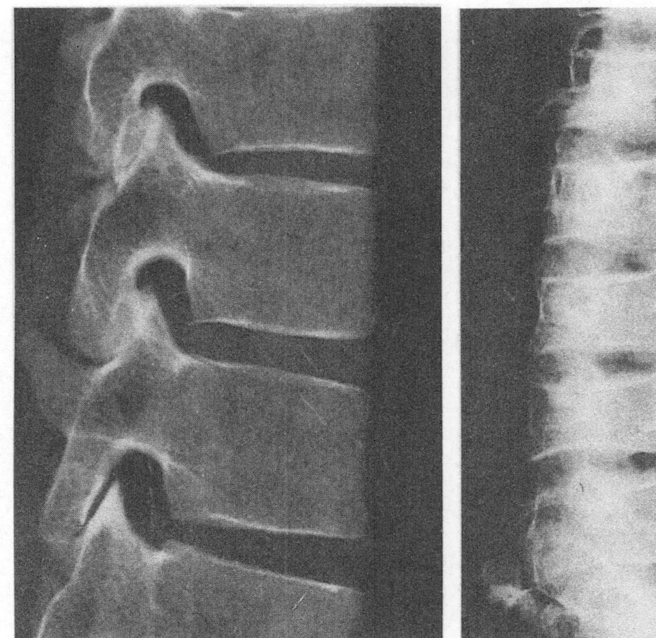

Abb. 9. Die Weite der Zwischenwirbellöcher der Halswirbelsäule

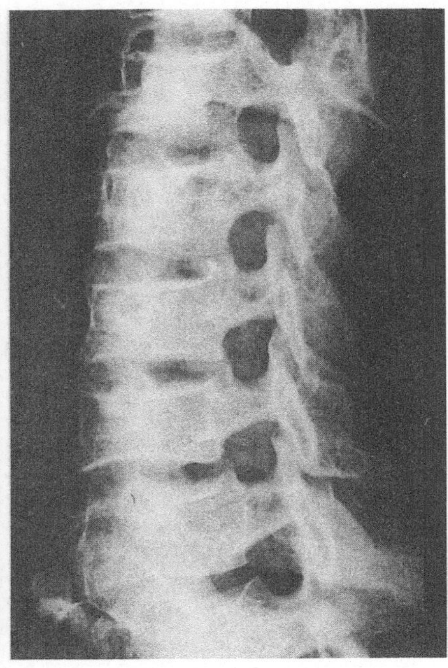

Abb. 10. Die Weite der Zwischenwirbellöcher der Lendenwirbelsäule

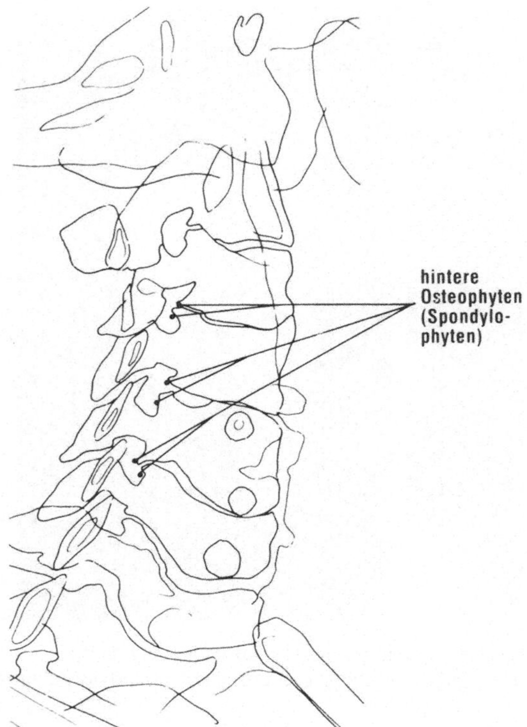

Abb. 11. Darstellung der Einengung der Zwischenwirbellöcher bei hinteren osteophytären Randzakkenbildungen. (Nach [1])

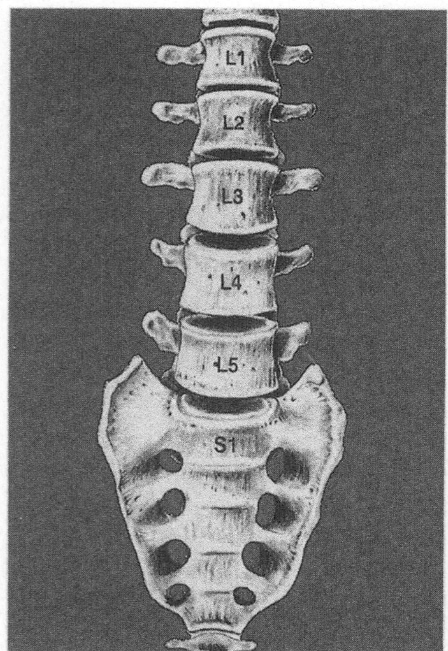

Abb. 12. Aufsicht auf die Lendenwirbelsäule von vorn in einem Mazerationspräparat

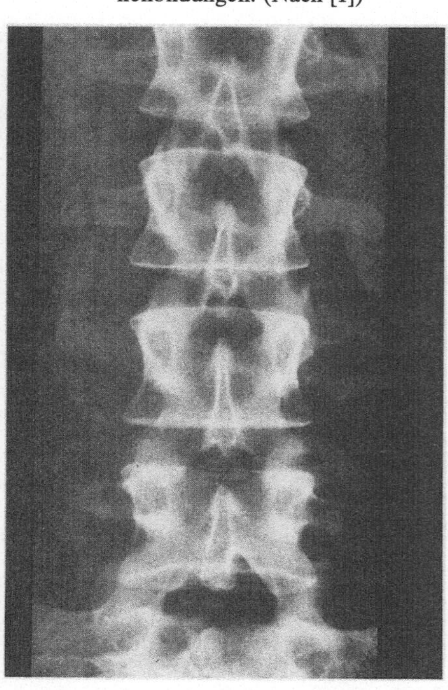

Abb. 13. Lendenwirbelsäule, a.-p.-Aufnahme im Röntgenbild

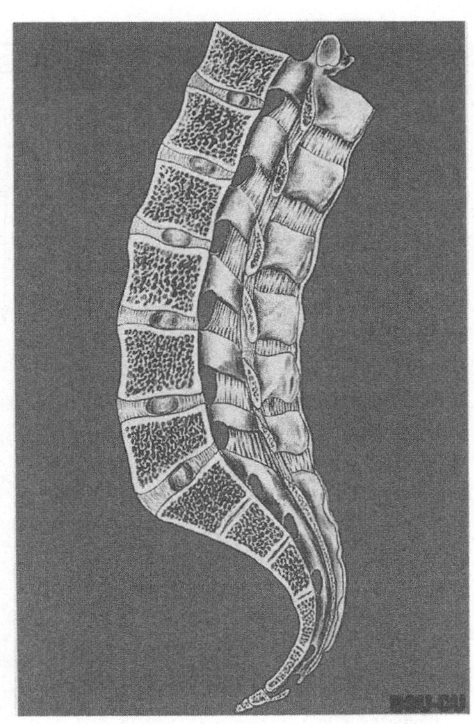

Abb. 14. Medianschnitt der Lendenwirbelsäule, Aufsicht von links, Mazerationspräparat

giosa. Die Wurzeln der Wirbelbögen sind gleichzeitig nur in der a.-p.-Aufnahme
zu sehen (Abb. 12). Sie sind orthograd getroffen und erscheinen als längsovale
scharf begrenzte Ellipsen. Sie liegen symmetrisch lateral von der Mittellinie. Die
Bogenwurzeln spielen in der Diagnostik eine große Rolle. Aus ihrem seitlichen
Abstand kann auf die Weite des Spinalkanales geschlossen werden, die in
verschiedenen Wirbelsäulenabschnitten stark wechselt (Halswirbelsäule 32 mm,
Brustwirbelsäule 20, Lendenwirbelsäule 32 mm) (Abb. 13). Die Dornfortsätze
werden a.-p. ebenfalls orthograd getroffen und stehen senkrecht in einer Flucht
übereinander. Die Querfortsätze werden in der Aufsicht dargestellt und helfen
zur Identifikation eines asymmetrischen oder symmetrischen Übergangswirbels.
Der symmetrische Übergangswirbel wird als physiologische Variante angesehen. Zahlreiche Untersuchungen haben gezeigt, daß der Anteil von 5–7% der
Menschen mit Übergangswirbeln auch in den Operationsstatistiken Bandschei-
benoperierter nicht höher liegt [8].

Seitaufnahme

In der lateralen Ansicht sind die Wirbelkörper mehr oder weniger rechteckig.
Die Ober- und Unterflächen laufen parallel zueinander und lassen die Rand-
leisten erkennen, die im Röntgenbild als dichtere Struktur erscheinen. Die
Wirbelkörperhinterkanten stehen in einer Flucht senkrecht übereinander. Die

153

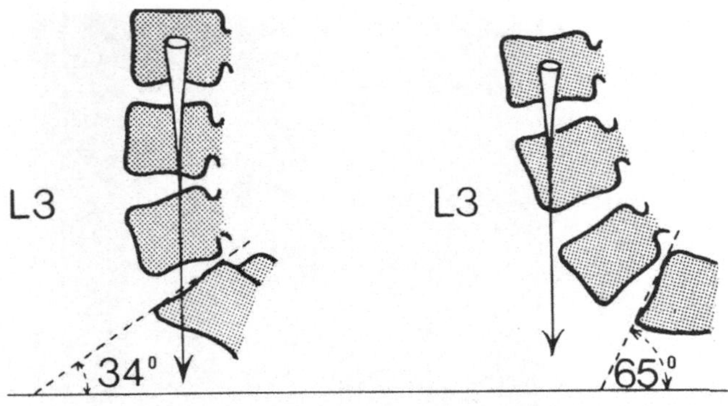

Abb. 15. Der Ferguson-Winkel

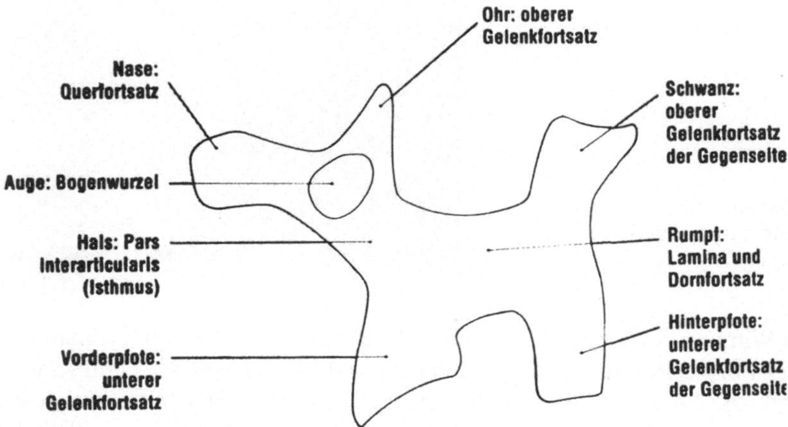

Abb. 16. Die Scotch-Terrier-Figur. (Aus [1])

Verbindungen an den Gelenkfortsätzen sind echte Gelenke, man bezeichnet sie als Wirbelgelenke (Abb. 14).

Die Querfortsätze werden orthograd getroffen, die Dornfortsätze sollten vollständig abgebildet sein, da die Bandscheibensinterungen die Dornfortsätze im mittleren und unteren Lendenwirbelsäulenbereich aneinander reiben. Die hierdurch entstandenen reaktiven Sklerosierungen und Beschwerden werden als eigenständiges Krankheitsbild – Morbus Baastrup – bezeichnet. In der seitlichen Aufnahme kann man den Lumbosakralwinkel bestimmen, der auch als Ferguson-Winkel bezeichnet wird (Abb. 15). Dieser beschreibt die Lagebeziehung des 1. Sakralwinkels zur Horizontalebene und stellt einen Hinweis auf die anlagebedingte Stabilität der unteren Lendenwirbelsäulenabschnitte dar. Physiologischerweise beträgt der Ferguson-Winkel 34°; bei steilerem Winkel, z. B. 65°, verändern sich die statischen Verhältnisse. Fällt man außerdem ein Lot vom Zentrum des 3. Lendenwirbelkörpers, so trifft dieses normalerweise das

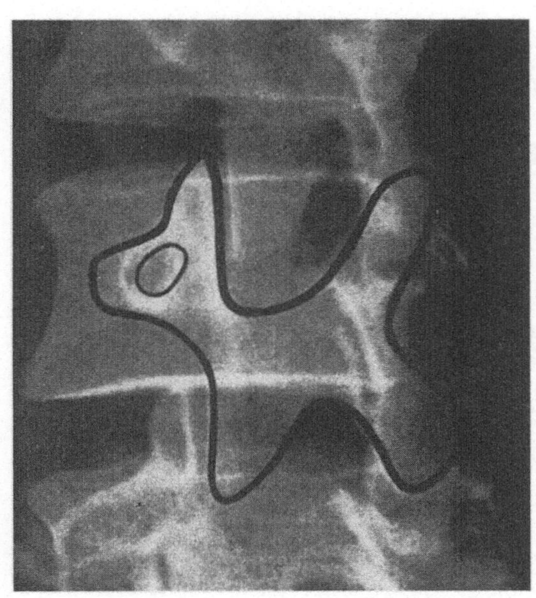

Abb. 17. Die Scotch-Terrier-Figur im seitlichen Bild der Lendenwirbelsäule. (Aus [1])

vordere Drittel des Sakralwirbels. Bei steilerem Ferguson-Winkel fällt das Lot und die Hauptachse der Lastbeanspruchung deutlich vor den Sakralwirbel.

Schrägaufnahmen

Die Seitaufnahme ist in ihrer Bedeutung und Aussagekraft in bezug auf die Wirbelgelenke und ihre Veränderungen groß. In den Schrägaufnahmen von links und rechts können die Wirbelgelenke genau eingesehen werden. Es kommen die Gelenkfortsätze und die Gelenkspalten sowie die Interartikularportion der Wirbelbögen zur Darstellung. Die Fülle anatomischer Details erschwert die Zuordnung der einzelnen Strukturen. Durch einen kleinen Kunstgriff wird dies jedoch erleichtert (Abb. 16 und 17). Aus den Schrägaufnahmen läßt sich das seitliche „Relief eines Hundes" herauslesen, Weller bezeichnete dies als Scotch-Terrier-Figur [1]: Das Ohr entspricht dem oberen Gelenkfortsatz, die Nase dem Querfortsatz, das Auge der Bogenwurzel, der Hals der Interartikularposition, die Vorderpfote dem unteren Gelenkfortsatz, der Schwanz dem oberen Gelenkfortsatz der Gegenseite und die Hinterpfote dem unteren Gelenkfortsatz der Gegenseite.

Degenerative Veränderungen im Röntgenbild

Zur umfassenden Beschreibung degenerativer Bandscheibenveränderungen im Röntgenbild benötigen wir im Bereich der Lendenwirbelsäule die schon im Bereich der Halswirbelsäule dargestellten 4 Hauptdiagnosen:

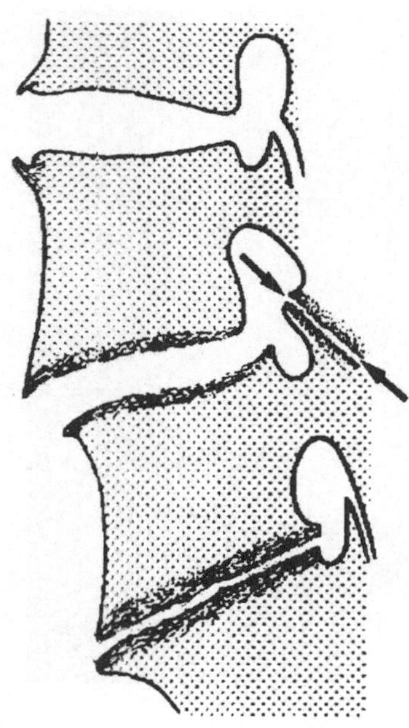

Abb. 18. Die degenerativen Veränderungen im halb-
schematischen Bild

Diskose
Die Verschmälerung des Zwischenwirbelraumes wird eindrücklich sowohl in
der a.-p.- als auch in der seitlichen Aufnahme zu erkennen sein.

Spondylarthrose
Sklerosierung und Verschmälerung der Wirbelgelenke lassen sich lediglich in
Schrägaufnahmen von links und rechts überzeugend darstellen.

Spondylose
Die Spondylose oder Randzackenbildung findet sich typischerweise an den
Vorderkanten der Grund- und Deckplatten. Diese wachsen zunächst in seitli-
cher Richtung, dann aufeinander zu, bis sie eine Brücke bilden und somit zu
einer Verblockung führen, die als Selbstheilungsmechanismus anzusehen ist und
die Beschwerden lindern kann. Nach Idelberger wird dieses Phänomen auch als
„wohltätige Teilversteifung" des Bewegungssegmentes bezeichnet [8]. Diese
Veränderungen finden sich regelmäßig und gehen mit einer Verschmälerung
des Zwischenwirbelraumes einher. Sie sind gut in der a.-p.- und in der Seitaufnahme zu erkennen (Abb. 4).

Osteochondrose
Die Osteochondrose als Sklerosierung oder Verdichtung der Wirbelkörper-
grund- und deckplatten läßt sich ebenfalls gut in der a.-p.- und v.a. in der
seitlichen Aufnahme diagnostizieren (Abb. 18) [3].

156

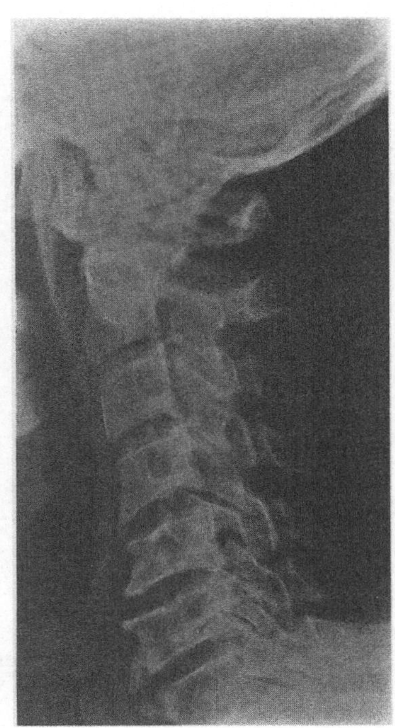

Abb. 19. Halswirbelsäule im seitlichen Strahlengang
mit schweren degenerativen Veränderungen bei
einem 60jährigen Patienten

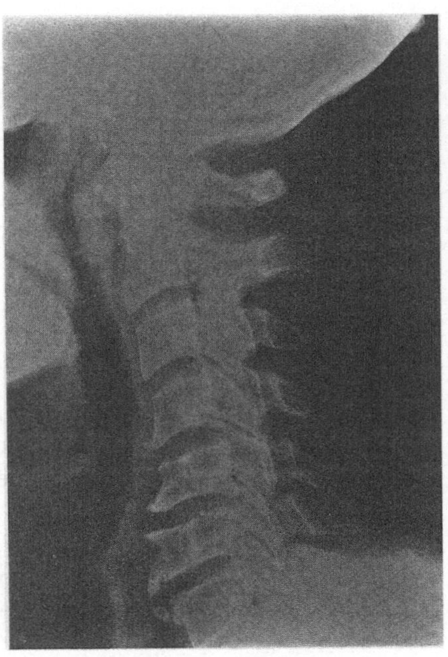

Abb. 20. Halswirbelsäule mit degenerativen
Veränderungen bei demselben Patienten,
64jährig

Es müssen nicht immer alle 4 Kriterien im Vollbild erfüllt sein, jedoch gehen
die Randzackenbildung und die Verschmälerung des Zwischenwirbelraumes
Hand in Hand. Hier abzugrenzen ist die massive Randzackenbildung der

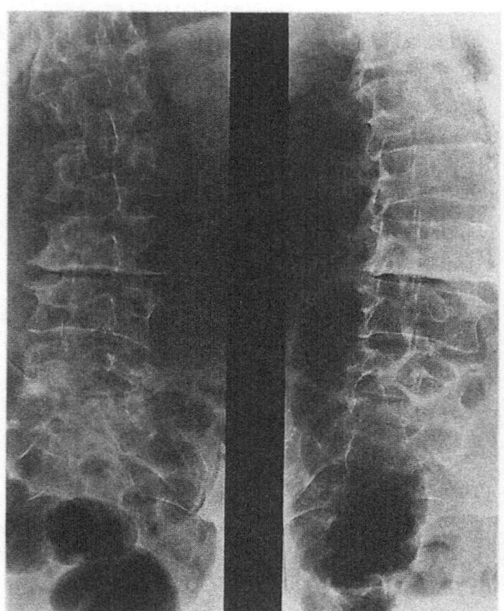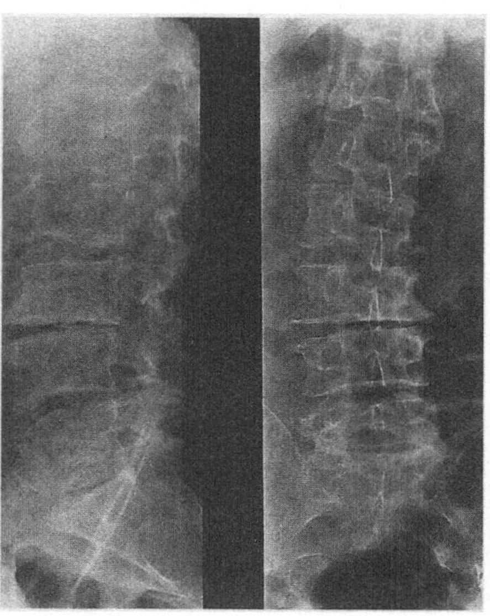

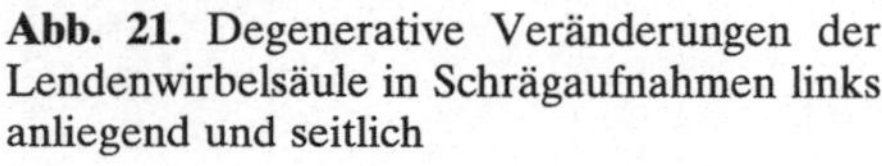

Abb. 21. Degenerative Veränderungen der Lendenwirbelsäule in Schrägaufnahmen links anliegend und seitlich

Abb. 22. Degenerative Veränderungen der LWS in der a.-p.- und der seitlichen Projektion bei einem 56jährigen Maurer nach 30jähriger Expositionszeit

vorderen Wirbelkanten, v. a. im lumbalen Bereich, mit Spangenbildungen über die Zwischenwirbelräume hinweg, ohne daß es zu einer wesentlichen Verschmälerung der Zwischenwirbelräume kommt. Dieses Erscheinungsbild stellt eine eigenständige Krankheitsidentität dar und wird als ideopathische Skeletthyperostose oder als Morbus Forrestier bezeichnet. Damit einhergehen auch Hyperostosen an Sehnen und Bändern, an Knochenansätzen und Osteophyten, an Achsen und Anhangsskelett.

Fallbeispiel
Die Röntgenbefundung im Bild der Halswirbelsäule (Abb. 19 und 20). Zur Berufsanamnese: 34 Jahre im Bauhandwerk als Maurer beschäftigt. Die seitlichen Aufnahmen zeigen eine fortschreitende Diskose, Osteochondrose und Spondylose der Bewegungssegmente C3–C7.

Standardisierter Röntgenbefund der Lendenwirbelsäule a.-p.-seitlich sowie schräg links und rechts anliegend. Bei einem 56jährigen Maurer, der 30 Jahre im Bauhandwerk tätig war, liegt folgender Befund vor (Abb. 21 und 22):

Die a.-p.-Aufnahme. Anzahl der Wirbelkörper: 5. Die Wirbelkörper sind noch angedeutet rechteckig. Die Grund- und Deckplatten von L1–L5 sind verdichtet, der zugehörige Zwischenwirbelraum ist verschmälert. Es zeigen sich Randzackenbildungen an Deck- und Grundplatten v. a. bei den Wirbelkörpern

3–5. Ein unvollständiger Bogenschluß besteht nicht. Die Bogenwurzeln zeigen einen symmetrischen physiologischen Abstand voneinander.

Die Seitaufnahme. Zeigt eine Steilhaltung, die Lordose ist nahezu aufgehoben. Die Wirbelkörperhinterkanten stehen in einer Flucht übereinander, eine Gefügestörung besteht nicht. Grund- und Deckplatten von L1–L5 sind verdichtet, die Vorderkanten weisen Randzacken auf. Ein Lot, vom Zentrum L3 gefällt, liegt im vorderen Drittel des 1. Sakralwirbelkörpers.

Die Schrägaufnahme. Nachweis der eben beschriebenen Röntgenbefunde. Es zeigen sich hintere Osteophyten mit Einengung der Zwischenwirbellöcher auf ca. 50% in den Segmenten L3–L5.

Prüfvorschlag für die Erhebung von Radiologischen Befunden an der Wirbelsäule

I. Erkrankungsrelevante Veränderungen

1. Form des dargestellten Wirbelsäulenabschnittes
   - Kyphose, Lordose, Skoliose
   - lotgerechte Zuordnung der Segmente
2. Veränderungen an den Wirbelkörpern (jeweilige Segmentangabe)
   - Verformung
   - Höhenminderung
   - Randzackenbildungen – vorne, hinten, seitlich
   - Sklerosierung an Deck- und Grundplatten
3. Zwischenwirbelräume
   - Höhe und Begrenzung
   - Verkalkungszeichen der Bandscheibe
   - Neigungswinkel im Bereich der präsakralen Bandscheibe
4. Spinalraum
   - Begrenzung
   - Zeichen einer Verengung
5. Wirbelbogengelenke
   - symmetrische Anordnung
   - Verengung
   - Sklerosierung und knöcherne Anlagerung
6. Wirbelbögen
   - Kontinuität
7. Dornfortsätze
   - Zuordnung
   - Zeichen nach Baastrup
8. Wirbelgleiten
   - Spondylolisthesis
   - Pseudospondylolisthesis

9. Besonderheiten
   – Übergangswirbel – thorakolumbal, lumbosakral
   – Sakralisation
   – Kreuz-/Darmbeinfuge
10. Knochenstrukturen
   – Osteoporosezeichen

II. Ergänzende Befunde, differentialdiagnostische Veränderungen

1. Posttraumatische Veränderungen
   – frische Verletzungszeichen
   – Veränderungen nach abgeheilter Verletzung
2. Systemerkrankungen
   – Morbus Bechterew
   – Morbus Scheuermann
3. Tumorhinweise
4. Entzündungszeichen
5. Veränderungen am Becken
6. Veränderungen an den Extremitäten
   – Knochen
   – Gelenke

III. Zusätzliche Befunde mit anderen bildgebenden Verfahren (CT, MRT)

1. Bandscheibenprotusion
2. Bandscheibenprolaps
3. Zeichen einer Spinalstenose
4. Veränderungen entsprechend der oben aufgeführten Systematik

Zusammenfassung

Altern ist ein physiologischer Prozeß und betrifft jedes Gewebe eines Organismus. Das Besondere der Alterungsvorgänge im Zwischenwirbelraum besteht darin, daß sie durch äußere Einflüsse, und zwar v.a. durch ungünstige mechanische Beanspruchung, besonders früh einsetzen können, d.h. gleichartig gelagerte Röntgenbefunde bei einem deutlich jüngeren Patienten müssen bei bestehendem Beschwerdebild als pathologisch gewertet werden (Abb. 2).

Die Röntgenbefundung der Halswirbel- und der Lendenwirbelsäule kann nicht als rein radiologische Untersuchung isoliert von der Gesamtsituation betrachtet, sondern darf nur in der klinischen Synopsis der vorliegenden Befunde gewertet werden. Beschwerdebild, klinischer Befund und Röntgenbefundung müssen übereinstimmen. Das besonders frühe Eintreten degenerativer

160

Altersprozesse in beiden Wirbelsäulenabschnitten durch schwere mechanische Belastung ist pathologisch.

Das Anfertigen konventioneller Röntgenbilder beider Wirbelsäulenabschnitte ist in aller Regel ausreichend. Bei Bandscheibenvorfall sollte ein Computer- oder ein Magnetresonanztomogramm angefertigt werden. In beiden Wirbelsäulenabschnitten wird nach 4 Hauptkriterien im Röntgenbild gefahndet:

– Diskose,
– Osteochondrose,
– Spondylose,
– Spondylarthrose.

Literatur

1. Greenspan A (1993) Skelettradiologie, Röntgendiagnostik degenerativer HWS- und LWS-Veränderungen, VCH, Weinheim
2. Besig K, Wagemanns L, Hierholzer G, Ludolph E (1988) Mechanische Belastbarkeit und funktionelle Beanspruchung der einzelnen Wirbelsäulenstrukturen. In: Hierholzer G, Ludolph E, Hammacher E (Hrsg) Gutachtenkolloquium 4. Springer, Berlin Heidelberg New York Tokyo
3. Junghanns H (1966) Entwicklungsgeschichte, Anatomie und Physiologie der Wirbelsäule. In: Diebold O, Junghanns H, Zukschwerdt C (Hrsg) Klinische Chirurgie für die Praxis, Bewegungsapparat und Wirbelsäule, Bd VI. Thieme, Stuttgart
4. Kamieth H (1986) Röntgenfunktionsdiagnostik der Halswirbelsäule. Hippokrates, Stuttgart
5. Köhler A, Zimmer E (1989) Grenzen des Normalen und Anfänge des Pathologischen im Röntgenbild des Skeletts. Thieme, Stuttgart
6. Krämer J, Schleberger R, Hedtmann H (1986) Degenerative Wirbelsäulenerkrankungen. In: Frommhold W, Dihlmann W, Stender H-St, Thurn P (Hrsg) Radiologische Diagnostik in Klinik und Praxis. Thieme, Stuttgart New York, S. 154–178 (begr von Schinz H-R)
7. Lang J (1991) Klinische Anatomie der Halswirbelsäule. Thieme, Stuttgart New York
8. Louis R (1985) Die Chirurgie der Wirbelsäule. Springer, Berlin Heidelberg New York
9. Torklus D von (1987) Die obere Halswirbelsäule. Thieme, Stuttgart New York

Ablauf des Verwaltungsverfahrens zur BK Nr. 2108, erste Empfehlungen – Verwaltungspraktischer Beitrag mit Hinweisen für die Sachbearbeitung

D. Bindemann

Die aktuelle Aufgabenstellung

Die Anzahl der bisher bei den Unfallversicherungsträgern eingegangenen Verdachtsmeldungen (auch schon im Jahr 1992) sowie eine Reihe offener Fragen zu den Anerkennungsvoraussetzungen, die nicht zuletzt auch zu einer allgemeinen Verunsicherung in der Sachbearbeitung bei Inkrafttreten der 2. Änderungs-Verordnung zur BeKV beigetragen hat, haben teilweise zu Rückständen bei der Bearbeitung der Wirbelsäulenerkrankungsfälle geführt.

Es ist daher erforderlich, ein Verfahren und Kriterien für die Bearbeitung dieser Fälle zu erstellen, die dem Gebot der beschleunigten Feststellung ebenso Rechnung tragen wie dem Interesse aller Beteiligten an einer sachgerechten und möglichst objektiven Beurteilung des Einzelfalles [1].

Da Erfahrungen mit den neuen Berufskrankheiten bisher noch nicht in ausgeprägter Form gesammelt werden konnten, und auch die in der ehemaligen DDR gewonnenen Erkenntnisse bezüglich der dort als BK 70 bezifferten Berufskrankheit nur teilweise Hilfestellung leisten können [2], werden solche Bearbeitungshinweise in den nächsten Jahren jedoch einer ständigen Überprüfung und ggf. einer Korrektur bedürfen.

Neue Erkenntnisse sollten möglichst umgehend auch im Feststellungsverfahren Berücksichtigung finden. Hierzu sind alle am Verfahren Beteiligten aufgerufen.

Durchführung des Verfahrens

Die einzelnen Bearbeitungsschritte, die üblicherweise in einem BK-Feststellungsverfahren vollzogen werden, führen in vielen Fällen zu einer nicht unerheblichen Verzögerung der Bearbeitung. Auch werden hierdurch notwendige Maßnahmen (z.B. im Rahmen des § 3 BeKV) oftmals verspätet eingeleitet. Nicht zuletzt deshalb führt unser Landesverband zur Zeit im Auftrag der Hauptgeschäftsführer-Konferenz ein Pilotprojekt „BK-Arztverfahren" für die BK Nr. 4101–4202 und 4301/4302 durch [3]. Die grundsätzlichen Überlegungen für dieses Projekt sollten m.E. auch für das Feststellungsverfahren bei Wirbelsäulenerkrankungen berücksichtigt werden. Ebenso können später die diesbezüglichen Erfahrungen für andere Berufskrankheiten verwertet werden.

Ein Patentrezept für ein Verwaltungsverfahren, das von allen Unfallversicherungsträgern in gleicher Weise angewendet werden kann, wird es schon aufgrund der branchenspezifischen Besonderheiten nicht geben. Um aber ein Großteil der anhängigen Verfahren möglichst schnell einer Entscheidung zuzuführen, könnte m.E. nach kurzer Prüfung eine Aufteilung in 4 verschiedene Fallgestaltungen erfolgen:

1. Beispiel. Der „Versicherungsfall" ist vor dem 01. April 1988 eingetreten. Gemäß Art. 2 Abs. 2 der 2. Änderungsverordnung zur BeKV werden von der Rückwirkung nur solche Versicherungsfälle erfaßt, die nach dem 31. 03. 1988 eingetreten sind. Für den Eintritt des Versicherungsfalles ist es erforderlich, daß die bandscheibenbedingte Aufgabe der Tätigkeit erfolgte. In der Praxis ist es nicht immer einfach festzustellen, ob die nach dem 31. 03. 1988 ausgeübte Tätigkeit noch eine Gefährdung darstellt. War z.B. der Versicherte vor dem Stichtag einer langjährigen Gefährdung ausgesetzt, und hat er aufgrund der dadurch bedingten Wirbelsäulenerkrankung bereits vorher eine Tätigkeit aufgenommen, die (für sich allein) im Regelfall nicht die Anerkennungsvoraussetzungen erfüllt, so ist dennoch nicht auszuschließen, daß diese Tätigkeit im Hinblick auf den Vorschaden nicht doch im Einzelfall geeignet ist, zu einer weiteren Verschlimmerung der Krankheit zu führen. Dies kann z.B. dadurch der Fall sein, daß gefährdende Arbeiten nicht mehr regelmäßig, aber mit einer gewissen Häufigkeit verrichtet werden. Hier empfiehlt es sich, diese Frage arbeitsmedizinisch abklären zu lassen.

Die Beantwortung dieser Frage ist übrigens nicht nur im Ausgangsfall geboten; sie muß generell bei der Prüfung eines Versicherungsfalles erfolgen und ist auch im Hinblick auf die Vereinbarung über die Zuständigkeit und Lastenteilung von Interesse.

Erfolgte die bandscheibenbedingte Tätigkeitsaufgabe vor dem 01. 04. 1988, so ist die Rückwirkungsklausel auch dann zu berücksichtigen, wenn der Versicherte einen Antrag bereits vor dem 01. 01. 1993 gestellt hat [4]. Zum Zeitpunkt des Eintritts des „Versicherungsfalles" war dann noch keine Entscheidung nach § 551 Abs. 2 RVO möglich, und die Rückwirkung beschränkt sich auf die Regelung durch den Verordnungsgeber.

Ebenso kann weder eine Entschädigung noch eine Anerkennung erfolgen, wenn der Versicherte die Tätigkeit vor dem Stichtag aus anderen Gründen eingestellt hat und damals noch kein objektiver Zwang zum Unterlassen bestand. Dies folgt schon aus dem Wortlaut der neuen Vorschrift.

Ist demnach der Versicherungsfall vor dem 01. 04. 1988 eingetreten, so kann der Fall ohne weitere Ermittlungen zum Abschluß gebracht werden.

2. Beispiel. Der Versicherte übt oder übte eindeutig keine Tätigkeit aus, die für ihn eine Risikoerhöhung darstellt.

Hierunter sind solche Fallgestaltungen zu verstehen, in denen der Versicherte Tätigkeiten verrichtete (oder verrichtet), die eindeutig nicht die arbeitstechnischen Voraussetzungen nach den ärztlichen Merkblättern des Sachverständigen-Beirats beim BMA erfüllen, weil keine überdurchschnittliche Wirbelsäulenbelastung mit einer gewissen Regelmäßigkeit festzustellen ist.

Nach Eingang des Antrags oder der Anzeige werden dem Versicherten zunächst die entsprechenden Vordrucke zur Ermittlung der ausgeübten Tätigkeit zugeschickt. Ergibt die Auswertung der ausgefüllten Fragebögen eindeutig, daß keine Arbeiten verrichtet wurden, die auch nur annähernd die Anerkennungsvoraussetzungen erfüllen könnten (beispielsweise wenn von einem männlichen Versicherten im Alter von 18–39 Jahren nur gelegentlich Gewichte von ca. 15 Kg gehoben wurden), so kann eine Einschaltung des TAD unterbleiben. Der Unfallversicherungsträger kann den Versicherten entsprechend aufklären oder sofort einen Ablehnungsbescheid erteilen. Nur wenn nach den Angaben eine entsprechende Gefährdung nicht auszuschließen ist, muß eine Klärung durch den TAD erfolgen (Ausnahme: Es liegen inzwischen eindeutige medizinische Befunde vor, die gegen eine Anerkennung sprechen). Der Fall ist m. E. einem beratenden Arzt (hier: Arbeitsmediziner) nur dann vorzulegen, wenn nach der Stellungnahme oder den Ermittlungen des TAD Tätigkeiten verrichtet wurden, die durchaus eine Risikoerhöhung darstellen können. Ansonsten kann das Verfahren nach Einschaltung des staatlichen Gewerbearztes mit einem Ablehnungsbescheid beendet werden. Gleiches gilt, wenn der beratende Arbeitsmediziner festgestellt hat, daß die arbeitstechnischen Voraussetzungen für die Entstehung einer Berufskrankheit eindeutig nicht gegeben sind.

Sofern eine offensichtlich unbegründete Anzeige von einem Arzt oder einer Krankenkasse erfolgt, sollte der Vorgang zunächst mit der Aufforderung an den Absender zurückgeschickt werden, die Gründe für die Annahme, daß eine Berufskrankheit vorliegen könnte, näher darzulegen.

3. Beispiel. Die Tätigkeit des Versicherten war (ist) möglicherweise geeignet, eine Berufskrankheit der Nr. 2108–2110 zu verursachen, die medizinischen Befunde lassen aber eindeutig eine Anerkennung ausschließen.

In diesen Fällen kann grundsätzlich zunächst eine Einschaltung des TAD unterbleiben, wenn schon aufgrund der Erstangaben im Antrag, in der Anzeige oder nach Einholung erster Befundberichte ersichtlich ist, daß die angegebenen Erkrankungen voraussichtlich zu denjenigen gehören, die entweder nach dem Kriterienkatalog der Merkblätter eindeutig nicht die Voraussetzungen für eine Anerkennung erfüllen [5] oder aus sonstigen Gründen eine Anerkennung ausschließen. Der Schwerpunkt der weiteren Bearbeitung ist auf die medizinischen Gesichtspunkte zu richten. Das Formblatt an den Versicherten zur Erfassung der Berufsvorgeschichte sollte dennoch verschickt werden (dazu s. unten).

Vom Sachbearbeiter sind zunächst sämtliche medizinischen Befunde, Berichte und Aufnahmen sowie Vorerkrankungsverzeichnisse einzuholen. Diese Unterlagen sind dem beratenden Arzt (hier: Orthopäde/Chirurg) vorzulegen. Dieser soll in seiner Stellungnahme begründen, warum entweder die festgestellten Erkrankungen differentialdiagnostisch von berufsbedingten

Wirbelsäulenerkrankungen abzugrenzen sind, oder ob ggf. noch ein weiterer Untersuchungsauftrag zu erteilen ist. Im letzten Fall ist das formularmäßig eingeholte Untersuchungsergebnis dem beratenden Arzt zur erneuten Stellungnahme zuzuleiten.

Bleibt es bei der eingangs geäußerten Vermutung, so kann nach Einschaltung des staatlichen Gewerbearztes die Bescheiderteilung erfolgen. Weitere Ablehnungsgründe könnten sich dabei auch aus der Berufsvorgeschichte ergeben. Wenn der beratende Arzt hingegen feststellt, daß die erhobenen Befunde nicht eindeutig eine berufsbedingte Wirbelsäulenerkrankung ausschließen, ist (auch im Hinblick auf § 3 BeKV) eine Prüfung durch den TAD und ggf. durch den beratenden Arbeitsmediziner durchzuführen.

4. Beispiel. Die Tätigkeit des Versicherten war (ist) grundsätzlich geeignet, eine BK der Nr. 2108–2110 zu verursachen, die medizinischen Erstangaben schließen keine Anerkennung aus.

Voraussetzung für die Feststellung ist zunächst, daß die formularmäßige Befragung des Versicherten, seines Arbeitgebers und die Stellungnahme des TAD sowie ggf. die Stellungnahme des beratenden Arbeitsmediziners nach entsprechender Auswertung diesen Schluß zulassen. Ob die Stellungnahme des TAD formularmäßig einzuholen ist oder ob Außenermittlungen erforderlich sind, dürfte branchenspezifisch und je nach Einzelfall unterschiedlich zu beurteilen sein.

Zunächst sollte geprüft werden, ob diese Tätigkeit bereits langjährig (in der Regel mindestens 10 Jahre) ausgeübt wurde oder ob bei kürzerer Dauer eine besonders intensive Belastung vorgelegen hat, die arbeitsmedizinisch als ausreichend bewertet wird. In diesem Zusammenhang stellt sich auch das Problem der Kumulation von Belastungen im Sinne der BK Nr. 2108 und im Sinne der BK Nr. 2110. Ist beides nicht der Fall, erfolgt die weitere Bearbeitung im Hinblick auf § 3 BeKV. Eine Anerkennung eines vorhandenen Wirbelsäulenleidens als Folge einer Berufskrankheit scheidet aus, da eine solche lediglich drohen kann.

Weitere Voraussetzung für die Anerkennung ist der objektive Zwang zur Unterlassung aller Tätigkeiten, die für die Entstehung, die Verschlimmerung oder das Wiederaufleben der Krankheit ursächlich waren oder sein können.

Wurde die Tätigkeit noch nicht aufgegeben, erfolgt die weitere Bearbeitung zunächst ebenfalls im Hinblick auf § 3 BeKV. Die weiteren Schritte unterscheiden sich dabei aber nicht wesentlich von den folgenden Ausführungen.

Die parallel zu den erwähnten Ermittlungen eingeholten Befunde, Berichte, Röntgenaufnahmen, Computertomogramme, Kernspintomogramme (sofern vorhanden) sowie Vorerkrankungsverzeichnisse werden nunmehr dem beratenden Arzt vorgelegt. Es kann demnach bei dieser Fallgestaltung durchaus in Einzelfällen vorkommen, daß sowohl ein Arbeitsmediziner als auch ein Orthopäde/Chirurg zu hören ist.

Dieser soll nun eingehend prüfen,

- ob noch weitere Ermittlungen erforderlich sind, weil entweder die Angaben zur Belastung am Arbeitsplatz für die medizinische Beurteilung nicht ausreichen oder die vorhandenen Befundunterlagen zu dürftig sind und ein gezielter Untersuchungsauftrag zu erteilen ist,
- ob die eingeholten Befundunterlagen nicht doch eindeutig eine Anerkennung ausschließen,
- ob noch keine chronischen oder chronisch-rezidivierenden Beschwerden und Funktionsausfälle manifestiert sind, die zur Aufgabe der Tätigkeit zwingen,
- oder ob der Fall bereits reif für eine abschließende Begutachtung ist (die ggf. auch vom beratenden Arzt durchgeführt werden kann).

Im ersten Fall ist der Vorgang nach Abschluß der weiteren Ermittlungen erneut dem beratenden Arzt vorzulegen.

Im zweiten Fall kann umgehend die Stellungnahme des staatlichen Gewerbearztes eingeholt werden.

Im dritten Fall sollte der Vorgang von einem Arbeitsmediziner geprüft werden, insbesondere im Hinblick auf § 3 BeKV. Bezüglich der abschließenden Begutachtung liegen derzeit noch keine nennenswerten Erfahrungen vor. Sofern der beratende Arzt diese nicht selbst durchführt, sollte er aber Hinweise zu den Fragestellungen im Gutachtenauftrag geben. Auch sollte ein Gutachter den Auftrag mit entsprechenden Hinweisen zurückgeben, wenn er die Vorermittlungen für nicht ausreichend erachtet und er diese Lücken nicht selbst (z. B. durch Befragen des Versicherten) schließen kann. Die Verwaltung sollte es m. E. dem Gutachter überlassen, ob eine neurologische Zusatzuntersuchung durchgeführt werden sollte.

Zusammenfassung

Die Verfahrensabläufe zur Bearbeitung von gemeldeten Wirbelsäulenerkrankungen lassen sich grundsätzlich nicht in ein starres Schema pressen. Branchenspezifische Besonderheiten sind zu berücksichtigen und haben u. a. auch schon dazu geführt, daß die vom Arbeitskreis „Wirbelsäulen-BK" des Hauptverbandes erarbeiteten Vordrucke für die Belange einzelner Gewerbezweige geändert wurden und daher nun verschiedene Formulare „auf dem Markt" sind.

Auch hängt es vom Fingerspitzengefühl und der Erfahrung des Sachbearbeiters ab, wie er einen Fall letztlich einem gerechten Abschluß zuführt.

Ein regelmäßiger Austausch von Erfahrungen wird auch in Zukunft erforderlich sein, wozu die z. Z. laufenden Pilotprojekte zum BK-Arztverfahren möglicherweise einen Beitrag leisten.

Da die eingangs angesprochene Vielzahl von Verdachtsmeldungen teilweise auch auf einen gewissen „Nachholbedarf" bei den Versicherten zurückzuführen ist, besteht die Hoffnung, daß uns die Zukunft genügend Zeit läßt, gemeinsam Richtlinien für ein noch rationelleres und sachgerechteres Verfahren zu erstellen.

Literatur und Anmerkungen

1. Zweiling K (1993) Berufskrankheiten – Erkrankung der Wirbelsäule – Schaffung von Ausschlußkriterien im Anerkennungsverfahren. Die Berufsgenossenschaft 4/93, S. 246
2. Zweiling K, a. a. O. S. 247
3. Rundschreiben Nr. 14/92 des Landesverbandes Rheinland-Westfalen der gewerblichen Berufsgenossenschaften
4. Eilebrecht G (1993) Die Rückwirkungsklausel der 2. Verordnung zur Änderung der BeKV. Die Berufsgenossenschaft 3/93, S. 192
5. Schürmann J (1993) Überlegungen zur BK-Wirbelsäule aus Sicht der berufsgenossenschaftlichen Verwaltungen, Unfallmedizinische Tagung des Landesverbandes Rheinland-Westfalen der gewerblichen Berufsgenossenschaften am 13./14. 3. 1993 in Düsseldorf

Ablauf des Verwaltungsverfahrens zur BK Nr. 2108 – Beitrag des ärztlichen Gutachters

P.-M. Hax und G. Hierholzer

Einleitung

Ein BK-Gutachten ist immer ein Zusammenhangsgutachten, und meistens auch ein besonders schweres. Dies gilt besonders für die neuen BK 2108–2110. Obwohl diese inzwischen Realität sind, ist die Diskussion über Sinn und Unsinn gerade der BK 2108 noch nicht verstummt. Dies kann jetzt eigentlich nur noch zur Verunsicherung der Gutachter und der Versicherten beitragen. Aus folgenden Gründen befindet sich der ärztliche Gutachter in einer besonders schwierigen Situation.

1. Degenerative Wirbelsäulenveränderungen sind unabhängig von beruflichen Belastungen häufig. Die Ursachen sind vielfältig. Es werden individuell verschiedene Reaktionen auf gleichartige Belastungen beobachtet. Nicht zuletzt handelt es sich auch um einen normalen physiologischen Alterungsprozeß.
2. Die Möglichkeit des Seitenvergleichs wie an den Extremitäten ist an der Wirbelsäule nicht gegeben.
3. Degenerative Veränderungen können sehr ausgeprägt sein, ohne Beschwerden zu verursachen. Umgekehrt werden nicht selten erhebliche subjektive Beschwerden vorgetragen, die sich nicht objektivieren lassen.
4. Es gibt vielfältige Überschneidungen der beruflichen Belastungen mit denen aus dem berufsunabhängigen Leben. Eine klare Trennung von berufsbedingten und nicht berufsbedingten Schäden ist kaum möglich. Ebenso sind Folgezustände anlagebedingter Veränderungen oder durch traumatische oder entzündliche Vorgänge erworbener Schädigungen gegenüber einer Verschleißerkrankung kaum abgrenzbar.
5. Klinische Untersuchungsbefunde der Wirbelsäule sind nur schwer und ungenau in Form von exakt nachvollziehbaren und vergleichbaren Meßwerten dokumentierbar.
6. Das Ergebnis der klinischen Untersuchung ist wesentlich stärker als bei Untersuchung der Extremitäten von der Mitarbeit des Untersuchten abhängig und von diesem beeinflußbar.

7. Die Befundung der Röntgenaufnahmen setzt umfangreiche Kenntnisse über die verschiedensten Anomalien und Krankheitsbilder und große Erfahrung voraus.
8. Es muß meistens ein mehrjähriger Krankheitsverlauf überblickt und beurteilt werden.
9. Die zusammengetragenen Vorbefunde sind von unterschiedlichster Qualität und Ausführlichkeit. Dies gilt nicht nur für Text-, sondern auch für Bildbefunde.

Aufgaben des ärztlichen Gutachters

Mit Rücksicht auf die gebotene und gleichbleibende Qualität sollte der Gutachter folgende 10 Punkte auch in der aufgeführten Reihenfolge systematisch abarbeiten.

1. Aktenstudium

Ein gründliches Aktenstudium, noch bevor der Versicherte zur Untersuchung einbestellt wird, sollte selbstverständlich sein. Offene Fragen lassen sich dann schon im Vorfeld klären, fehlende Unterlagen frühzeitig nachfordern. Bei dem noch neuen Verfahren und der großen Zahl der vorliegenden Anträge ist es nur verständlich, wenn eine Akte in dem einen oder anderen Punkt noch Lücken aufweist. Eine kurze Prüfung auf Vollständigkeit sollte daher dem Gutachter erlaubt sein: Sind die Tätigkeits- und Arbeitsplatzbeschreibungen wirklich für alle bisherigen Beschäftigungsverhältnisse vorhanden oder nur für das letzte? Liegen tatsächlich alle Arztberichte und Röntgenbilder vor? Nachforschungen nach Vorerkrankungen sind erfolgversprechend nur möglich bei vollständigen medizinischen Unterlagen einschließlich einem ausführlichen Leistungsauszug der Krankenkasse.

2. Erhebung der Vorgeschichte und der aktuellen Beschwerden

Das Gespräch zur Erhebung der medizinischen Vorgeschichte sollte mit der Frage nach den aktuellen Beschwerden beginnen. Deren Lokalisation, Art, Intensität, Anlaß und zeitlicher Ablauf sollten vom Versicherten genau beschrieben werden. Treten Schmerzen kontinuierlich oder intermittierend auf, strahlen sie aus, wie stellt sich der Tagesablauf in bezug auf bestimmte Tätigkeiten dar? Sind die Beschwerden am Wochenende geringer oder stärker? Lassen die Schmerzen in Horizontallage nach? Schildert ein Patient, daß tagsüber die Schmerzen erträglich seien, aber nachts so quälend würden, daß sie den Schlaf verhindern, so spricht dies für das Vorliegen eines M. Bechterew. Schmerzen in der Glutäalregion und in einem oder beiden Beinen nach einer bestimmten Gehstrecke oder nach längerem Stehen, die nach einer Sitzpause abklingen, weisen auf eine Enge des Rückenmarkkanales hin. Ein morgendlicher Anlaufschmerz, der sich durch Bewegung innerhalb kurzer Zeit bessert, dann aber unter Belastung wieder zunimmt, ist beispielsweise typisch für den Spondylotiker [1].

Im weiteren Gespräch ist der zeitliche Verlauf des gesamten Krankheitsbildes zu erfragen, also wann überhaupt zum 1. Mal Wirbelsäulenbeschwerden aufgetreten sind und wie sich das Beschwerdebild im Laufe der Jahre entwickelt hat. Die Zahl der durchschnittlichen Schmerztage pro Monat sowie der Therapien und Krankheitstage pro Jahr sind zu ermitteln, ebenso Art und Erfolg früherer Behandlungen.

Um berufsfremde Ursachen der Beschwerden ausschließen zu können bzw. um Hinweise darauf zu erhalten, muß schließlich nach früheren Unfällen, Verschleißerscheinungen an anderen Gelenken, analogen Krankheitszeichen in der Familie und nach einer rheumatischen Erkrankung gefragt werden, bei Männern außerdem nach Rückenproblemen beim Wehrdienst und ob sie ggf. deswegen davon befreit worden sind. Bei allen anscheinend spondylogenen Symptomen soll man aber immer noch die Möglichkeit der extravertebralen Genese beachten. Daher ist auch noch kurz nach einer Beeinträchtigung des Allgemeinzustandes, Gewichtsabnahme und Unregelmäßigkeiten bei Stuhlgang oder Wasserlassen zu fragen.

Die berufliche Anamnese sollte bereits von der Verwaltung erhoben und in der Akte enthalten sein. Der Versicherte muß in erheblich höherem Maße als die übrige Bevölkerung einer wirbelsäulenbelastenden Tätigkeit ausgesetzt gewesen sein, damit überhaupt eine BK in Betracht kommt. Eine pauschale Aussage des TAD zu der Frage, ob und ggf. wie lange eine überdurchschnittlich wirbelsäulenbelastende Tätigkeit ausgeübt worden ist, erscheint uns nicht ausreichend. Statt dessen sollten für jede in Betracht kommende Tätigkeit die Belastungsintensität und -häufigkeit aufgeführt werden. Diese Angaben sind anläßlich der gutachtlichen Untersuchung Punkt für Punkt mit dem Versicherten durchzusprechen. Nur so kann sich der Arzt ein genaues Bild über die beruflichen Belastungen verschaffen und die später erhobenen Untersuchungsbefunde richtig einordnen. Ebenso genau ist nach außerberuflichen Belastungen zu fragen.

3. Klinische Untersuchung

Der eigentlichen Untersuchung der Wirbelsäule sollte eine orientierende Allgemeinuntersuchung vorausgehen, bei der nochmals auf die Möglichkeit eines entfernten Sitzes der Erkrankung geachtet wird. Beispielsweise werden ein Hüftgelenkleiden oder eine Arteriitis der Beinarterien gelegentlich als Ischias angesprochen. Lokale Beschwerden können auch die ersten oder einzigen Manifestationen einer generalisierten Erkrankung sein.

Die körperliche Untersuchung im Stehen und im Liegen schließt einen orientierenden neurologischen Status ein, bei Auffälligkeiten ist eine entsprechende Zusatzbegutachtung zu veranlassen. Es dient einer übersichtlichen

Gliederung des Untersuchungsbefundes, wenn man sich streng an die Reihenfolge Inspektion, Palpation, Funktionsprüfung hält.

Nach Feststellung allgemeiner Parameter wie Größe, Gewicht und Konstitution beginnt die Inspektion damit, daß man alltägliche Bewegungen genau beobachtet: den Gang, das Setzen auf einen Stuhl und das Aufstehen, das Entkleiden und die Art, wie sich der Patient auf die Untersuchungsliege legt und später wieder von ihr erhebt. Dabei fällt häufig schon die Steifigkeit eines Wirbelsäulenabschnittes auf. Die Wirbelsäulenstatik wird beurteilt, dabei insbesondere auf eine abnorme Geradehaltung der Lendenwirbelsäule geachtet. Eine eventuelle Seitverbiegung ist dahingehend zu differenzieren, ob es sich um eine anlagebedingte Skoliose oder um eine symptomatische Fehlhaltung handelt. Der Trainingszustand der Muskulatur ist zu bewerten. Man braucht allerdings Erfahrung, um beurteilen zu können, ob die Masse der Muskulatur dem Konstitutionstypus des Untersuchten entspricht oder ungenügend ist.

Durch Palpation werden Verspannungen und isolierte Muskelverhärtungen sowie druckempfindliche Bezirke lokalisiert und die Auslösbarkeit von Dislokationsschmerzen in einem bestimmten Bewegungssegment geprüft. Die Federungspalpation der Dornfortsätze in Bauchlage führt zu einer nahezu isolierten Beanspruchung von 2 benachbarten Bewegungssegmenten mit den dazugehörigen Bandscheiben und Bändern.

Die Gelenke der Wirbelsäule müssen notwendigerweise im Gesamten betrachtet werden, da eine unabhängige Bewegungsprüfung jedes einzelnen Gelenkes nicht möglich ist. Bei der Messung des Finger-Boden-Abstandes ist darauf zu achten, ob die Rumpfbeugung tatsächlich durch eine Krümmung der Wirbelsäule zustande kommt oder im wesentlichen über eine Beugung der Hüftgelenke. Die Entfaltbarkeit der Meßstrecke nach Schober sagt etwas über die segmentale Beweglichkeit im unteren Lendenwirbelsäulenabschnitt aus, die der Meßstrecke von 10 cm Länge mit Mittelpunkt über dem Dornfortsatz von LWK1 über die segmentale Beweglichkeit des thorakolumbalen Abschnittes. Zusätzlich sollte man sich vom Versicherten typische Arbeitshaltungen und Handgriffe demonstrieren und die jeweils dabei auftretenden Beschwerden beschreiben lassen [6].

Wenn man einen Schmerzpunkt lokalisiert, müssen auch die Bewegungsstörung, die Schmerzausstrahlung und ggf. eine neurologische Irritation diesem Segment zugeordnet werden können, bevor eine vertebragene Ursache angenommen werden darf. In Zukunft ergibt sich möglicherweise aus der isokinetischen Funktionsanalyse eine die Diagnostik ergänzende Untersuchungsmethode. Die rechnergestützte Analyse der Kurvenverläufe entzieht sich einer willkürlichen Beeinflussung durch den Patienten.

4. Laboruntersuchungen

Aus differentialdiagnostischen Erwägungen erscheint es uns notwendig, grundsätzlich folgende Laboruntersuchungen durchzuführen: kleines Blutbild, Blutsenkung, HLA-B-27-Antigen, Rheumafaktoren, Harnsäure sowie die Bestimmung der alkalischen und der sauren Phosphatase. Bei konkretem Verdacht auf das Vorliegen einer bestimmten, nicht berufsbedingten Erkrankung können evtl. weitere Laboruntersuchungen wie eine Elektrophorese, die Bestimmung des Hydroxyprolins im Urin oder die Messung von Tumormarkern angezeigt sein.

5. *Untersuchungen mit bildgebenden Verfahren*

Neben Röntgenaufnahmen der Lendenwirbelsäule in 2 Richtungen sind zusätzliche Schrägaufnahmen zur besseren Beurteilung der Wirbelgelenke und der Zwischengelenkstücke Standard. Bei Schwerlastträgern sollen typischerweise spondylotische Veränderungen nicht nur an der oberen Lendenwirbelsäule, sondern auch an der unteren Brustwirbelsäule auftreten [2]. Zeigen die Aufnahmen der Lendenwirbelsäule entsprechende Veränderungen an den oberen Lendensegmenten, sind deshalb auch Bilder der Brustwirbelsäule in 2 Richtungen anzufertigen. Die BK 2108 bezieht sich zwar ausschließlich auf Veränderungen an der Lendenwirbelsäule, der Nachweis einer für den Schwerlastträger jedoch angeblich charakteristischen Lokalisation der Knochenzacken an oberer Lendenwirbelsäule und unterer Brustwirbelsäule kann aber bei der Beurteilung des Kausalzusammenhanges hilfreich sein. Bei klinischen und anamnestischen Hinweisen auf ein generalisiertes Verschleißleiden der gesamten Wirbelsäule müssen ohnehin Aufnahmen aller Wirbelsäulenabschnitte angefertigt werden.

Ein Computertomogramm (CT) sollte bei Verdacht auf Bandscheibenprotrusion oder Bandscheibenvorfall ebenfalls zum diagnostischen Standard gehören. Daneben werden im CT auch eine Spondylarthrose mit dadurch bedingten knöchernen Einengungen der Wurzelaustrittsstellen sowie eine Spinalkanalstenose gut dargestellt. Der Durchmesser des knöchernen Wirbelkanales läßt sich allerdings auch sonographisch gut bestimmen.

Die Magnetresonanztomographie (MRT) ist die überlegene Untersuchungsmethode zur Beurteilung der Bandscheiben und der Nervenwurzeln, zudem nicht strahlenbelastend, aber zur Zeit noch aufwendig und teuer. Ein qualifizierter, aussagefähiger Befund setzt außerdem einen in diesem speziellen Teilgebiet besonders erfahrenen Untersucher voraus. Die MRT sollte daher zunächst nur als ergänzendes Untersuchungsverfahren bei unklaren Fällen zum Einsatz kommen. Für die meisten Fragestellungen reichen Nativröntgenbilder und CT.

Die Indikation zur Myelographie wird angesichts der diagnostischen Möglichkeiten mit CT und MRT immer seltener gestellt.

6. *Diagnosestellung*

Aufgrund der erhobenen Befunde ist eine medizinische Diagnose zu stellen und damit insbesondere die Frage zu beantworten, ob eine bandscheibenbedingte

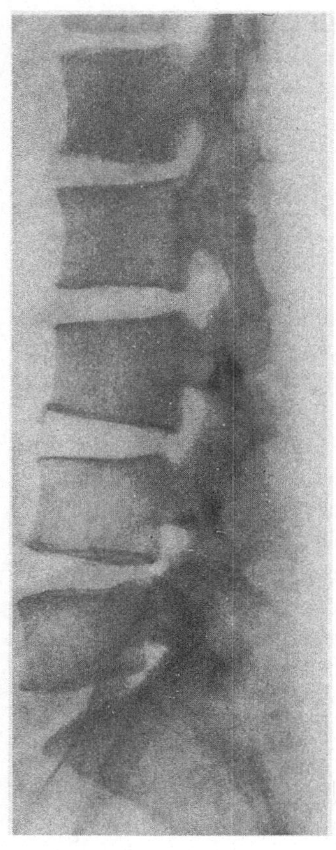

Abb. 1. Lumbale Lokalisation der Scheuermann-Krankheit. Keilform der Wirbelkörper L3 und L4 mit angedeuteter Lendenkyphose. (Aus [1])

Erkrankung der Lendenwirbelsäule vorliegt, bzw. welche anderen relevanten Veränderungen des Skelettsystems oder sonstiger Organe mit vergleichbaren Symptomen und Befunden festgestellt wurden und abzugrenzen sind. Es ist dazu Stellung zu nehmen, ob die Beschwerden nach Art, Intensität und Lokalisation durch die erhobenen Befunde erklärt werden.

Zu den differentialdiognostisch abzugrenzenden Veränderungen an der Wirbelsäule zählen neben dem physiologischen, altersbedingten Verschleiß anlagebedingte Anomalien, eine idiopathische Skoliose, posttraumatische Veränderungen, die präsenile Osteoporose, der Zustand nach einem durchgemachten M. Scheuermann, der M. Bechterew und gelegentlich auch Wirbelmetastasen. An eine extravertebrale Genese ist ebenfalls zu denken, z.B. an eine urologische, gynäkologische oder Darmerkrankung, ein Bauchaortenaneurysma, einen retroperitonealen Tumor und an Verschleißerscheinungen an Kreuzdarmbein- oder Hüftgelenken.

Zeichen einer durchgemachten Scheuermann-Erkrankung sind bei fast 1/3 der Bevölkerung zu finden. Derartige Wirbelsäulen neigen zu einem vorzeitigen und vermehrten Verschleiß. Die lumbale Lokalisation des M. Scheuermann ist seltener als die klassische an der Brustwirbelsäule, löst aber häufiger Symptome

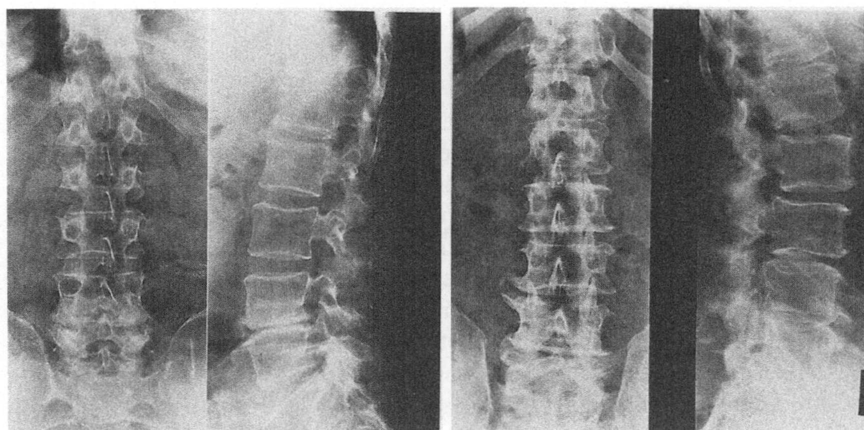

Abb. 2. Röntgenbilder der Lendenwirbelsäule eines 56jährigen Mannes, der ca. 16 Jahre als Gewächshausverglaser gearbeitet hat. Die arbeitstechnischen Voraussetzungen für die Anerkennung einer BK 2108 sind erfüllt. Auffällig ist eine erhebliche Osteochondrose und Spondylose bei L4/L5. An den übrigen Bewegungssegmenten der Lendenwirbelsäule zeigen sich keine degenerativen Veränderungen, die das alterstypische Maß wesentlich überschreiten. Die Anerkennung als BK wurde u. a. wegen der monosegmentalen Ausprägung des Krankheitsbildes nicht vorgeschlagen

Abb. 3. Röntgenbilder der Lendenwirbelsäule eines 54jährigen Mannes, der von 1954–1992 Jahre als Maurer gearbeitet hat. Die arbeitstechnischen Voraussetzungen für die Anerkennung einer BK 2108 sind erfüllt. Rezidivierende Lumbalgien und Lumboischialgien seit 1974. Es kommen ausgeprägte, das alterstypische Maß deutlich überschreitende degenerative Veränderungen an mehreren Segmenten des beruflich belasteten Wirbelsäulenabschnittes zur Darstellung. Dementsprechend wurde die Anerkennung einer BK vorgeschlagen, die MdE bei klinisch nachweisbarer deutlicher Funktionseinschränkung auf 20% geschätzt

aus. Sie befällt die Wirbelkörper L1–L3, seltener L4 und L5; durch eine leicht keilförmige Deformierung der Wirbelkörper wird die physiologische Lendenlordose aufgehoben (Abb. 1). Diese Fehlform prädestiniert zu Kreuzschmerzen und kann über die unphysiologische Belastung der Lumbosakralbandscheibe zum Bandscheibenvorfall führen [1].

Typisch für den M. Bechterew sind eine frühzeitige Aufhebung der Seitneigung und eine Einschränkung der Atembreite durch Befall der Rippenwirbelgelenke. Auf dem Röntgenbild zeigen sich feine lamellenartige Knochenspangen im Gegensatz zu den spornartigen Zacken bei der Spondylose. Fast immer sind frühzeitig die Ileosakralgelenke mit verschwommener Darstellung im Röntgenbild befallen. Der Test auf HLA-B-27-Antigen ist in 90% positiv, die Blutsenkung beschleunigt.

Ein unvollständiger Bogenschluß mit fehlendem Dornfortsatz (Spina bifida occulta) stellt dagegen, sofern er nicht schon im Kindesalter zu neurologischen Ausfallserscheinungen geführt hat, einen unbedeutenden Nebenbefund dar. Biomechanisch ist ein Einfluß auf die Entstehung von bandscheibenbedingten Erkrankungen nicht gegeben. Ebensowenig besteht beim Vorliegen eines Übergangswirbels eine Disposition zum Bandscheibenvorfall.

7. Zusammenhangsbeurteilung

Es ist bekanntlich nicht erforderlich, daß die schädigenden Einwirkungen der versicherten Tätigkeit die alleinige oder doch überwiegende Ursache für den Eintritt der BK sind; es genügt, daß sie eine wesentliche Teilursache bilden und daß entgegenstehende Überlegungen als unerheblich angesehen werden können. Bei der Zusammenhangsbeurteilung ist daher zu prüfen, ob die schädigenden Einwirkungen aus der versicherten Tätigkeit zumindest eine solche wesentliche Teilursache für den Eintritt der BK bilden, ob daneben – ggf. parallel wirkend – auch Einwirkungen aus unversicherten Tätigkeiten oder der privaten Lebenssphäre ursächlich wesentlich beteiligt sind und welche kausale Bedeutung den einzelnen Teilursachen zukommt. Es dürfen aber nur solche Faktoren berücksichtigt werden, die im Sinne des sog. Vollbeweises nachgewiesen sind.

Für die BK 2108 sind das Heben oder Tragen schwerer Lasten und die Tätigkeit in extremer Rumpfbeugehaltung zunächst getrennt zu beurteilen, weil der jeweilige Kausalzusammenhang später auch getrennt nach den verschiedenen beruflichen Belastungen begründet werden muß. Der Grad der Degeneration wird unter Berücksichtigung der Erkenntnisse über das Ausmaß der beruflichen und außerberuflichen schädigenden Einwirkungen sowie über etwaige anlagebedingte, einen vorzeitigen Verschleiß fördernde Faktoren bewertet. Bei Schwerlastträgern wurden beispielsweise v.a. im Bereich der unteren Brust- und oberen Lendenwirbelsäule vorzeitige Abnutzungserscheinungen festgestellt. Fortgesetztes Heben von Lasten in gebückter Haltung läßt dagegen eher im Bereich der unteren Lendenwirbelsäule stärkere degenerative Veränderungen erwarten [2]. Eine nur auf ein Bewegungssegment beschränkte Osteochondrose ist als eher untypische Folge einer Wirbelsäulenbelastung durch Heben und Tragen anzusehen (Abb. 2) [3]. Auch eine gleichmäßige Degeneration aller Wirbelsäulenabschnitte spricht eher für ein schicksalhaftes Verschleißleiden [4].

Das Abwägen, welche Ursachen rechtlich wesentlich für den Wirbelsäulenschaden bzw. für die Verschlimmerung eines anlagebedingten degenerativen Lendenwirbelsäulenschadens gewesen sind, zählt zu den schwierigsten Aufgaben des medizinischen Sachverständigen überhaupt. Es ist am Einzelfall nachzuweisen, daß sich die Befunde an dem beruflich exponierten Wirbelsäulenabschnitt deutlich von denjenigen an den übrigen Wirbelsäulenabschnitten unterscheiden und daß das alterstypische Ausmaß einer Degeneration an dem betroffenen Wirbelsäulenabschnitt überschritten ist.

Ist die Diagnose eindeutig, sind spezifische berufliche Belastungen nachgewiesen, stimmt der Zeitpunkt der Manifestation nach solchen Belastungen mit der medizinischen Erfahrung überein und liegen auch keine nachweisbaren berufsunabhängigen pathogenetischen Faktoren vor, die die beruflichen Belastungen an Bedeutung klar überwiegen, so ist die Erkrankung zur Anerkennung als BK vorzuschlagen (Abb. 3). Anerkennung wie Ablehnung sind medizinisch und arbeitstechnisch eingehend zu begründen.

Das Auftreten von Wirbelsäulenschäden als Berufskrankheit nach entsprechender Exposition ist nicht zwingend. Wie die meisten anderen Berufskrank-

heiten ist auch die BK 2108 nicht anders als eine berufsbelastungsbedingte
Verschlimmerung von Anlagefehlern zu verstehen und setzt als eigentliche
Ursache eine körpereigene Gewebeminderwertigkeit voraus. Es ist daher
durchaus möglich, daß insbesondere bei großem zeitlichem Intervall zwischen
versicherter Tätigkeit und Auftreten des Wirbelsäulenschadens andere Faktoren überwiegen, so z. B. eine inzwischen eingetretene altersentsprechende
Degeneration oder ein sonstiger krankheits- oder unfallbedingter Bandscheibenschaden [4].

Auch eine BK kann im Sinne der Entstehung oder im Sinne der Verschlimmerung verursacht sein. Im Anschluß an die Beantwortung der Kausalitätsfrage
hat sich der Gutachter dazu zu äußern und ggf. auch zwischen einer vorübergehenden oder einer dauernden Verschlimmerung zu unterscheiden. Eine
Anerkennung im Sinne der Verschlimmerung kommt nur in Betracht, wenn
die nunmehr als BK zu beurteilende Erkrankung als sog. Grundleiden schon bei
Beginn der schädigenden beruflichen Noxen nachweislich als Krankheit im
Rechtssinne bestanden hat.

8. Prüfung des Unterlassungstatbestandes

Wenn die versicherte Tätigkeit tatsächlich den Lendenwirbelsäulenschaden
rechtlich wesentlich verursacht hat, ist darüber hinaus festzustellen, ob ein
zurückliegendes Aufgeben der beruflichen Tätigkeit durch den Wirbelsäulenschaden erzwungen wurde.

9. Stellungnahme zur Prävention

Sind die medizinischen Voraussetzungen für eine BK nach Nr. 2108 nicht erfüllt,
muß dazu Stellung genommen werden, ob die konkrete Gefahr der Entstehung
einer solchen BK bei Fortsetzung der Berufstätigkeit besteht. Das Risiko der
Entstehung einer BK muß gegenüber anderen Versicherten bei einer vergleichbaren Tätigkeit erhöht sein. In dem Gutachten ist darzulegen, ob aufgrund der
Ausprägung der mit der Berufstätigkeit verbundenen Belastungen der Lendenwirbelsäule, der erhobenen Befunde und dem Erkrankungsverlauf sowie ggf.
einer schon erkennbaren Befundverschlechterung durch die beruflichen Belastungen mit der Entstehung einer BK nach Nr. 2108 gerechnet werden muß. Es
müssen also chronische oder chronisch-rezidivierende Beschwerden und Funktionsausfälle vorliegen, die therapeutisch noch kompensiert werden können und
den Unterlassungstatbestand noch nicht begründen. Der beruflichen Einwirkung muß die Bedeutung einer rechtlich wesentlichen (Teil-)ursache zukommen. Die ggf. zu ergreifenden Maßnahmen zur Beseitigung dieser Gefahr sind
vom Gutachter anzugeben, d. h. es sind die Tätigkeiten zu benennen, die vom
Versicherten in Zukunft zu unterlassen sind.

10. MdE-Einschätzung

Die Feststellung einer Berufskrankheit nach Nr. 2108 verbindet sich mit der Aufgabe, die Einschätzung der MdE ab dem Zeitpunkt vorzunehmen, mit dem der Versicherte die mit den besonderen schädigenden Einwirkungen verbundene berufliche Tätigkeit unterlassen hat. Der Grad der MdE ist aus den objektivierten Funktionseinschränkungen abzuleiten. Der alleinige Nachweis morphologischer Veränderungen begründet keine MdE. In der Regel wird ein berufsbedingter Wirbelsäulenschaden mit Funktionseinschränkung und ohne Nervenausfälle mit einer MdE von 10%, bei sehr ausgeprägten Veränderungen bis zu 20% bewertet. Eine noch höhere Einschätzung ist nur im Ausnahmefall und meist auch nur bei gleichzeitigem Nachweis von Lähmungen zu begründen.

Zusammenfassung

Die Beurteilung des Ursachenzusammenhanges bei einer fraglichen BK 2108 stellt höchste Anforderungen an den ärztlichen Gutachter, insbesondere weil degenerative Wirbelsäulenveränderungen auch unabhängig von beruflichen Belastungen häufig sind. Unabdingbare Voraussetzungen sind eine sorgfältige und umfassende Erhebung der Vorgeschichte, der aktuellen Beschwerden und des klinischen Befundes sowie die sachkundige Beurteilung der mit bildgebenden Verfahren erhobenen Befunde, jeweils unter besonderer Berücksichtigung möglicher berufsfremder Ursachen. Für die Bejahung des Zusammenhanges genügt es, daß die schädigenden Einwirkungen der versicherten Tätigkeit eine wesentliche Teilursache bilden. Anerkennung wie Ablehnung sind eingehend zu begründen. Der Unterlassungszwang ist von medizinischer Seite zu beurteilen; es genügt ein Zwang zum Unterlassen der gefährdenden Tätigkeiten. Wird vom Gutachter zunächst nur die konkrete und individuelle Gefahr gesehen, daß eine BK entsteht, so sind die gemäß § 3 Abs. 1 BeKV zu ergreifenden Maßnahmen zur Beseitigung dieser Gefahr von ihm anzugeben. Je nach Ausprägung der Funktionseinschränkung und eventueller Nervenausfälle wird ein berufsbedingter Wirbelsäulenschaden mit einer MdE von 10 bis maximal 30 v. H. bewertet.

Literatur

1. Brocher JEW, Willert HG (1980) Differentialdiagnose der Wirbelsäulenerkrankungen, 6. Aufl. Thieme, Stuttgart
2. Heuchert G (1987) Krankheiten durch fortgesetzte mechanische Überlastung des Bewegungsapparates (BK Nr. 70 bis 75). In: Konetzke G et al. (Hrsg) Berufskrankheiten – Gesetzliche Grundlagen zur Meldung, Begutachtung und Entschädigung. Volk und Gesundheit, Berlin
3. Ludolph E, Besig K (1993) Die Berufskrankheiten „Wirbelsäule" – Ein- oder mehrsegmentales Schadensbild? Akt Traumatol 23: 255–256

4. Ludolph E, Schröter F (1993) Die Berufskrankheiten „Wirbelsäule" – Gutachtliche Überlegungen. Arbeitsmed Sozialmed Umweltmed 28: 457–461
5. Rompe G (1992) Orthopädische Befunderhebung an Hals und Rumpf. In: Rompe G, Erlenkämper A (Hrsg) Begutachtung der Haltungs- und Bewegungsorgane. Thieme, Stuttgart New York
6. Schröter F (1984) Begutachtung der Wirbelsäule mit Verwendung eines Meßblattes. Med Sach 80: 114–118
7. Thürauf J, Koppelmann J (1992) Orthopädische Aspekte bei Berufskrankheiten. In: Rompe G, Erlenkämper A (Hrsg) Begutachtung der Haltungs- und Bewegungsorgane. Thieme, Stuttgart New York

Ablauf des Verwaltungsverfahrens
zur BK Nr. 2109 und 2110
– Beitrag aus ärztlicher Sicht –

C. JOSTEN

Einleitung

Die Wirbelsäule als Rückgrat der Arbeit unterliegt schon ab dem 20. Lebensjahr einem natürlichen Verschleißprozeß. Bandscheibenbedingte Erkrankungen der Lendenwirbelsäule haben eine multifaktorielle Ätiologie. Sie sind weit verbreitet und schließen kein Alter und keine Berufsgruppe aus. Unser Sozialstaat wird wegen Wirbelsäulenschäden mit 75 Mill. Arbeitsunfähigkeitstagen und 4,7 Mill. Krankenhaustagen belastet. Um die volkswirtschaftliche Bedeutung abzuschätzen: In den USA betragen die direkten Kosten für das Lendenwirbelsyndrom fast 13 Mrd. Dollar [7].

Mit Einführung der BK 2108–2110 wurden Berufsgenossenschaften und Gutachter mit einem fachlichen und organisatorischen Problem konfrontiert, dessen einheitliche Lösung noch aussteht.

Organisatorischer Ablauf

Personelle Voraussetzungen

Aufgrund der komplexen Problematik dieser Berufskrankheit ist es wünschenswert, daß von seiten des Versicherungsträgers ein kompetentes Team zur Verfügung steht. Dieses besteht aus einem in der Berufskrankheit erfahrenem Arzt (Chirurg, Orthopäde, Arbeitsmediziner), einem im technischen Ablauf des Berufslebens versierten Ingenieur (technischer Aufsichtsdienst) sowie einem Verwaltungsfachmann, der aufgrund entsprechender Schulung Einblick sowohl in die medizinische als auch in die technische Seite besitzt und wichtige Organisations- und Koordinationsaufgaben übernimmt.

Dieses Team ist in der Lage, den umfangreichen Anforderungen im Rahmen der Berufskrankheitenverordnung Rechnung zu tragen und soll folgende Aufgaben erfüllen:

1. Erfassung und Katasterisierung von exponierten Arbeitsplätzen
2. Bewertung von Arbeitsplätzen hinsichtlich physischer Belastung
3. Bearbeitung der Berufskrankheiten

Ein entsprechendes Team (Arzt – Techniker – Verwaltungsfachmann) wäre in der Lage, den umfangreichen Anforderungen im Rahmen der Berufskrankheitenverordnung Rechnung zu tragen.

Aufgaben bei der ärztlichen Beratung

Für einen reibungslosen Ablauf und eine schnelle Entscheidungsfindung des beratenden Arztes ist es wichtig, daß im Vorfeld *die Kriterien* für eine korrekte Begutachtung erfaßt und dem Gutachter sach- und fachgerecht zugeleitet werden können. Gerade in der Anfangsphase der Entscheidungsfindung ist eine Rückkopplung zwischen medizinischem Gutachter und Mitarbeiter des Versicherungsträgers über den prinzipiellen Inhalt einer Arbeitsanalyse sowie die medizinischen Folgen unabdingbar. Der beratende Arzt ermittelt aus der erstellten Arbeitsplatzanalyse sowie aus dem in den Krankenblattunterlagen dokumentierten Krankheitsverlauf mögliche Über- oder auch Fehlbelastungen der Wirbelsäule und bestimmt das weitere verwaltungsmäßige Vorgehen (Ablehnen, Einholen weiterer Befunde, Begutachtung).

Normierung der Arbeitsbelastung

Kriterien für eine schwere Arbeit müssen aufgrund epidemiologischer Daten festgelegt werden.

Dabei ist es wichtig, daß sog. Kataster geschaffen werden, die eine Einordnung der Arbeit in entsprechende Schweregrade ermöglichen. Dies sollte durch standardisierte Erfassungsbögen katalogisiert und quantifiziert werden, um dem beratenden Arzt die Einschätzung der Exposition sowie der Intensität zu ermöglichen. Nicht immer ist die Belastungserfassung so klar wie im Bereich des Bergbaus, wo klare Kataster vorliegen (Höhe des Strebs, Zeitdauer in den einzelnen Arbeitsbereichen). Schwieriger stellt sich dies schon für andere Berufsgenossenschaften mit mannigfaltigen facettenreichen Tätigkeiten ihrer Versicherungsnehmer dar.

Normierung der Belastungszeit

Um in einem BK-Verfahren das Vorliegen einer Über- oder auch Fehlbelastung aufgrund einer fundierten Arbeitsplatzanalyse zu erarbeiten, ist es unumgänglich, eine definitive Exposition aus allen bisherigen Berufstätigkeiten aufzustellen. Dies ist ein sehr wichtiger und auch schwierig zu ermittelnder Faktor, der von Verwaltungsseite einen entsprechenden personellen und organisatorischen Aufwand verlangt und nicht dem begutachtenden Arzt überlassen werden sollte.

Wesentliche Voraussetzung für die Anerkennung einer Berufskrankheit ist eine langjährige Exposition, wobei 10 Berufsjahre als die im Durchschnitt untere Grenze der belastenden Tätigkeit anzusehen sind [9].

Ob es die Aufgabe des Gutachters ist, die *relevanten* Expositionszeiten festzulegen, bleibt zu diskutieren. Da nicht verlangt werden kann, daß der Gutachter für alle Berufsgruppen spezifische Fachkenntnisse aufweist, kann dies nur in enger Zusammenarbeit mit dem technischen Aufsichtsdienst erfolgen. Es wäre sinnvoll, wenn für die einzelnen Berufsgruppen Belastungskennziffern festgelegt werden könnten (z.B. wie oft und wie häufig schwere Lasten während einer Arbeitseinheit getragen wurden, was eine schwere Last ist und wie sie zu werten ist). Dies würde auch eine Vergleichbarkeit der verschiedenen Berufsgruppen beinhalten und so dem Gutachter die Entscheidung erleichtern. Hilfreich im Ablauf sind auch möglichst übersichtliche Formulare.

Nicht immer hat der ärztliche Gutachter Einblick in die charakteristischen Arbeitsabläufe und Belastungen einer Berufsgruppe, und es kann nicht seine Aufgabe sein, jede Berufsgruppe hinsichtlich der Schwere ihrer Belastung differenzieren zu können. Aufgabe des technischen Aufsichtsdienstes ist die Erfassung und Quantifizierung wirbelsäulenschädigender Tätigkeiten. Solche beruflichen Belastungen können in fast allen Berufsgruppen vorkommen, besonders im Bergbau, im Hoch- und Tiefbau, bei Möbel-, Kohlen-, Fleisch- und anderen Lastenträgern, in der Land-, Fleischerei- und Forstwirtschaft, in der Holzverarbeitung, bei Montagearbeiten sowie in der Krankenpflege.

Auch im Bereich der Müllentsorgung sowie beim Be- und Entladen von Flugzeugen liegen hohe Expositionen vor.

Über die Regelmäßigkeit und besonders über die Dauer einer Belastung innerhalb einer Arbeitseinheit gibt es noch keine einheitliche Definition. Die belastende Tätigkeit sollte jedoch etwa 20–30% der Tätigkeit umfassen.

Normierung medizinischer Befunde

Eckpfeiler des Begutachtungsverfahrens sind die klinische Befunderhebung und die Feststellung der Funktionsstörungen [1, 2].

Eine berufsbedingte Schädigung der Wirbelsäule liegt dann vor, wenn sie zu einer *manifesten, ständigen* Behinderung bei der Ausübung der beruflichen Tätigkeit führt. Die Herausarbeitung der Leistungsminderung ist von besonderem Wert, um die *Erheblichkeit* der Funktionsstörungen zu ermitteln. Wichtig ist, daß der gestörte Wirbelsäulenabschnitt mit dem Ort der Expositionseinwirkung weitestgehend übereinstimmt. Sicherlich ist die Frage, ob zur Anerkennung eines berufsbedingten Wirbelsäulenschadens ein mono- oder multisegmentaler Befall erforderlich ist, nicht eindeutig geklärt [8]. Es ist jedoch davon auszugehen, daß sich der schädigende Krafteinfluß durch eine übermäßige Belastung in dem Segment konzentriert, das auch unter normalen Umständen einer vermehrten Degeneration unterliegt. Dies dürfte sich hauptsächlich in den Segmenten L4/L5 und L5/S1 im Bereich der Wirbelsäule abspielen.

Vorübergehende und nach kürzerer Zeit therapeutisch beherrschbare Wirbelsäulensyndrome erfüllen *nicht* die medizinischen Voraussetzungen für eine Anerkennung als Berufskrankheit. Vielmehr müssen chronische oder chronisch-rezidivierende Beschwerden und Funktionseinschränkungen bestehen, die therapeutisch nicht mehr voll kompensiert werden können.

Wo liegt das Problem des beratenden und begutachtenden Arztes?

Problematisch bleiben Normierung und Objektivierung der Vorerkrankungen, die von verschiedenen ärztlichen Kollegen diagnostiziert und therapiert sind, aufgrund der vorliegenden Unterlagen aber oft nicht vergleichbar sind. Diese Objektivierung und Vergleichbarkeit vorausgegangener Krankheitsepisoden stellt eine schwierige Hauptaufgabe des Gutachters im Anerkennungsverfahren dar. Hierzu benötigt der Gutachter alle bisher erhobenen radiologischen und klinischen Befunde sowie die Leistungskartei der Krankenkasse.

Während die Aufgabe der Beschaffung von Vorbefunden durch die Verwaltung vorgenommen werden sollte, stellt die objektive Einordnung der in den Jahren zuvor bestehenden Funktionsbeeinträchtigungen die *schwierigste* Aufgabe schlechthin für den ärztlichen Gutachter dar.

Auf die radiologische Befundung kann keinesfalls verzichtet werden. Diese ist ein wichtiges Kriterium zum Nachweis einer berufsbedingten Überbelastung, aber sie ist nicht immer obligat. Im Hinblick auf therapeutische Konsequenzen sind in jedem Fall Funktionsaufnahmen der Wirbelsäule vorzunehmen, bei Bedarf darüber hinaus eine Computer- oder Kernspintomographie, in seltenen Fällen eine zervikale Myelographie. Sicherlich muß dieser weitergehenden Diagnostik im Hinblick auf weitere Fragestellungen ein besonderes Gewicht zugestanden werden und sie darf nicht aus der Diagnostik ausgeklammert werden [6].

Im Gegensatz zur Lendenwirbelsäule, wo entsprechende radiologische Veränderungen sich vornehmlich in den hauptbelasteten Segmenten L4/L5 und L5/S1 abspielen, sind radiologische Zeichen im Zervikalbereich ab dem Segment C2 abwärts anzutreffen.

Zusätzliche Untersuchungen

Neurologische Untersuchungen einschließlich Elektromyelographie sind ein wichtiges Hilfsmittel für die Objektivierung zervikaler Wurzelreizerscheinungen. Zusätzlich kann beim zerviko-zephalen Syndrom eine HNO-ärztliche, internistische oder augenärztliche Spezialuntersuchung erforderlich sein. Umgekehrt sind Fachbereiche, die bei Lendenwirbelsäulenerkrankungen betroffen sind, die Gynäkologie und auch die Urologie.

BK 2109

Definition: Bandscheibenbedingte Erkrankungen der Halswirbelsäule durch langjähriges Tragen schwerer Lasten auf der Schulter, die zur Unterlassung aller Tätigkeiten gezwungen haben, die für die Entstehung, die Verschlimmerung oder das Wiederaufleben der Krankheit ursächlich waren oder sein können [3].

Die Hauptursache der chronischen Wirbelsäulenschädigung ist ein gestörtes Verhältnis von tatsächlicher Belastung und physiologischer Belastungs- und Leistungsfähigkeit. Die Belastung der Wirbelsäule als zentrales Stützorgan ist sowohl dynamisch wie statisch, sie ist bedingt durch das Gewicht des Kopfes, des Rumpfes und der oberen Extremitäten sowie durch *zusätzliche* äußere Kräfte. Die Belastungsfähigkeit hängt vom morphologischen Aufbau, den somatischen Strukturen, aber auch von der statischen und dynamischen Leistungsfähigkeit der Muskulatur ab. Wenn die Belastung die Belastungsfähigkeit übersteigt, ergibt sich eine relative Überbelastung, die sich zuerst in Ermüdung und Übermüdung, später in einer fehlenden Regeneration äußert. Insbesondere die geringe Regenerationsfähigkeit der Bandscheiben spielt eine besondere Rolle. Relativ übermäßige Scher-, Torsions- und Biegebelastungen bewirken nach Jahren eine Zermürbung der Bandscheibe und eine Festigkeitsabnahme, die mit der Zeit auch im Röntgenbild erkennbar sein kann.

Epidemiologische Studien lassen vermuten, daß in Berufen, in welchen das Tragen von schweren Lasten üblich ist und die Wirbelsäule stark belastet wird, etwa 2- bis 3mal so viel chronische Wirbelsäulenerkrankungen vorkommen wie in der allgemeinen Bevölkerung. Unter den beruflichen Faktoren, die bandscheibenbedingte Erkrankungen der Halswirbelsäule verursachen und verschlimmern können, stehen fortgesetztes Tragen schwerer Lasten auf der Schulter einhergehend mit einer statischen Belastung der zervikalen Bewegungssegmente und außergewöhnliche Zwangshaltung der Halswirbelsäule im Vordergrund. Dies führt zu einer Hypolordosierung und zu einer Verdrehung der Halswirbelsäule. Nachgewiesen sind derartige berufsbedingte Schädigungen bei Fleischträgern sowie bei Montagearbeitern. Die pathologisch wirkenden Kräfte treten insbesondere im Bereich der Wirbelgelenkfacetten auf und tragen dazu bei, daß insbesondere zwischen den Segmenten C2/C3 und C5/C6 degenerative Veränderungen beobachtet werden.

Welche medizinischen Symptome sind zu beobachten

Lokales Zervikalsyndrom. Auf die Halsregion beschränkte, akute oder chronisch rezidivierende Beschwerden, die durch positionsabhängige Nacken-Schulter-Schmerzen, Verspannungen und Bewegungseinschränkungen charakterisiert sind.

Zervikobrachialissyndrom. Von den Bewegungssegmenten C5–C7 ausgehende bandscheibenbedingte Brachialgien, meistens in Verbindung mit Symptomen eines lokalen Zervikalsyndroms. Im Vordergrund stehen Schmerzausstrahlungen der Dermatomstreifen. Die Ursache sind Irritationen des R. ventralis des Spinalnervs.

Zervikozephalissyndrom. Mit Kopfschmerzen, Schwindelattacken, Hör-, Seh- und Schluckstörungen einhergehende Beschwerden durch degenerative Beschwerden in den zervikalen Bewegungssegmenten, häufig in Kombination mit einem lokalen Zervikalsyndrom. Ursache ist eine Bedrängung der A. vertebralis und des Parasympathikus. Differentialdiagnostisch sind hier insbesondere abzugrenzen posttraumatische Folgezustände sowie Tumoren.

BK 2110

Mit Wirkung vom 01. 01. 1993 wurde die Berufskrankheit Nr. 2110 mit folgendem Wortlaut in die Berufskrankheitenliste aufgenommen:

Bandscheibenbedingte Erkrankungen der Wirbelsäule durch langjährige, vorwiegend vertikale Einwirkung von Ganzkörperschwingungen *im Sitzen*, die zur Unterlassung aller Tätigkeiten gezwungen haben, die für die Entstehung, die Verschlimmerung oder das Wiederaufleben der Krankheit ursächlich waren oder sein können [4].

Dieser Entscheidung waren eingehende Diskussionen über den Stand wissenschaftlicher Erkenntnisse vorausgegangen. Problematisch war die Anerkennungspraxis dieser Berufskrankheit, die bisher keine aussagefähige Arbeitsplatzanalyse verlangte. Entscheidendes medizinisches Kriterium zur Anerkennung der Berufskrankheit Wirbelsäulenschaden war bisher der krankheitsbedingte Zwang zum Berufswechsel.

Das ausgearbeitete Merkblatt für die ärztliche Untersuchung zu Nr. 2110 des BMA enthält eingehende Hinweise für den anzeigenden Arzt, welche Kriterien (Pathophysiologie, Krankheitsbild, Diagnose) wesentlich sind, um einen Verdacht auf Vorliegen dieser Berufskrankheit zu begründen [5].

Sicherlich wird gerade bei der BK 2110 die größte Unsicherheit im Feststellungsverfahren bestehen. Aus diesem Grunde ist es besonders hier sinnvoll, vorläufige Hinweise zu erarbeiten, welche aus arbeitstechnischen Kriterien geeignet erscheinen, um die Voraussetzungen zur Anerkennung zu erfüllen.

Wichtige Fragen sind:

1. Lag bei der Schwingungsexposition eine Sitzhaltung vor?
2. Wie waren Art und Dauer der Schwingungsbelastung während der beruflichen Exposition?
3. Wie war die Tagesdosis der Schwingungsbelastung?

Derartige berufliche Belastungen der Lendenwirbelsäule können v. a. Fahrer von folgenden Fahrzeugen und fahrbaren Arbeitsmaschinen ausgesetzt sein: Baustellen-LKW, forstwirtschaftliche Schlepper, Bagger, Gabelstapler, Traktoren und Militärfahrzeuge.

Taxifahrer sowie LKW-Fahrer mit schwingungsgedämpften Fahrersitzen sind keiner gesicherten gesundheitsschädigenden Wirkung von Schwingungen ausgesetzt [5].

Medizinische Erfassung

Entscheidend ist die Art und Dauer der Schwingungsbelastung im gesamten Berufsleben. Hierzu müssen die einzelnen Zeitabschnitte beruflicher Tätigkeit retrospektiv erfaßt werden, wobei von seiten des technischen Aufsichtsdienstes geklärt werden muß, welche Fahrzeuge oder Arbeitsmaschinen unter welchen Einsatzbedingungen benutzt wurden. Dauer der Exposition je Tag und Anzahl der Expositionstage für jeden Zeitabschnitt sind ebenfalls von großer Bedeutung.

Dem beratenden Arzt fällt die Aufgabe zu, die beruflichen Voraussetzungen in angemessener Weise quantitativ zu bestimmen, wobei in der Regel die Mitwirkung des technischen Aufsichtsdienstes auch hier unabdingbar ist.

Da jeder beratende Arzt in Einzelfällen mit dem Problem der BK 2110 konfrontiert werden kann, wäre es empfehlenswert, wenn von den berufsgenossenschaftlichen Verbänden dahingehend erfahrene Gutachter benannt werden könnten.

Zusammenfassung

Aufgrund der bisherigen Erfahrungen ist mit einer Inzidenz der BK 2109 an den Wirbelsäulenerkrankungen von etwa 10% auszugehen. Die im Rahmen der Berufsgenossenschaft für Gesundheitsdienst und Wohlfahrtspflege gestellten Anträge wurden bisher jedoch alle ablehnend beschieden. Inzwischen sind auch aus dem Bereich des Postwesens für vereinzelte Briefträger Gutachtenaufträge eingegangen, die jedoch ebenfalls abgelehnt wurden.

Da zur Zeit klare, eng umschriebene Hinweise für die einzelnen beruflichen Belastungen oft noch fehlen, diese auch in vielen Fällen dem Gutachter nicht bekannt sind, und auch die Wertigkeit klinischer Befunde noch im Fluß ist, kommt in der jetzigen Phase der Kommunikation zwischen den beteiligten Entscheidungsträgern die größte Bedeutung zu, um die Antragsflut korrekt bearbeiten zu können. Diese Kommunikation sollte durch einen möglichst einfachen verwaltungsmäßigen und formalen Aufwand flankiert werden.

Literatur und Anmerkungen

1. Bolm-Audorff U (1993) Beweisanforderung in der Gesetzlichen Unfallversicherung, insbesondere bei Berufskrankheiten – aus medizinischer Sicht. Med Sachverst 89: 57–61
2. Brandenburg S (1993) Wirbelsäulenerkrankungen als Berufskrankheit. BG, Dezember 1993, S791–800

3. Bundesministerium für Arbeit- und Sozialordnung (BMA): Merkblatt für die ärztliche Untersuchung zu Nr. 2109 Anlage 1 Berufskrankheitenverordnung (BeKV). Bundesarbeitsblatt 3 (1993), 53–55
4. Bundesministerium für Arbeit- und Sozialordnung (BMA): Merkblatt für die ärztliche Untersuchung zur Nr. 2110 Anlage 1 Berufskrankheitenverordnung (BeKV). Bundesarbeitsblatt 3 (1993), 55–58
5. Dupuis H (1993) Ermittlung der beruflichen Voraussetzungen (Schwingungsbelastungsdosis) für die neue BK Nr. 2110. Arbeitsmed Sozialmed Umweltmed 28: 197–198
6. Hierholzer G, Kunze G, Peters D (1993) Berufsbedingte Wirbelsäulenschäden In: Hierholzer G, Heitemeyer U, Scheele H (Hrsg) Gutachtenkolloquium 8. Springer, Berlin Heidelberg New York Tokyo, S 80–81
7. Holbrook TL, Grazier R, Kelsey JL, Stauffer RN (1984) The frequence of occurence impact and cost of selected musculoskeletal conditions in the United States. Am Acad Orthop Surg 51: 154–156
8. Ludolph E, Schröter F (1993) Die Berufskrankheiten „Wirbelsäule". BG November 1993, S738–742
9. Zweiling K (1993) Berufskrankheiten – Erkrankungen der Wirbelsäule – Schaffung von Ausschlußkriterien im Anerkennungsverfahren. BG, April 1993, S246–256

Anwendungskriterien des § 3 der Berufskrankheitenverordnung

W. PLINSKE

Einleitung

Mit der Aufnahme von bandscheibenbedingten Wirbelsäulenerkrankungen in die Liste der Berufskrankheiten [1] hat das Berufskrankheitengeschehen in der Bundesrepublik Deutschland eine grundlegende Änderung erfahren. Der Anteil der Erkrankungen, die nicht durch chemische oder physikalische Einwirkungen, sondern durch für den Menschen ungünstige Arbeitsabläufe und Arbeitsbedingungen entstehen können, hat sich wesentlich ausgeweitet.

Gegenstand der Anerkennung und Entschädigung bei den neuen BK 2108–2110 sind Krankheitsbilder und daraus folgende Funktionsausfälle oder -störungen, deren medizinische Diagnostik und Beurteilung vorwiegend auf dem chirurgisch-orthopädischen Fachgebiet angesiedelt sind, einem ärztlichen Teilgebiet, das bisher vornehmlich auf die Bewertung von Unfallfolgen ausgerichtet war. Der Gutachter als ärztlicher Sachverständiger jetzt auch im Berufskrankheitenfeststellungsverfahren steht nicht nur vor Kausalitätsfragen, die für ihn in dieser Form ungewohnt sind, er wird auch regelmäßig mit Fragestellungen konfrontiert werden, die zum Teil Neuland bedeuten. Dazu zählt zwangsläufig auch die Anwendung des § 3 der Berufskrankheitenverordnung (BeKV), der die Verhütung von Berufskrankheiten zum Ziel hat.

Zielsetzung und Voraussetzung des § 3 BeKV

Allgemeine Grundsätze der Prävention

Die allgemeine Verpflichtung, Arbeitsunfälle und die den Arbeitsunfällen gleichgestellten Berufskrankheiten mit allen geeigneten Mitteln zu verhüten, ist ein Kernbereich des in der Bundesrepublik Deutschland geltenden Systems der sozialen Sicherheit. Sie ist die herausragende Aufgabe der Träger der Gesetzlichen Unfallversicherung.

Diesem Ziel der Generalprävention, die allgemein die Beziehung zwischen arbeitendem Menschen und der Gefahr von Arbeitsstoffen zum Inhalt hat, dient eine Reihe von Arbeitsschutzvorschriften. Neben der Vielzahl von Unfallverhütungsvorschriften mit sicherheitstechnischer Zielsetzung ist insbesondere zu

nennen die Unfallverhütungsvorschrift (UVV) „Arbeitsmedizinische Vorsorge"
(VBG 100), in der ein Großteil der nach besonderen Vorschriften durchzuführ-
renden arbeitsmedizinischen Untersuchungen geregelt ist. Die UVV „arbeitsmedizinische Vorsorge", in die auch die aus der Gefahrstoffverordnung resultierenden arbeitsmedizinischen Maßnahmen eingeflossen sind, in Verbindung
mit den „Berufsgenossenschaftlichen Grundsätzen" für arbeitsmedizinische
Vorsorgeuntersuchungen und einigen ergänzenden Regelwerken, bildet das
Fundament der Generalprävention bei Berufskrankheiten.

Verhütung von BK im Einzelfall

Der aus § 22 Abs. 1 Nr. 1 SGB I und aus § 546 RVO abzuleitende persönliche
Anspruch des Versicherten auf Maßnahmen der Verhütung und Früherken-
nung von Berufskrankheiten kann sich natürlich nicht in diesen allgemeinen
Maßnahmen der Gefahrenabwehr erschöpfen. Den nahtlosen Übergang von
der generell wirkenden Berufskrankheitenverhütung zur Berufskrankheitenverhütung im Einzelfall ermöglicht § 3 BeKV.

An dieser Stelle soll zunächst der Wortlaut des § 3 BeKV in Erinnerung
gerufen werden:

§ 3 BeKV

(1) Besteht für einen Versicherten die Gefahr, daß eine Berufskrankheit
entsteht, wiederauflebt oder sich verschlimmert, so hat der Träger der Unfallversicherung mit allen geeigneten Mitteln dieser Gefahr entgegenzuwirken. Ist
die Gefahr für den Versicherten nicht zu beseitigen, hat der Träger der
Unfallversicherung ihn aufzufordern, die gefährdende Tätigkeit zu unterlassen. Der für den medizinischen Arbeitsschutz zuständigen Stelle ist Gelegenheit
zur Äußerung zu geben.

(2) Stellt der Versicherte die Tätigkeit ein, weil die Gefahr für ihn nicht zu
beseitigen ist, so hat ihm der Träger der Unfallversicherung zum Ausgleich
hierdurch verursachter Minderung des Verdienstes oder sonstiger wirtschaftlicher Nachteile eine Übergangsleistung zu gewähren. Als Übergangsleistung
wird ein einmaliger Betrag bis zur Höhe der Jahresvollrente oder eine monatlich
wiederkehrende Zahlung bis zur Höhe der Vollrente, längstens für die Dauer
von fünf Jahren, gewährt.

(3) Die Rente wegen Minderung der Erwerbsfähigkeit ist neben der Übergangsleistung zu gewähren.

Wenn man sich den Wortlaut dieses Paragraphen, insbesondere in seinen
Absätzen 1 und 2, vergegenwärtigt, finden sich im wesentlichen 2 Elemente:

1. In Absatz 1 wird der Unfallversicherungsträger aufgefordert, der Gefahr des
   Entstehens, Wiederauflebens oder der Verschlimmerung einer Berufskrankheit mit allen geeigneten Mitteln entgegenzutreten. Erst wenn die Gefahr
   nicht zu beseitigen ist, hat der Unfallversicherungsträger den Versicherten
   aufzufordern, die gefährdende Tätigkeit zu unterlassen.

Die in Satz 1 genannten geeigneten Mittel werden in der Praxis der Unfallversicherungsträger als Maßnahmen einer gezielten Gefahrenabwehr gesehen, die den Versicherten z. T. nur mittelbar berühren.
2. Anders dagegen die Zielsetzung von § 3, Abs. 2 BeKV. Hier werden die Entschädigungsleistungen im einzelnen definiert, die dem Versicherten dann zustehen, wenn er die gefährdende Tätigkeit einstellt, weil Maßnahmen der Gefahrenabwehr nicht wirken.

Die Reihenfolge der Absätze 1 und 2 in § 3 BeKV gibt damit dem Handeln des Unfallversicherungsträgers eine klare Rangfolge vor. An erster Stelle muß immer der Versuch stehen, betriebliche Einwirkungen, die eine Gefährdung im Sinne des Entstehens, Wiederauflebens oder der Verschlimmerung einer Berufskrankheit darstellen, zu beseitigen. Nur wenn dies, aus welchen Gründen auch immer, nicht gelingt, soll der Versicherte über einen Leistungsanspruch gegen den Unfallversicherungsträger bewogen werden, seinen Arbeitsplatz zu verlassen.

Die vom Verordnungsgeber gewählte rechtliche Konstruktion stellt damit eine dem allgemeinen Auftrag der Gesetzlichen Unfallversicherung nachgebildeten Aufgabenzuweisung dar:

1. Unfälle, d. h. Berufskrankheiten, generell zu verhüten,
2. wo dies nicht möglich ist, gezielt Einzelfallprävention zu betreiben,
3. falls Einkommenseinbußen entstehen, durch Leistungen einen angemessenen Schadensersatz sicherzustellen.

Kausalitätsfragen

Angesprochen von § 3 BeKV ist dabei nicht etwa eine Gruppe gleichermaßen gefährdeter Versicherter, sondern stets nur der einzelne Arbeitnehmer an seinem Arbeitsplatz. Die auf den einzelnen Versicherten bezogene Erkenntnis, daß bei einer Fortführung der bekanntermaßen gefährdenden Tätigkeit bzw. bei Fortdauer der gleichen Verhältnisse in absehbarer Zeit der Versicherungsfall einer Berufskrankheit konkret einzutreten droht, verpflichtet den Unfallversicherungsträger bereits, tätig zu werden. Der Einstieg in ein Verwaltungsverfahren zur Prüfung, ob Maßnahmen oder Leistungen nach § 3 BeKV notwendig sind, setzt also keineswegs den begründeten Verdacht auf eine Berufskrankheit voraus; so weit soll und darf es im konkreten Fall eben gar nicht erst kommen.

Zu Unrecht wird häufig aus der Tatsache, daß § 3 BeKV im Vorfeld des Versicherungsfalles der Berufskrankheit angesiedelt ist, die Meinung abgeleitet, es würden hier mindere Anforderungen an die Kausalität gestellt. Grundsätzlich ist bei Prüfung der Voraussetzungen des § 3 BeKV zunächst auf die gleichen Anwendungskriterien zurückzugreifen wie allgemein beim Berufskrankheitenentschädigungsrecht. Der Unterschied ist nur darin zu sehen, daß nicht auf die Tatbestandsmerkmale des Versicherungsfalles der Berufskrankheit, sondern auf die Gefahr des Entstehens einer solchen Erkrankung abzustellen ist. Die Voraussetzungen

- versicherte Person,
- versicherte Tätigkeit,
- schädigende/belastende Einwirkung bei versicherter Tätigkeit,
- Körperschaden,

müssen auch bei Anwendung des § 3 BeKV erfüllt sein.

Die Voraussetzungen „versicherte Person" und „versicherte Tätigkeit" brauchen sicher nicht näher diskutiert werden. Anders verhält es sich dagegen beim Tatbestandsmerkmal der „schädigenden bzw. belastenden Einwirkungen". Daß sich diese Einwirkung aus versicherter Tätigkeit ergeben muß, ist klar. Ebenso unstreitig ist, daß die Art der belastenden Tätigkeit, z. B. das Tragen und Heben schwerer Lasten, auch bei Anwendung des § 3 BeKV die für das Entstehen einer Berufskrankheit geforderten Voraussetzungen erfüllen muß. Konkret ausgedrückt: Die vom Versicherten bewegten Lasten dürfen im Hinblick auf § 3 BeKV nicht an Gewicht verlieren. Schwieriger wird es aber, wenn der übereinstimmend in der Bezeichnung der neuen Berufskrankheiten verwendete Begriff der „Langjährigkeit" in eine bestimmungsgemäße Beziehung zur Anwendung des § 3 BeKV gebracht werden soll. In den vom Bundesarbeitsminister herausgegebenen Merkblättern [2] für die ärztliche Untersuchung wird als unterer Grenzwert eine Zeitspanne von etwa 10 Jahren genannt, die nur in besonders gelagerten Einzelfällen unterschritten werden kann. Wenn diese Mindesteinwirkungsdauer schon für die Heranbildung eines begründeten Verdachts, der dann zur Anzeigenerstattung führt, gefordert wird, wird man erst recht bei Prüfung der haftungsbegründenden Kausalität für den Versicherungsfall der Berufskrankheit daran anknüpfen müssen. Grundsätzlich kann für § 3 BeKV nichts anderes gelten, wenngleich logischerweise ein im Vorfeld der Berufskrankheit auftretender Schaden nicht zwingend die gleiche Entwicklungszeit beanspruchen muß. Hier stehen alle Beteiligten noch am Anfang eines Erkenntnisprozesses, wobei man die Meinung vertreten kann, daß hier weniger ein rechtliches Problemfeld liegt, sondern eher ein medizinisch-diagnostisches. Wenn der ärztliche Sachverständige eine sich abzeichnende bandscheibenbedingte Erkrankung der Wirbelsäule mit dem notwendigen Maß an Wahrscheinlichkeit im Einzelfall, also nicht generell, aus einer kürzeren als der genannten Einwirkungsdauer ableitet, wird sich die Verwaltungspraxis dem nicht mit dem Hinweis auf die einschlägigen Ausführungen im Merkblatt entziehen können.

Fraglich könnte auch sein, welches Ausmaß der für die Anwendung von § 3 BeKV erforderliche Körperschaden haben muß. Hier wird man sagen können, daß unter dem Begriff des Körperschadens nicht wie beim Versicherungsfall der Berufskrankheit nur solche Krankheitserscheinungen zu verstehen sind, die dem Vollbild der Berufskrankheit entsprechen.

Es genügt, wenn solche regelwidrige Befunde oder Normabweichungen festgestellt werden, die nach medizinisch-wissenschaftlichen Kenntnissen und Erfahrungen dem Früh- oder Vorstadium der Listenberufskrankheit zuzurechnen sind und die eine Tendenz zur Fortentwicklung in sich tragen. Daß zur Anwendung von § 3 BeKV ein weniger stark ausgeprägtes Krankheitsbild ausreichen muß, ergibt sich auch daraus, daß der zur Anwendung des Versicherungsfalles der Berufskrankheit erforderliche Zwang zur Unterlassung aller gefährdender Tätigkeiten gerade mit allen geeigneten Mitteln vermieden werden soll.

Um aber von der konkreten Gefahr des Entstehens (Wiederaufleben, Verschlimmerung) einer Berufskrankheit im Sinne des § 3 BeKV sprechen zu können, muß durch BK-spezifische Einwirkungen/Belastungen bei einem Versicherten ein BK-typischer Erstschaden (Frühschaden) entstanden sein. Die bloße Möglichkeit der Entstehung einer BK reicht nicht aus [3].

Der beim Hauptverband der gewerblichen Berufsgenossenschaften ad hoc eingerichtete Arbeitskreis „Wirbelsäulenerkrankungen" will, bezogen auf die 3 neuen Berufskrankheiten, eine konkrete Gefahr im Sinne von § 3 Abs. 1 BeKV im Regelfall dann bejahen, wenn folgende Voraussetzungen erfüllt sind:

- Objektivierung eines einschlägigen Krankheitsbildes im Sinne von BK 2108–2110,
- chronischer oder chronisch-rezidivierender Krankheitsverlauf und nachgewiesene Funktionsstörung im Sinne der Merkblätter,
- Nachweis berufsbedingter Belastungen der Wirbelsäule, die die Kriterien einer übermäßigen Belastung der Wirbelsäule nach den BK 2108–2110 erfüllen,
- Nachweis einer schon eingetretenen Verschlechterung der objektiven Befunde infolge der berufsbedingten Wirbelsäulenbelastungen.

Bei der zuletztgenannten Voraussetzung ist der „Nachweis einer schon erkennbaren Verschlechterung im Krankheitsverlauf mit der Tendenz zur Fortentwicklung" gemeint. Entscheidend ist die Prognose, die der ärztliche Sachverständige, bezogen auf den betroffenen Versicherten unter sorgfältiger Abwägung der ihm bekannten Fakten abgibt.

Die vom BSG in seinen Urteilen vom 22. 03. 1983 (2 RU 22/81) [4], 25. 10. 1989 (2 RU 57/88) [5] geäußerte gegenteilige Auffassung, es genüge für die Anwendung des § 3 BeKV eine „erhöhte statistische Erkrankungsmöglicheit", betraf jeweils besonders gelagerte Einzelfälle und darf in dieser Form nicht verallgemeinert werden.

Maßnahmen der Gefahrenabwehr nach § 3 BeKV

Die in § 3 BeKV verwendete Formulierung „mit allen geeigneten Mitteln" entspricht dem vom Leistungsrecht der Gesetzlichen Unfallversicherung gewohnten Rahmen. Diese in ihrer sprachlichen Schlichtheit nach wie vor bestechende Formulierung stellt zum einen mit dem Verzicht auf eine abschließende Aufzählung denkbarer Maßnahmen und Leistungen sicher eine weise Selbstbeschränkung des Verordnungsgebers dar, sie stellt aber andererseits –

das ist die Kehrseite der Medaille – hohe Anforderungen an die Phantasie und Gestaltungskraft des berufsgenossenschaftlichen Mitarbeiters, der dieser Vorschrift zu Inhalt und Leben verhelfen soll. Daraus leitet sich die Forderung ab, daß die Bearbeitung von Fällen des § 3 BeKV besonders ausgebildeten und erfahrenen Sachbearbeitern und Berufshelfern übertragen werden sollte, die auch ein hohes Maß an spontaner Entscheidungsfreude einbringen.

Bei der Vielschichtigkeit der Fallgestaltungen, die im Rahmen dieser Arbeit auf uns zukommen, ist die Auswahl des am besten geeigneten Mittels der Gefahrenabwehr nicht immer ganz einfach. Bei der Suche nach den geeigneten Mitteln und den geeigneten Wegen sollte man sich von folgendem leiten lassen:

Bei der heute vielfach anzutreffenden Spezialisierung im Arbeitsleben kann jeder von außen kommende Eingriff in die Arbeitsbedingungen eines Versicherten für diesen einen erheblichen Einschnitt in seine von Arbeit und Beruf oft entscheidend geprägte Stellung auch im gesellschaftlichen Leben bedeuten. Es gilt also, als notwendig erkannte Maßnahmen in ständiger Abwägung von erreichbarem Erfolg und beruflicher Veränderung so zu gestalten, daß mit dem geringstmöglichen Aufwand der größtmögliche Nutzen erzielt wird; eine soziale Schlechterstellung des Versicherten muß soweit als irgend möglich vermieden werden.

Ausgehend von diesen Grundvoraussetzungen muß nun ein breit angelegtes, in seinen Auswirkungen für den Versicherten abgestuftes Instrumentarium entwickelt werden, wenn der Auftrag des § 3 BeKV dem Sinn der Vorschrift entsprechend verwirklicht werden soll.

Dabei ist die Verpflichtung des Unfallversicherungsträgers, alle geeigneten Mittel einzusetzen, so zu verstehen, daß Ziel- und Ansatzpunkt für alle denkbaren Maßnahmen zunächst die auf den Versicherten von außen her einwirkende Gefahr bzw. Gefährdung sein muß. Es ist also zwingend erforderlich, durch eine sorgfältige Arbeitsplatzanalyse festzustellen, bei welchen Tätigkeiten, in welcher Weise und in welchem Ausmaß die als schädigend erkannten Stoffe auf den Versicherten einwirken bzw. welche Arbeitsverfahren ihn belasten. Unterstützend sollen hier der Technische Aufsichtsbeamte und – falls vorhanden – der Betriebsarzt oder der zu Vorsorgeuntersuchungen ermächtigte Arzt mitwirken. Aus den dabei gewonnenen Erkenntnissen muß sich die Entscheidung ableiten, ob es

1. überhaupt möglich ist, die Gefahr zu beseitigen oder zumindest auf ein vertretbares Maß zu reduzieren,
2. welches Mittel geeignet ist, dies ggf. zu erreichen.

Oberstes Gebot muß sein, die als schädigend erkannte Einwirkung oder das belastende Arbeitsverfahren so zu verändern, daß daraus keine weiteren Gefährdungen im Sinne der Entstehung (Wiederaufleben, Verschlimmerung) der Berufskrankheit resultieren können.

Scheidet dies bei Art des Betriebes oder der Tätigkeit aus, muß geprüft werden, ob eine technische Umgestaltung des Arbeitsplatzes oder – bezogen auf die Wirbelsäulenerkrankungen – der Einsatz von Transport- oder Hebehilfen zu einer Beseitigung der Gefahr führen kann. Gerade bei solchen Maßnahmen ist eine enge Zusammenarbeit mit dem Technischen Aufsichtsbeamten, der Betriebsleitung, ggf. auch dem Betriebsarzt, unerläßlich, wenn ein dauerhafter Erfolg erreicht werden soll.

Je nach Art des Betriebes können auch einmal organisatorische Änderungen im Arbeitsbereich des Versicherten hilfreich sein, die für ihn bestehende Gefahr zu beseitigen. Nachdem hier zumeist Arbeitsplätze auch anderer Arbeitnehmer betroffen sind, ist eine sorgfältige Vorbereitung einer solchen Maßnahme und deren allseitige Abstimmung erforderlich.

Wesentlich erscheint bei all diesen Maßnahmen der Gefahrenabwehr, daß zwar in die Arbeits- und Umfeldbedingungen für die Tätigkeit des Versicherten eingegriffen wird, die Auswirkungen auf den gewohnten Ablauf der beruflichen Beschäftigung jedoch relativ gering bleiben. Man wird zumeist ohne große Überzeugungsarbeit mit der Zustimmung des oder der Betroffenen rechnen können. Wichtig ist aber, das zeigt die Erfahrung, daß die Verhältnisse „vor Ort" bis ins Detail abgeklärt sind, bevor Entscheidungen getroffen und Maß-nahmen eingeleitet werden. Unverzichtbar ist des weiteren, daß auch der Unternehmer informiert und in die Gestaltung der Maßnahmen eingebunden wird und daß, soweit dies irgend möglich ist, eine nachgehende Betreuung des Versicherten durch Berufshelfer und/oder Technischen Aufsichtsbeamten zur Absicherung des Erfolges vorgesehen wird. Eine solche nachlaufende Kontrolle der zur Gefahrenabwehr veranlaßten Maßnahmen ist nur dann entbehrlich, wenn es gelungen ist, den gefährdenden Stoff gänzlich und auf Dauer aus der Umgebung des Versicherten zu verbannen. Die gewerbszweigtypischen Beson-derheiten können zum Teil zu sehr unterschiedlichen Maßnahmen führen.

Unabhängig von technischen bzw. organisatorischen Schutzmaßnahmen am Arbeitsplatz des Versicherten können in geeigneten Fällen auch Maßnahmen der medizinischen Rehabilitation als geeignetes Mittel angesehen werden, dem Entstehen, Wiederaufleben oder der Verschlimmerung einer Berufskrankheit entgegenzuwirken. Neben der Behandlung bereits vorhandener, BK-typischer Krankheitsbefunde oder Erscheinungen kann Ziel einer solchen Heilbehand-lung auch sein, Krankheiten zu behandeln, die den Verlauf einer Berufskrank-heit erfahrungsgemäß ungünstig beeinflussen würden, auch wenn derartige Erkrankungen für sich betrachtet nicht als BK-Folge anerkannt werden könnten.

Erst wenn all diese auf § 3 BeKV Abs. 1 beruhenden Maßnahmen keine umfassende und auf Dauer gerichtete Beseitigung der für den Versicherten bestehenden Gefahr gewährleisten können, muß – allerdings dann als letzte Möglichkeit – eine Aufgabe der gefährdenden Tätigkeit angestrebt werden. Nach dem reinen Wortlaut von § 3 Abs. 2 BeKV käme – sozusagen als Endstufe des Maßnahmenkataloges – ein Wechsel des Arbeitsplatzes in Betracht. Der Versicherte bleibt hierbei im gleichen Betrieb beschäftigt, er muß sich aber zumeist auf gänzlich andere Arbeitsbedingungen einstellen. Die Voraussetzun-gen für derartige Maßnahmen sind nach aller Erfahrung aber nur dort gegeben, wo der Betrieb eine gewisse Größe erreicht hat, mit der Folge, daß getrennte Abteilungen eingerichtet sind oder unterschiedliche Tätigkeitsfelder ausgeübt werden. Bei Kleinunternehmen wird ein Arbeitsplatzwechsel häufig daran scheitern, daß gefährdungsfreie neue Arbeitsplätze nicht zur Verfügung gestellt werden können.

Scheidet ein betriebsinterner Arbeitsplatzwechsel aus den genannten Gründen aus und ist an eine Verweisung auf andere vergleichbare Tätigkeiten mangels hinreichender Qualifikation des Betroffenen nicht zu denken, bleibt letztlich nichts übrig, als eine grundlegende berufliche Neuorientierung – zumeist in Form einer Umschulung oder Neuausbildung des Versicherten – anzusteuern. Ob § 3 Abs. 2 BeKB bei den Wirbelsäulenerkrankungen in seiner ausschließlichen Anwendungsform große praktische Bedeutung erlangen wird, ist zum jetzigen Zeitpunkt nicht zu beurteilen. Wenn nämlich die Erkrankungsfolgen ein solches Ausmaß erreicht haben, daß die gefährdende Tätigkeit unterlassen werden muß, wird in aller Regel der Versicherungsfall der Berufskrankheit eingetreten sein. Selbstverständlich bleibt der Anspruch auf Übergangsleistungen bei Anerkennung der Berufskrankheit erhalten.

Zusammenfassung

§ 3 BeKV bietet dem Unfallversicherungsträger ein umfassendes Instrumentarium, dem Entstehen (Wiederaufleben, Verschlimmerung) einer Berufskrankheit wirksam entgegentreten zu können. Voraussetzung für die Anwendung dieser Vorschrift ist aber stets, daß sich – bezogen auf die Person eines einzelnen Versicherten – konkrete Anhaltspunkte für die drohende Berufskrankheit ergeben.

Es muß also feststehen, daß in der zurückliegenden Zeit Tätigkeiten verrichtet wurden, die ihrer Art nach geeignet sind, die Berufskrankheit zu verursachen. Für die Beurteilung dieser Frage sind genaue Kenntnisse zu den Arbeitsplatzverhältnissen des betroffenen Versicherten erforderlich.

Durch diese BK-spezifischen Einwirkungen muß es bei dem Versicherten zu Krankheitserscheinungen, zumindest aber zu regelwidrigen Befunden oder Normabweichungen gekommen sein, die dem Krankheitsbild der fraglichen Berufskrankheit, so wie es in der Listenbezeichnung bzw. den begleitenden Materialien beschrieben wird, zuzurechnen sind.

Ausgehend von Art und Dauer der zurückliegenden und der z. Z. ausgeübten gefährdenden bzw. belastenden Tätigkeiten und unter Berücksichtigung des daraus bereits entstandenen Gesundheitsschadens ist – wiederum bezogen auf die Person des betroffenen Versicherten – eine Beurteilung vorzunehmen, ob bei einem Andauern der bestehenden Verhältnisse der Eintritt des Versicherungsfalles mit Wahrscheinlichkeit in absehbarer Zeit droht. In diese medizinische Prognosestellung sind nicht nur die ausschließlich auf die BK-spezifischen Einwirkungen beruhenden Krankheitserscheinungen einzubeziehen. Auch die in der Person des Versicherten liegenden „Entwicklungspotentiale" sind zu berücksichtigen.

Je nach den Umständen des Einzelfalles ist zu prüfen und zu entscheiden, ob es zur Gefahrenabwehr ausreicht, technisch-organisatorische Maßnahmen am Arbeitsplatz des Versicherten vorzunehmen, ob zusätzlich Maßnahmen der medizinischen Rehabilitation zum Einsatz kommen sollen oder ob wegen erkennbarer Erfolglosigkeit solcher Maßnahmen eine Unterlassung der gefährdenden Tätigkeiten gefordert werden muß.

Anmerkungen

1. 2. Verordnung zur Änderung der Berufskrankheitenverordnung vom 18. 12. 1992 (BGBl. I S. 2343)
2. Bundesarbeitsblatt Nr. 3/93, S. 50–58
3. Benz, Prävention und Rehabilitation nach § 3 BeKV, WzS 5/1990 S. 129–137; 6/1990 S. 161–168
4. Vgl. Rundschreiben VB 3/84 d. HVBG
5. Vgl. HV-Info 1990, S. 260–264

Diskussion*

Zusammengefaßt und redigiert von P.-M. Hax

(**Diskussionsteilnehmer:** Bilow, Bolm-Audorff, Bonnermann, Hax, Josten, Probst, Scheuer, Schröter, Schürmann)

In der teilweise kontrovers geführten Diskussion geht es hauptsächlich um die Frage, ob bei einer monosegmentalen Manifestation einer bandscheibenbedingten Erkrankung, insbesondere bei isoliertem Betroffensein einer der beiden präsakralen Bandscheiben, der ursächliche Zusammenhang zwischen der besonderen beruflichen Belastung und dem Wirbelsäulenschaden als hinreichend wahrscheinlich anzusehen ist.

Bolm-Audorff kritisiert die diesbezügliche Äußerung im Beitrag von Hax (s. S. 145), wonach bei einem monosegmentalen Krankheitsbild die Zusammenhangsfrage eher negativ zu beantworten sei, und verweist auf epidemiologische Studien, die den isoliert ein Segment betreffenden Bandscheibenvorfall in Berufsgruppen, die gehäuft heben oder tragen, mit einem wesentlich erhöhten Risiko zeigten. Dagegen gebe es keine Studie, die zeige, daß solche bandscheibenbedingten Veränderungen immer an mehreren Segmenten gleichzeitig auftreten müßten. Er verweist auf eine Studie an 1200 Probanden von HULT (Schweden), in der nach den befallenen Segmenten differenziert worden sei: Degenerative Veränderungen waren generell am häufigsten bei L5/S1, in der Kontrollgruppe mit 6%, in der belasteten Gruppe (Waldarbeiter, Gießereiarbeiter, Hafenumschlagsarbeiter) mit 12,4% mehr als doppelt so häufig. Mehrere andere Studien zeigten ebenfalls, daß Bandscheibendegenerationen am häufigsten bei L5/S1 aufträten, auch in den belasteten Gruppen. L5/S1 sei das Segment, das beim Heben oder Tragen am meisten belastet werde. Es verschleiße daher auch am ehesten. Bolm-Audorff sieht keine Berechtigung, beim monosegmentalen Befall die Anerkennung einer Berufskrankheit auszuschlagen.

Hax verweist darauf, daß eine besondere berufliche Belastung der Lendenwirbelsäule stets mehrere Bewegungssegmente betreffe. Daher sei es nicht genügend wahrscheinlich zu machen, daß diese Belastung nur an einem einzigen Segment zu Krankheitserscheinungen führen solle und dazu noch an dem, das erfahrungsgemäß sehr häufig von einem schicksalhaften Verschleiß betroffen sei. Aus diesen Gründen tendiere auch der Arbeitskreis Wirbelsäulener-

---

* Zu den Beiträgen von S. 139–189.

krankungen beim Hauptverband der gewerblichen Berufsgenossenschaften zu einer Verneinung des Ursachenzusammenhanges bei monosegmentalem Betroffensein.

Scheuer gibt zu bedenken, daß in der Regel das ganze Bandscheibensystem krank und daß das Segment L5/S1 am häufigsten und meistens auch zuerst betroffen sei, weil es die schwächste Stelle darstelle. In 30–40% sei einige Jahre später auch das nächsthöhere Segment betroffen. Es könne nicht nachgewiesen werden, daß die Segmente L4/L5 und L3/L4 wirklich gesund seien, wenn die Erkrankung bei L5/S1 manifest geworden sei. Eine Berufskrankheit entstehe nur, wenn eine Veranlagung dazu gegeben sei, so daß sie unter der beruflichen Belastung manifest werden. Wenn also eine Auffälligkeit an einem Segment bestehe, müsse man wenigstens einräumen, daß die berufliche Belastung durch Heben und Tragen als wesentliche Teilursache mitgewirkt habe, sofern die in solchen Fällen besonders kritisch zu prüfenden arbeitstechnischen Voraussetzungen erfüllt seien. Die Forderung, daß mindestens 2 oder 3 Segmente betroffen sein müßten, spreche gegen die Erfahrung, daß das Segment L5/S1 am häufigsten betroffen sei. Es bestehe die Gefahr, daß ein Gutachterstreit entfacht werde.

Die im Vergleich zu den darüberliegenden Segmenten bei L5/S1 wesentlich höhere Krafteinwirkung und die größere Verletzungsanfälligkeit von Körperabschnitten, an denen mobile und starre Segmente aufeinandertreffen, bringt Josten in Erinnerung. Es sei natürlich, daß sich die Noxe dort manifestiere, wo die biologische Schwachstelle sei.

Schröter hält es für unlogisch anzunehmen, daß schädigungsrelevante Belastungen, die auf das gesamte Achsenorgan einwirken, sich nur monosegmental auswirken sollen, und verweist auf anlagebedingte Veränderungen wie Beckenstellung und Anomalien am lumbosakralen Übergang und deren Einfluß auf vorauseilende Verschleißerscheinungen bei L5/S1 und L4/L5, ohne daß es zusätzlicher Belastungen bedürfe.

Daß sich Belastungen auf die gesamte Wirbelsäule auswirken, ist nach Schürmann anhand des Kranmodells von LAURIG belegt. Mit epidemiologischen Studien sei kein ausreichender Kausalitätsnachweis zu führen. Versicherungsrechtlich müsse im Einzelfall wahrscheinlich gemacht werden, daß ein Schaden rechtlich wesentlich durch die versicherte Tätigkeit verursacht worden sei. Dies sei bei einem isoliert ein Bewegungssegment betreffenden Schaden nicht möglich. Auch im BK-Bereich müsse an die Gelegenheitsursache gedacht werden. Die Anerkennung einer Berufskrankheit dürfe nicht davon abhängig gemacht werden, ob bestimmte Kriterien erfüllt seien, sondern sie müsse durch kausale Verknüpfungen belegt werden.

Bilow deutet auf eine Besonderheit der Bandscheibe von L5/S1 hin, die auf einer schrägen Ebene liege, so daß dort nicht nur Druck-, sondern auch Scherkräfte aufträten, und zwar nicht nur bei belasteten Wirbelsäulen, sondern auch im normalen Leben. Die dort häufiger auftretende Degeneration sei deshalb kein Kriterium für eine Mehrbelastung. Wenn durch epidemiologische Untersuchungen festgestellt werde, daß Bandscheibenvorfälle bei belasteten Wirbelsäulen häufiger aufträten, sage das lediglich aus, daß eine vorgeschädigte

Bandscheibe unter der Belastung reiße, nicht jedoch, daß sie dadurch auch krank geworden sei.

Probst fordert, daß durch systematische neue Untersuchungen versucht werden müsse, die bisher eigentlich völlig unbekannten Ursachenzusammenhänge zu klären.

Bonnermann erinnert daran, daß der Verordnungsgeber mit der entsprechenden Änderung der Berufskrankheitenverordnung lediglich etwas über die generelle Geeignetheit ausgesagt habe. Deshalb bleibe stets im konkreten Einzelfall zu prüfen, ob die Wahrscheinlichkeit nach herkömmlichen Prinzipien herzustellen sei oder nicht.

Im zweiten Teil der Diskussion wird noch kurz auf die Frage des Ursachenzusammenhanges bei degenerativen Veränderungen an der gesamten Wirbelsäule eingegangen. Bolm-Audorff spricht sich dagegen aus, in einem solchen Fall grundsätzlich das Vorliegen einer BK abzulehnen. Dies könne allenfalls für einen gleichmäßigen starken Verschleiß aller 3 Wirbelsäulenabschnitte gelten. Es wird auf Untersuchungen bei Schwerlastträgern in der ehemaligen DDR verwiesen, die eine signifikante Häufung von Verschleißerscheinungen an der Lendenwirbelsäule und an der Brustwirbelsäule sowie eine – allerdings nicht signifikante – Überhäufigkeit an der Halswirbelsäule gezeigt hätten. Bei Fleischträgern sei nicht nur die Halswirbelsäule betroffen, sondern auch die Lendenwirbelsäule, die ja beim Tragen von Lasten auf der Schulter ebenfalls belastet werde.

Konsequenzen für die Prävention aus der Sicht der Chirurgie und Orthopädie

H. Bilow

Aus der korrekten Feststellung „Prophylaxe ist besser als Therapie" entstand als unsinniger Superlativ: „Prophylaxe ist die beste Therapie". Gerade degenerative Veränderungen an der Wirbelsäule lassen auch bei bester Therapie keine Restitutio ad integrum zu. Vorteil jedweder Prophylaxe ist es, sie durch geeignete Maßnahmen gar nicht erst entstehen zu lassen. Ganz sicher kann nicht die manipulierte Last allein als schädigende Ursache verantwortlich gemacht werden. Die Biomechanik des Hebens in der sagittalen Ebene wird bestimmt durch die Hebelgesetze, das bedeutet, daß die Belastung insbesondere des lumbosakralen Übergangs zusätzlich zur Last von den Hebellängen durch Körper- und Armhaltung abhängt.

Die Untersuchungen von Mathiass [1] (Abb. 1) ergeben, daß mit zunehmender Hebellänge des Oberkörpers bei der Rumpfbeuge und einem Gewicht von 50 kg das Drehmoment im lumbosakralen Übergang ansteigt und durch Anspannung der Rückenmuskulatur neutralisiert wird. Die Belastung in diesem Wirbelsäulenabschnitt wächst auf das 7- bis 8fache, d. h. bis auf 720 kg. Werden zusätzlich die Arme vorgestreckt, so verlängert sich der Lasthebel und führt zu einem weiteren Anstieg der einwirkenden Kraft bis auf Werte von 1000 kg.

Darüber hinaus scheinen auch anatomische Gegebenheiten bei verschiedener Körperhaltung Einfluß auf die Bandscheibenbelastung zu nehmen. Nachemson et al. [2] haben an Wirbelsäulenpräparaten den Bandscheibendruck bei steigendem Drehmoment in Flexion und Extension gemessen. Der flache Kurvenverlauf bei einer Lastaufnahme in Extension spricht für eine zumindest teilweise Übernahme der Last durch die Zwischenwirbelgelenke. Folgerichtig steigt die Druckkurve bei Extensionshaltung nach der Entfernung der hinteren intervertebralen Strukturen, also von Zwischenwirbelgelenk und Bandapparat nahezu parallel der Kurve bei Flexionshaltung (Abb. 2). Diese Ergebnisse werden von anderen Untersuchern mit unterschiedlichen Meßmethoden bestätigt. Die prozentuale Lastübernahme der Zwischenwirbelgelenke beträgt in geringer Flexion 0%, im aufrechten Stand 16% und in Lordose bis über 50%.

Direkte Messungen des intradiskalen Druckes L 3/4 nach Nachemson (Zit. nach [1]) (Abb. 3) zeigen ebenfalls einen deutlichen Druckanstieg bei Anheben einer Last mit gebeugtem Oberkörper im Vergleich zum Anheben mit aufrechtem Oberkörper, jedoch gebeugten Hüft- und Kniegelenken. Alle diese Modellrechnungen bzw. -messungen gehen von reinen Bewegungen in der

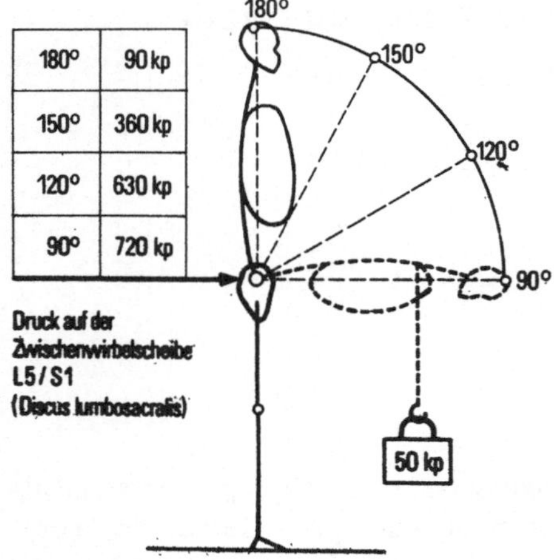

Abb. 1. Die Rumpfbeuge des Oberkörpers führt bei konstanter Gewichtsbelastung zu einem deutlichen Anstieg des Drehmoments im lumbosakralen Übergang

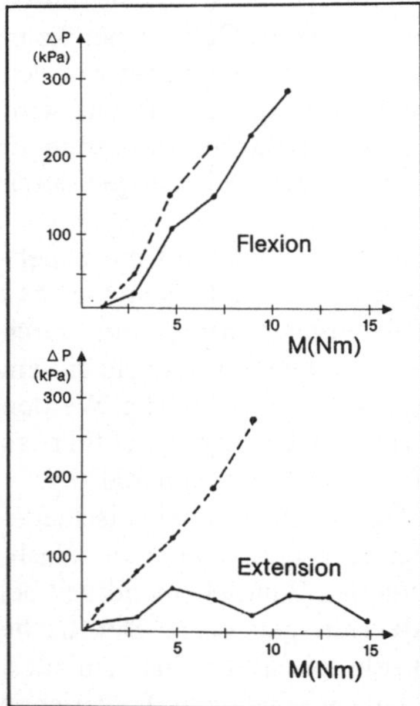

Abb. 2. Das Drehmoment steigt bei Wirbelsäulen ohne Gelenkfortsätze ähnlich steil wie bei Lastaufnahme in Flexion, d. h. bei einer Lastaufnahme in Extension wird die Last zumindest teilweise durch die Zwischenwirbelgelenke übernommen. Drehmoment bei Lastaufnahme einer unveränderten Wirbelsäule –; Wirbelsäule ohne Gelenkfortsätze

Sagittalebene aus. Viele Bewegungen der Wirbelsäule sind indes mit einer Drehung kombiniert, bei der es zu einer Torquierung der Bandscheibe, also einer zusätzlichen mechanischen Beanspruchung des Bandscheibengewebes kommt. Seine Reißfestigkeit nimmt dabei sicherlich deutlich ab, wenn auch die an isolierten Wirbelsäulen, d. h. ohne Bänder- bzw. Muskelhalteapparat und Bogengelenke, gefundenen Werte nicht auf in vivo gegebene Verhältnisse transponiert werden können. Die ungünstige Körperhaltung bewirkt neben dem Anstieg des einwirkenden Lastmoments auch eine Verschiebung des Gallertkernes nach hinten. Die durch degenerative Veränderungen, insbeson-

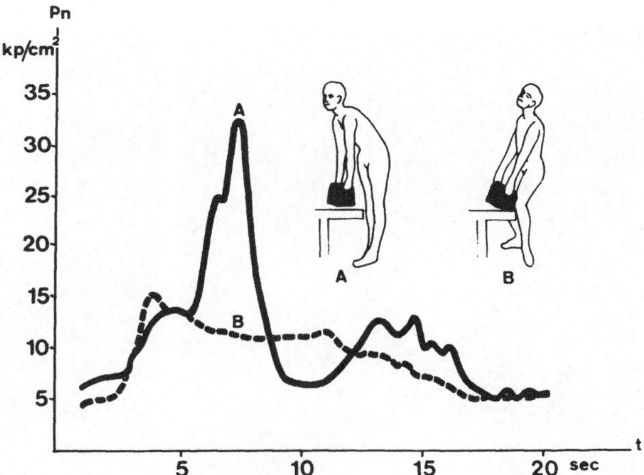

Abb. 3. Die intradiskalen Druckuntersuchungen von Nachemson bestätigen den niedrigeren Belastungsdruck der Bandscheibe bei Lastaufnahme mit aufrechtem Oberkörper

dere im hinteren Anteil des Faserringes, ohnehin gefährdeten Bezirke geraten unter zusätzliche Spannung. Die sich immer wiederholenden falschen Körperhaltungen erhöhen somit die Rißbereitschaft weiterhin.

Das Anheben von Lasten wird sich weder im privaten noch im beruflichen Bereich vermeiden lassen. Die geschilderten biomechanischen Grundlagen geben Möglichkeiten zu erkennen, die Manipulation von Lasten so zu gestalten, daß zusätzliche Schädigungen minimiert werden. Natürlich gelingt dies am zuverlässigsten mit dem Einsatz von technischen Hebehilfen, deren geringe Mobilität jedoch in der Regel den Gebrauch einschränkt. So bleibt, Fehlbelastungen durch eine intensive Körperschulung zu meiden, deren Aufgabe es ist, nicht nur den Rücken zu schulen – wie dies die unglückliche Bezeichnung „Rückenschule" vorgibt –, sondern die geforderte Körperhaltung insgesamt bewußt zu machen und durch häufiges Üben auch zu automatisieren. Daneben gilt es, unter Einbeziehung von muskelentspannenden Übungen, Dehnungen sowie aufbauender Mobilisation ein Übungsprogramm für den Alltag zu erstellen.

Berufe mit besonderer Wirbelsäulenbelastung verlangen, auch die alltäglichen Körperhaltungen zu korrigieren, um zusätzliche Bandscheibenschädigungen zu vermeiden. Die Schulung beginnt deshalb im Sitzen. Das vielfach als bequem erachtete nachlässige Sitzen bedeutet eine durchgehend unphysiologische Kyphosierung der Wirbelsäule mit Vorschieben des Kopfes (Abb. 4). Daraus resultiert eine erhöhte Belastung der Bandscheiben. Richtiges Sitzen baut auf einer korrekten Beinstellung mit nur wenig über Hüftbreite gespreizten Oberschenkeln auf, die Knie sind rechtwinklig gebeugt und die Füße setzen die Oberschenkelachse fort. Die Beckenaufrichtung wird durch Handkontakt bewußt gemacht und kontrolliert (Abb. 5). Damit richten sich für gewöhnlich Lenden- und Brustwirbelsäule bis hinauf zur Halswirbelsäule gleichzeitig auf. Die erreichte Körperhaltung wird wiederum durch Handkontakt kontrolliert und die Haltungsänderung, z. B. bei Schwerpunktverlagerung, sofort erspürt. Gleichzeitige Drehbewegungen beim Anheben oder Tragen von Lasten sollten

Abb. 4
Abb. 5

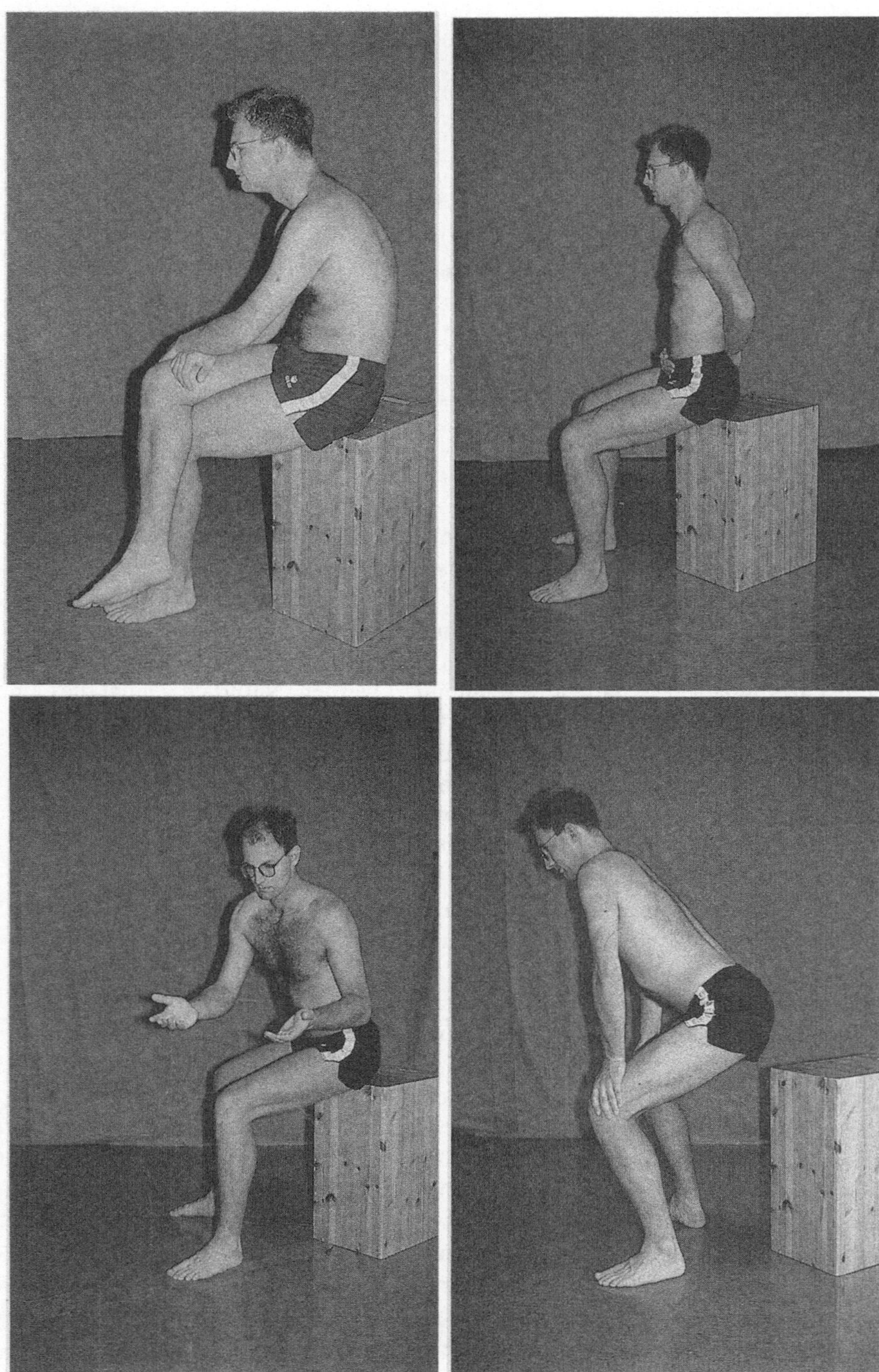

Abb. 6
Abb. 7

gering bleiben. Als Faustregel mag gelten, daß die Drehbewegung nicht über die Fußrichtung hinaus erfolgen darf (Abb. 6).

Beim Aufrichten zum Stand bleibt die Wirbelsäuleneinstellung dann erhalten, wenn es gelingt, den Körperschwerpunkt über die Auftrittsfläche einzustellen oder umgekehrt (Abb. 7). Dies gilt ebenfalls für Arbeiten unterhalb der Gürtellinie, auch wenn die unteren Wirbelsäulenabschnitte nur das Oberkörpergewicht zu tragen haben. Die korrekte Wirbelsäuleneinstellung wird ermöglicht durch Beugestellung von Hüft- und Kniegelenken. Erst die Beherrschung dieser Übungen erlaubt ein Anheben von Lasten, die zwischen den gebeugten Kniegelenken hochgehoben (Abb. 8) und eng am Körper getragen werden sollen (Abb. 9). Die gleichen Prinzipien gelten ebenso für die verschiedenen Tragetechniken von Lasten. Immer muß der Hebelarm zwischen Lumbosakralsegment und Last klein gehalten werden.

Im medizinischen Bereich gilt es, diese Hebetechniken insbesondere Krankengymnasten sowie Pflegepersonen zu vermitteln und auf richtige Anwendung zu achten (Abb. 10 und 11). Wir haben die Haltungsschulung in der Berufsgenossenschaftlichen Unfallklinik Tübingen unseren Mitarbeitern angeboten, die davon bisher regen Gebrauch machen. Weitere Kurse sind nicht nur für neue, sondern auch zur Auffrischung für frühere Kursteilnehmer erforderlich.

Abb. 4. Unphysiologische Kyphosierung der Wirbelsäule mit vorgeschobenem Kopf

Abb. 5. Korrekte Sitzhaltung mit Aufrichtung der gesamten Wirbelsäule. Die Beckenstellung wird durch Handkontakt kontrolliert

Abb. 6. Lastaufnahme bei gleichzeitiger Drehbewegung sollte nicht über die Fußrichtung hinaus erfolgen

Abb. 7. Beim Aufrichten vom Stand wird der Körperschwerpunkt über die Auftrittsfläche gebracht oder umgekehrt

Abb. 8

Abb. 9

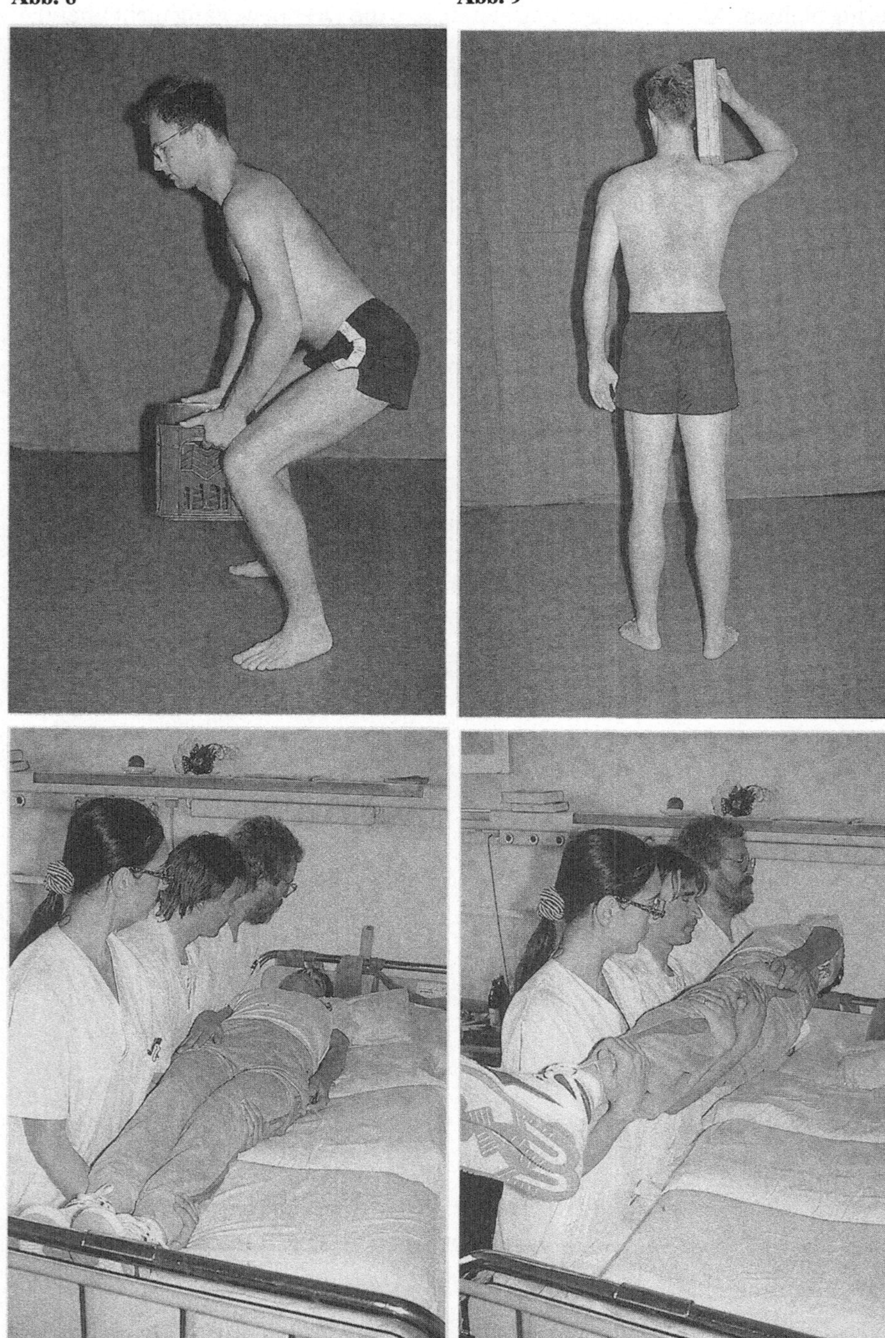

Abb. 10

Abb. 11

Literatur

1. Junghanns H (1986) Die Wirbelsäule unter den Einflüssen des täglichen Lebens, der Freizeit, des Sports. Hippokrates, Stuttgart, (Die Wirbelsäule in Forschung und Praxis, Bd. 100)
2. Nachemson AH, Schultz AB, Berkson MH (1979) Mechanical properties of human lumbar spine motion segments, Part I, Spine 4: 1–8

Abb. 8. Lasten werden zwischen den gebeugten Kniegelenken angehoben

Abb. 9. Der Hebelarm zwischen Lumbosakralsegment und Last soll klein gehalten werden

Abb. 10. Das Anheben eines Patienten erfolgt in aufrechter Körperhaltung

Abb. 11. Der Patient wird eng am Körper des Pflegepersonals getragen

Arbeitswissenschaftliche Gestaltung von Arbeitsplätzen zur Vermeidung von Fehlbelastungen des Haltungs- und Bewegungssystems

H. Szymanski

Einleitung

Fehlbelastungen des Haltungs- und Bewegungssystems sind häufig das Ergebnis mangelhafter Arbeitsplatz- und Arbeitsablaufgestaltung und haben ihre Auswirkung in den Berufskrankheiten der Wirbelsäule. Es ist deshalb die vornehmste Aufgabe der Arbeitsgestalter, die vorliegenden arbeitswissenschaftlichen Erkenntnisse umzusetzen in die Arbeitswelt.

Nach Ulich [1] kann man 3 Phasen der Arbeitsgestaltung:

– die korrektive Arbeitsgestaltung,
– die präventive Arbeitsgestaltung,
– die prospektive Arbeitsgestaltung

unterscheiden.

Bei den bereits gestalteten, in unseren Betrieben vorhandenen Arbeitsplätzen, wird die korrektive Arbeitsgestaltung eingesetzt werden müssen, die immer dann erforderlich ist, wenn ergonomische, physiologische, psychologische, sicherheitstechnische oder rechtliche Erfordernisse nicht im erforderlichen Umfang berücksichtigt worden sind.

Die korrektive Arbeitsgestaltung erfordert vielfach auch die Realisierung von Investitionen zum Gesundheitsschutz. Unterbleiben diese Maßnahmen, so haben zunächst die betroffenen Arbeitnehmer und bei deren Erkrankung die Volkswirtschaft die Kosten zu tragen. Bei der Planung unserer Arbeitsplätze und Arbeitssysteme werden die präventive und die prospektive Arbeitsgestaltung zum Einsatz kommen.

Präventive Arbeitsgestaltung bedeutet dabei die Berücksichtigung arbeitswissenschaftlicher Erfordernisse bereits im Stadium des Entwurfs von Arbeitsplätzen bzw. Arbeitssystemen, d. h. die gedankliche Vorwegnahme möglicher Schädigungen oder Beeinträchtigungen der physischen und/oder psychosozialen Gesundheit spätestens zu dem Zeitpunkt, in dem aufgrund der Funktionsteilung zwischen Mensch und Maschine über die dem Menschen zufallende Arbeitstätigkeit hinreichend Klarheit gewonnen werden kann. Beispielhaft für die präventive Arbeitsgestaltung seien hier genannt der Einsatz von Hebebühnen bei großen Gewichten und die Berücksichtigung anthropometrischer Daten bei der Konstruktion von Maschinen und Anlagen.

Prospektive Arbeitsgestaltung meint die gedankliche Vorwegnahme von Möglichkeiten der Persönlichkeitsentwicklung durch Schaffung objektiver Handlungsspielräume. Darüber hinaus gilt es, stärker als bisher, die Beschäftigten als Betroffene und als Experten vor Ort an den Gestaltungsprozessen zu beteiligen, denn niemand weiß besser als sie selbst, welche Probleme an den Arbeitsplätzen vorhanden sind. Die Umsetzung dieser Gestaltungsmaßnahmen bedarf aber auch des Einsatzes und der Einmischung des arbeitswissenschaftlich geschulten Personals in die betrieblichen Entscheidungsprozesse [3].

Richtlinien und gesetzliche Rahmenbedingungen der Arbeitsgestaltung

Bei der Arbeitsgestaltung gilt es wiederum Richtlinien zu beachten, denn jede gestalterische Tätigkeit in den Betrieben ist eingebettet in einen Katalog von gesetzlichen Rahmenbedingungen, die Mindeststandards setzen.

Arbeitsgestalter, also auch Arbeitsmediziner und Sicherheitsfachkräfte, müssen daher neben der notwendigen Fachkenntnis auch vertiefte Kenntnisse über die Richtlinien und gesetzlichen Regelungen für die Gestaltung der Arbeit besitzen.

Im Zusammenhang mit der Anerkennung der Wirbelsäulenerkrankung als Berufskrankheit sollen deshalb kurz die Vorschriften skizziert werden, die zum Gesundheitsschutz im Allgemeinen und der Handhabung von Lasten im Speziellen, eine Aussage beinhalten. Neue Anforderungen im Bereich des Arbeitsschutzes werden gestellt durch die Richtlinien des Europäischen Rates.

Im folgenden werden deshalb beleuchtet:

- Richtlinie des Rates vom 12. Juni 1989 über die Durchführung von Maßnahmen zur Verbesserung der Sicherheit und des Gesundheitsschutzes der Arbeitnehmer bei der Arbeit (89/391/EWG) „Arbeitsschutz Rahmenrichtlinie"
- Richtlinie des Rates vom 29. Mai 1990 über die Mindestvorschriften bezüglich der Sicherheit und des Gesundheitsschutzes bei der manuellen Handhabung von Lasten, die für die Arbeitnehmer insbesondere eine Gefährdung der Lendenwirbelsäule mit sich bringt (Vierte Einzelrichtlinie im Sinne von Artikel 16, Abs. 1 der Richtlinie 89/391/EWG, 90/269/EWG)

Diese Richtlinien sollten bis zum 31. Dez. 1992 in nationales Recht umgesetzt worden sein. Für die Bundesrepublik Deutschland ist dies aber bisher nicht erfolgt. Der Entwurf eines Gesetzes über Sicherheit und Gesundheitsschutz bei der Arbeit (Arbeitsschutzrahmengesetz – ASRG) beinhaltet zwar die Arbeitsschutz-Rahmenrichtlinie, aber die Verabschiedung des Gesetzes wird noch geraume Zeit auf sich warten lassen [4]. Die Verbindlichkeit der Rahmenrichtlinie 89/391/EWG und der Einzelrichtlinie 90/269/EWG ergeben sich aber dennoch aus der Rechtsprechung des Europäischen Gerichtshofes, wonach EWG-Richtlinien nach der Veröffentlichung richtlinienkonform auszulegen sind [6].

In der „Arbeitsschutz-Rahmenrichtlinie" wird die Gesundheit stärker als bisher zum Gegenstand von Schutzhandeln. In den Erwägungsgründen heißt es: „Für die Sicherheit und den Gesundheitsschutz der Arbeitnehmer müssen daher unverzüglich vorbeugende Maßnahmen ergriffen bzw. bestehende Maßnahmen verbessert werden, um einen wirksameren Schutz sicherzustellen."

Der *Stand der Technik* und nicht mehr nur die gesicherten arbeitswissenschaftlichen Erkenntnisse werden nun zum Orientierungsmaßstab für die Gestaltung von Arbeitsplätzen und Tätigkeiten, wobei der Stand der Technik nicht reduziert ist auf Geräte, Maschinen und Anlagen, sondern auch die Gestaltung der Arbeitsorganisation und des Arbeitsablaufes beinhaltet (§ 6, Abs. 2, Punkt 8).

Wesentlich ist dabei auch, daß sich der Arbeits- und Gesundheitsschutz den sich verändernden Gegebenheiten anzupassen hat und Verbesserungen der bestehenden Arbeitsbedingungen anzustreben sind. Arbeits- und Gesundheitsschutz wird damit in stärkerem Maße als bisher zu einem dynamischen Prozeß. Neben diesen grundsätzlich veränderten Sichtweisen gibt es noch eine Reihe weiterer wichtiger Punkte, die hier nur kurz skizziert werden sollen:

– Die Rahmenrichtlinie gilt für alle privaten und öffentlichen Tätigkeitsbereiche. Damit muß die bisherige Trennung des Arbeitsschutzrechtes nach privaten und öffentlichen sowie sonstigen Sonderbereichen aufgehoben werden (Art. 2, Abs. 1).
– Die Arbeitnehmer bzw. ihre Vertreter sind bei der Planung und Einführung von neuen Technologien hinsichtlich der Auswahl der Arbeitsmittel, der Gestaltung der Arbeitsbedingungen und der Umweltbedingungen für den Arbeits- und Gesundheitsschutz zu hören (Art. 6, Abs. 3c).
– Es müssen geeignete Maßnahmen für eine präventive Gesundheitsüberwachung der Betroffenen durchgeführt werden, wobei die Kosten – wie auch die Kosten für Sicherheits-, Hygiene- und Gesundheitsschutzmaßnahmen – nicht zu Lasten der Arbeitnehmer gehen dürfen (Art. 14 und Art. 6, Abs. 5).
– Der Arbeitgeber hat die Arbeitsplätze hinsichtlich der bestehenden Gefahren für Sicherheit und Gesundheit zu untersuchen und darüber Dokumente zu erstellen. Damit liegen künftig Unterlagen darüber vor, welche Sicherheits- oder Gesundheitsgefahren an den verschiedenen Arbeitsplätzen gegeben sind und es werden die Möglichkeiten einer gezielten Entwicklung von Maßnahmen geboten, um diese Gefährdungen zu beseitigen (Art. 9).
– Die Unterrichtungs- und Unterweisungspflicht des Arbeitgebers bezieht sich nicht nur auf die unmittelbar bei ihm beschäftigten Arbeitnehmer, sondern gleichermaßen auf außerbetriebliche Arbeitnehmer, die nur in seinem Betrieb oder Unternehmen zum Einsatz kommen (Art. 10, Abs. 2 und Art. 12, Abs. 2).
– Der Rat der Europäischen Gemeinschaften kann auf der Basis dieser Richtlinie und auf der Grundlage des § 118a des EG-Vertrages, der Mindestbedingungen für den betrieblichen Arbeitsschutz festsetzt, Einzelrichtlinien zur Konkretisierung der Bestimmungen erlassen.

Eine solche Einzelrichtlinie hat der Rat am 29. 5. 1990 über die *Mindestvorschriften* bezüglich der Sicherheit und des Gesundheitsschutzes bei der manuellen Handhabung von Lasten, die für die Arbeitnehmer insbesondere eine Gefährdung der Lendenwirbelsäule mit sich bringt, erlassen.

Nach § 2 „dieser Richtlinie gilt als manuelle Handhabung von Lasten jede Beförderung oder das Abstützen einer Last durch einen oder mehrere Arbeitnehmer, unter anderem das Heben, Absetzen, Schieben, Ziehen, Tragen und Bewegen einer Last, die aufgrund ihrer Merkmale oder ungünstiger ergonomischer Bedingungen für die Arbeitnehmer eine Gefährdung, insbesondere der Lendenwirbelsäule, mit sich bringen".

Nach § 3 dieser Richtlinie wird dem Arbeitgeber auferlegt, geeignete organisatorische Maßnahmen zu schaffen oder andere Mittel, insbesondere mechanische Ausrüstungen, zu suchen, die es vermeiden helfen, daß der Arbeitnehmer Lasten manuell handhaben muß.

Läßt sich das manuelle Handhaben von Lasten nicht umgehen, so ist nach § 4 der Arbeitsplatz so zu gestalten, daß die Handhabung möglichst sicher und mit möglichst geringer Gesundheitsgefährdung erfolgt und der Arbeitgeber

a) bewertet möglichst im vorhinein die Bedingungen in Bezug auf Sicherheit und Gesundheitsschutz, die für die jeweilige Art der jeweiligen Arbeit gelten. Dabei berücksichtigt er insbesondere die Merkmale der Last,
b) sorgt dafür, daß es beim Arbeitnehmer insbesondere nicht zu einer Gefährdung der Lendenwirbelsäule kommt oder daß solche Gefährdungen gering gehalten werden, indem er insbesondere unter Berücksichtigung der Merkmale der Arbeitsumgebung und der Erfordernisse der Aufgabe geeignete Maßnahmen ergreift.

Die Arbeitnehmer sind nach Artikel 6 dieser Richtlinie über alle Maßnahmen zu unterrichten, die für ihre Sicherheit und ihren Gesundheitsschutz zu treffen sind. Insbesondere müssen die Arbeitnehmer genaue Angaben erhalten über

– das Gewicht einer Last,
– den Schwerpunkt oder die schwerste Seite, wenn der Inhalt einer Verpackung exzentrisch angeordnet ist.

Nach Artikel 6, Abs. 2, ist darüber hinaus eine angemessene Unterweisung und genaue Angaben über die sachgemäße Handhabung von Lasten und die Gefahren, denen sie insbesondere bei einer unsachgemäßen Ausführung dieser Tätigkeiten ausgesetzt sind, durchzuführen.

Aus der Darstellung dieser Richtlinien wird deutlich, daß die Verbesserung von Sicherheit und Gesundheitsschutz der Beschäftigten bei der Arbeit eine Zielsetzung ist, die zukünftig keinen rein wirtschaftlichen Überlegungen untergeordnet werden darf. Arbeitsgestaltung wird damit Bestandteil eines stetigen Prozesses zur Verbesserung der Arbeitsumwelt und des Gesundheitsschutzes.

Die Information und die aktive Beteiligung der Beschäftigten erhalten einen höheren Stellenwert und sind gleichsam implizite Bestandteile der Gestaltung der Arbeitsplätze und der Arbeitsorganisation. Somit wird das Expertenwissen der Beschäftigten, dessen Einbringung in den Produktionsprozeß im Zusam-

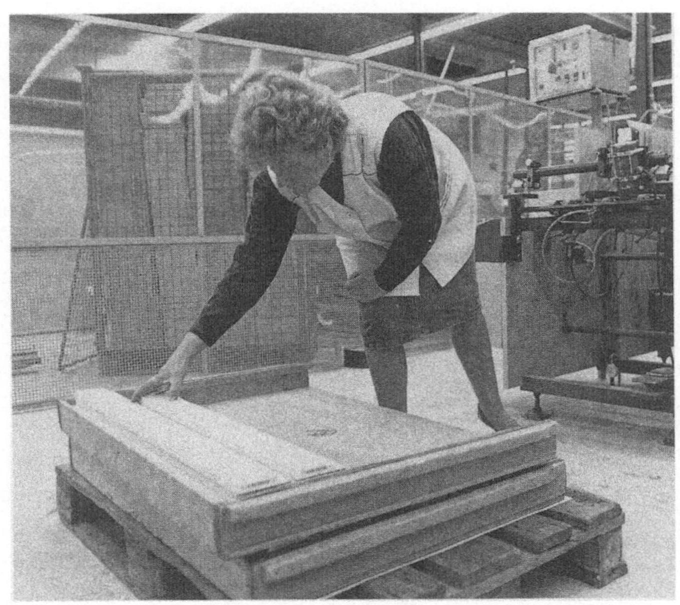

Abb. 1. Ständiges Bücken und Heben zur Maschinenbeschickung [5]

menhang mit der Diskussion um die Einführung von „lean production" wieder an Bedeutung gewonnen hat, auch genutzt, um die Standards der menschengerechten Arbeitsgestaltung zu verbessern.

Arbeitswissenschaftliche Kenntnisse und Gestaltungsregeln

Die Umsetzung bzw. Erfüllung der Mindestforderungen der vorgenannten Richtlinien in die Praxis mündet in die Frage, welche arbeitswissenschaftlichen Erkenntnisse vorliegen, die als Hilfsmittel zur Gestaltung der Arbeitsplätze und zur Beurteilung der daraus resultierenden Beanspruchungen für die betroffenen Arbeitnehmer herangezogen werden können. Zunächst muß dazu der Bewegungsablauf der Tätigkeit analysiert werden, bei denen die Gefahr besteht, daß Erkrankungen der Lendenwirbelsäule auftreten.

Eine wesentliche Belastungsquelle ist das Arbeiten in Beugehaltung des Rumpfes. Dabei ist zu unterscheiden zwischen der statischen Haltungsarbeit und der statischen Haltearbeit. Mit der statischen Haltungsarbeit ist diejenige Beanspruchung gemeint, die beim Beugen des Rumpfes auftritt. Die folgenden Beispiele beschreiben solche Tätigkeiten.

Die Abb. 1 zeigt eine Arbeitnehmerin, die Druckvorlagen von einer Palette nehmen und in eine Druckmaschine schieben muß. Hier ist nicht nur eine Beugung des Rumpfes von ca. 90° erforderlich, um die Teile aufzunehmen, sondern der Oberkörper muß auch noch um ca. 45° nach rechts von einer senkrecht im Stehen durch den Körper gedachter Ebene gedreht werden. Wir

215

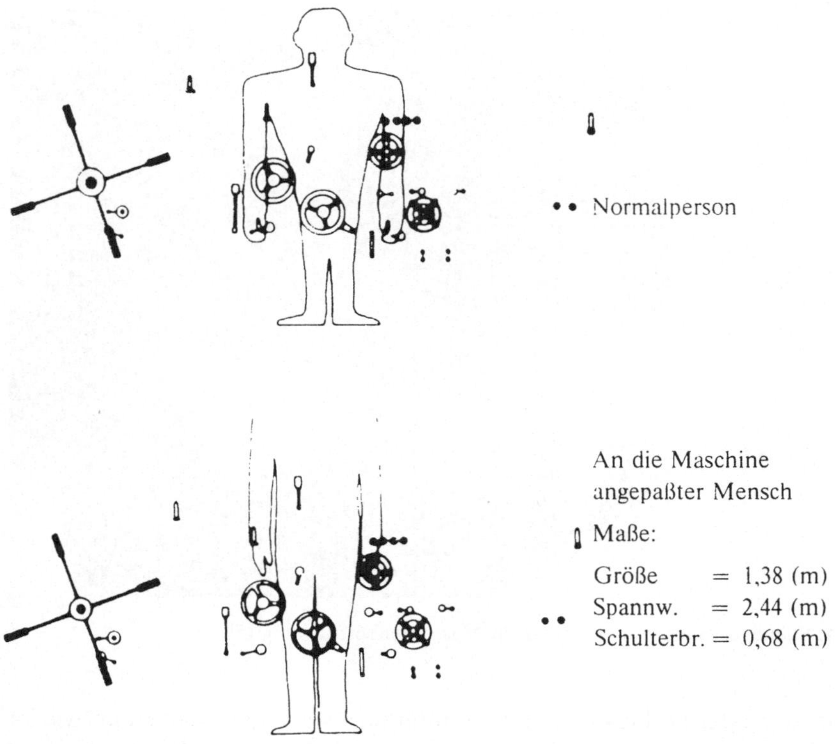

Abb. 2. Bedienteile einer Drehmaschine (Nach [53])

haben es also mit einer Arbeit in extremer Rumpfbeugehaltung mit verdrehter Körperhaltung zu tun.

Schulte hat die Gestaltung konventioneller Drehmaschinen aus arbeitswissenschaftlicher Sicht überprüft. Nach dieser Analyse müßte ein an die Maschine angepaßter Mensch eine Größe von 1.38 m, eine Spannweite von 2,44 m und eine Schulterbreite von 0.68 m besitzen (vgl. Abb. 2) [9].

Diese Analyse macht deutlich, daß in der Vergangenheit Erkenntnisse der Anthropometrie nur unzureichend Eingang in die Maschinengestaltung gefunden haben. Die Darstellung zeigt aber auch, daß als Ergebnis dieser Konstruktion an Maschinen häufig mit vorgebeugtem Rumpf gearbeitet werden muß, wobei die Dauer und die daraus erwachsende Gefährdung eine Abhängigkeit zum jeweiligen Produktionsprogramm besitzt.

Für die hier dargestellten Arbeitsplätze lassen sich in allen Betrieben mit Sicherheit Beispiele finden. In den meisten Fällen sind es solche Tätigkeiten, die als Resttätigkeiten bei Mechanisierungs- und Automatisierungsvorhaben entstehen.

Häufig werden diese Arbeitsplätze nicht besser gestaltet, da unterstellt wird, daß sich aus der Arbeitsplatzgestaltung kein wirtschaftlicher Nutzen ableiten lasse. Diese Aussage läßt sich allerdings mittels eines Wirtschaftlichkeitsnachweises vielfach sehr leicht widerlegen [8]. Schulte und Lauruschkat haben an

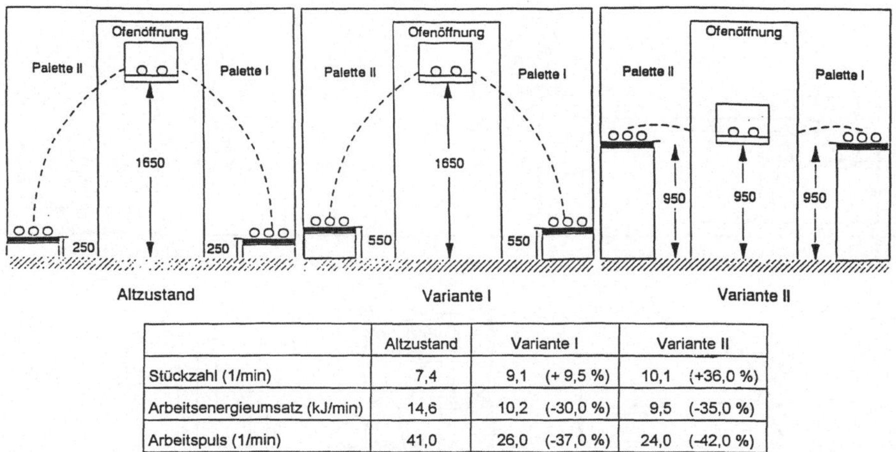

	Altzustand	Variante I	Variante II
Stückzahl (1/min)	7,4	9,1 (+ 9,5 %)	10,1 (+36,0 %)
Arbeitsenergieumsatz (kJ/min)	14,6	10,2 (-30,0 %)	9,5 (-35,0 %)
Arbeitspuls (1/min)	41,0	26,0 (-37,0 %)	24,0 (-42,0 %)

Abb. 3. Beschicken eines Durchlaufofens; Einfluß der Betriebsmittelgestaltung auf Leistung und biologische Parameter. (Nach [5])

dem Beispiel der Beschickung eines Durchlaufofens gezeigt, daß durch einfache Maßnahmen die Belastung und Beanspruchung für den Beschäftigten gesenkt und zur gleichen Zeit eine erhebliche Leistungssteigerung erzielt werden kann (Abb. 3): Zur Aufnahme der Teile muß der Mitarbeiter sich auf ca. 25 cm hinunterbeugen (Abb. 3, links), was zu einer Rumpfbeugung von annähernd 90° führt. Anschließend müssen die Teile bis in Brusthöhe gehoben und in den Ofen eingelegt werden. Nur durch das häufige Rumpfbeugen – das Stückgewicht ist in diesem Fall von untergeordneter Bedeutung – ergibt sich ein Arbeitsenergieumsatz von 14,6 KJ/min und die Arbeitspulszahl beträgt 41/min. Mit dieser Arbeitspulszahl ist die Dauerleistungsgrenze überschritten und es werden Erholzeiten erforderlich. Den ersten Schritt der Verbesserung des Arbeitsplatzes zeigt Abb. 3 (Mitte). Die Werkstückbereitstellung wurde auf 55 cm erhöht. Dadurch entfällt der Beugevorgang.

Die Arbeitspulssumme sinkt durch diese Maßnahme auf 26/min und die Stückzahlleistung erhöht sich von anfänglich 7,4 Stück/min auf 9,1 Stück/min.

In einem nächsten Schritt wurde die Ofenöffnung tiefer gelegt und die Werkstückbereitstellung auf die Ebene der Ofenöffnung angehoben (Abb. 3, rechts). Damit entfällt auch das Hochheben der Teile auf Brusthöhe. Die hierdurch erzielte weitere Beanspruchsminderung zeigt sich dadurch, daß die Arbeitspulse auf 24/min abgesunken sind. Die erbrachte Leistung steigert sich allerdings auf 10,1 Teile/min, was einer Steigerung von 36% zum Ausgangszustand entspricht.

Daraus kann man eine Senkung der Stücklohnkosten von 36% ableiten.

In Abb. 4 ist gezeigt, wie mit einfachen Mitteln konkrete Verbesserungen in der betrieblichen Praxis erzielt werden können.

Eine Fülle weiterer Anregungen läßt sich finden in den Handbüchern zur Gestaltung von Arbeitsplätzen der Bundesanstalt für Arbeitsschutz [11]. Aus den bisher dargestellten Beispielen läßt sich folgender Grundsatz ableiten: Bei

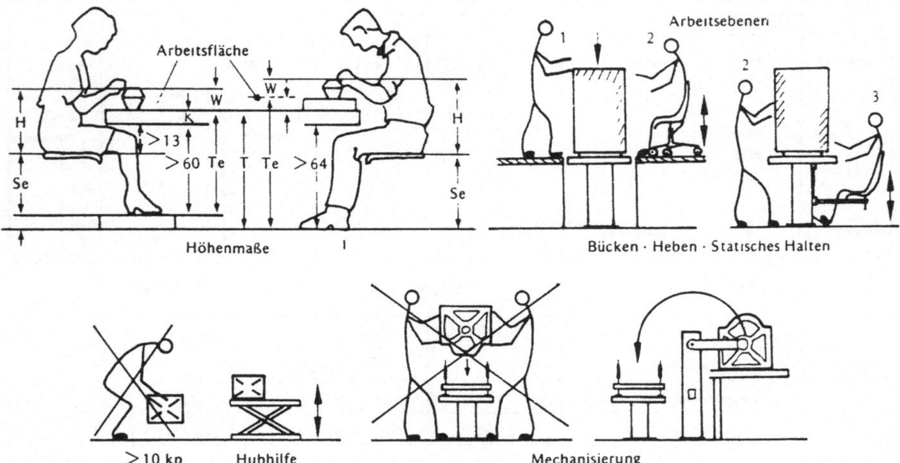

Abb. 4. Arbeitsgestaltung zur Vermeidung der Belastung der Wirbelsäule (Nach [10])

Tabelle 1. Grenzwerte für das Heben und Tragen von Lasten unter Optimalbedingungen, d. h. mit geradem Rücken und unter Einsatz der Maximalkraft

Art des Lasttransportes	Geschlecht	Alter (Jahre)	Masse der Last in kg		
			Selten	Wiederholt	Häufig
Heben	Männer	16–19	35	25	20
		19–45	55	30	25
		>45	50	25	20
	Frauen	16–19	13	9	8
		19–45	15	10	9
		>45	13	9	8
Tragen	Männer	16–19	30	20	15
		19–45	50	30	20
		>45	40	25	15
	Frauen	16–19	13	9	8
		19–45	15	10	10
		>45	13	9	8

der Gestaltung der Arbeit, des Arbeitsplatzes, der Maschine, Geräte und Werkzeuge sollte die Forderung nach Ausschaltung oder größtmöglicher Herabsetzung jeder Art von Haltearbeit das wichtigste Leitmotiv sein [13]: Das Heben und Tragen von Lasten ist im nächsten Schritt als Gefahrenquelle für bandscheibenbedingte Erkrankungen der Lendenwirbelsäule zu betrachten. Hier muß zurückgegriffen werden auf die arbeitswissenschaftlichen Erkenntnisse, die Grenzwerte für die Belastung setzen. In einem wissenschaftlichen Gutachten hat Hettinger zumutbare Hebekräfte für Frauen und Männer ermittelt (vgl. Tabelle 1). Demnach beträgt die zumutbare Last für Frauen bei gelegentlichem Heben und Tragen 15 kg und bei häufiger Hebe- und Tragetätigkeit 10 kg. Für Männer sind diese Grenzwerte höher, sie liegen im Alter von 19–45 Jahren bei gelegentlichem Heben und Tragen bei 55 kg, und 30 kg bei häufigem Heben und Tragen. Ähnliche Daten finden sich auch in anderen Veröffentlichungen, so daß diese Grenzwerte als tatsächliche Obergrenze zu verstehen sind [14].

Neben der arbeitswissenschaftlichen Gestaltung der Arbeitsplätze und der damit verbundenen Beachtung von empfohlenen Gewichtsgrenzen wird zukünftig die Dokumentation der Belastungen und die Information der Beschäftigten neue Anforderungen an die Arbeitsgestaltung stellen, um präventiven Gesundheitsschutz zu betreiben. Deshalb wird es darauf ankommen, Verfahren zur Bestimmung der kritischen Belastung der Lendenwirbelsäule beim Heben und Tragen von Lasten zu finden. Pangert und Hartmann haben eine sog. Arbeitsdosis für die Lendenwirbelsäule gebildet und diese mit medizinischen Befunden in Beziehung gesetzt.

Als Dosis wird dabei das Produkt aus der Kraft, die auf ein Bewegungssegment wirkt (gemessen in Newton), und der Belastungszeit (in Sekunden) angesetzt. Die Dosis für das Berufsleben wurde errechnet aus den Schichtwerten und der Dauer einer Tätigkeit an verschiedenen Arbeitsplätzen. Die Überprüfung dieses Verfahrens erfolgte an sog. „Preßwerkern", deren Aufgabe darin bestand, Schmiedeteile mit einer Zange auf Pressen aufzulegen, die Teile für den Schmiedevorgang von Gestell zu Gestell weiterzutransportieren und das fertige Preßstück abzuwerfen. Es handelt sich um eine zyklische, sich ständig wiederholende Tätigkeit.

Bei unterstellter physiologisch günstiger Körperhaltung (Rumpfbeugung zwischen 10° und 25°) ergibt sich die Belastung aus der Benutzung von Zangen zwischen 20 und 60 cm Länge mit einem Eigengewicht von ca. 3 kg Klötzchen mit einem Gewicht zwischen 4 und 60 kg. Die Personen wurden seit 1953 arbeitsmedizinisch beobachtet.

Aus den Berechnungen hat sich ein Dosiswert von 12×10^{10} (Ns) für das Berufsleben ergeben. Aus dieser kritischen Dosis kann auf die kritische Belastungszeit am Arbeitsplatz geschlossen werden. Für die beschriebene Aufgabe ergibt sich eine Belastungszeit von 56 min/Schicht. Dabei setzt sich diese Grenzzeit aus den vielen kurzen Zykluszeiten zusammen. Pangert und Hartmann sehen die Ergebnisse als Richtwerte zur Beurteilung des Erkrankungsrisikos an [15].

Damit liegt eine Berechnungsmethode vor, die sicher noch erhärtet und auch für langzyklische Tätigkeiten überprüft werden muß [16]. Sie gibt aber Hinweise dafür, wann u. U. mit arbeitsorganisatorischen Maßnahmen (Arbeitsplatzwechsel, Gruppenarbeit) die Belastungszeit so gering gehalten werden kann, daß das Risiko für Lendenwirbelsäulenerkrankungen gemindert wird.

Personalauswahl und Unterweisung

Die Personalauswahl muß zukünftig verstärkt die körperliche Eignung der Beschäftigten zur Ausführung der Aufgabe überprüfen. Diese Forderungen führen dazu, „Hebe- und Trageschulen" bzw. „Rückenschulen" in den Betrieben einzuführen [17].

Bei vielen Schulabgängern muß damit gerechnet werden, daß aufgrund von Bewegungsmangel schlecht trainierte Muskeln vorhanden sind. Für alle Beschäftigten gilt, daß das Heben und Tragen von Lasten erlernt werden muß.

In bestimmten Branchen, z.B. den Flugzeugabfertigern, ist bereits die Forderung erhoben worden, das Heben und Tragen von Lasten zum Bestandteil der beruflichen Ausbildung zu machen, um bereits beim Erwerb der Kenntnisse und Fähigkeiten richtiges Verhalten einzuüben.

Betriebe, wie z.B. Arbed-Luxemburg, die seit mehreren Jahren Erfahrungen mit einer Hebe- und Trageschule gesammelt haben, wissen den Nutzen dieser Einrichtung zu schätzen, da die spezifischen Ausfalltage aufgrund von Lendenwirbelsäulenerkrankungen bis zu 30% gesunken sind. Positive Erfahrungen werden auch aus überbetrieblichen Rückenschulen gemeldet.

Zusammenfassung

Mit den heute zur Verfügung stehenden arbeitswissenschaftlichen Erkenntnissen und durch die Umsetzung der Vorgaben der Arbeitsschutzrahmenrichtlinie und der daraus abgeleiteten Einzelrichtlinie sowie einer Personalauswahl und -schulung ist ein weit gefächerter Kanon von Hilfsmitteln verfügbar, die dazu dienen können, gesundheitliche Gefährdung der Werktätigen zu reduzieren. Arbeitsgestaltung kann damit zur Vermeidung persönlichen Arbeitsleids, zur Steigerung betrieblicher Effizienz und zur Reduzierung der Kosten für Ausfallzeiten aus volkswirtschaftlicher Sicht beitragen.

Literatur und Anmerkungen

1. Ulich E (1991) Arbeitspsychologie. Poeschel, Bern, S 140 ff
2. Hacker W (1991) Aspekte einer gesundheitsstabilisierenden und -fördernden Arbeitsgestaltung. Arbeits-Organisationspsychol 35: 48 ff
3. Grob R (1991) Ohne richtige Diagnose keine wirksame Therapie – auch bei der Arbeitsgestaltung. Angewandte Arbeitswiss 129: 1–46
4. Entwurf eines Gesetzes über Sicherheit und Gesundheitsschutz bei der Arbeit, Bundesrat, Druckreihe 792/93 vom 05. Nov. 1993
5. Handbuch technischer Arbeitshilfen, Institut für Arbeitswissenschaft der Technischen Universität Berlin, Projektleiter Prof. Dr.-Ing. B. Schulte, Dr.-Ing. H. Lauruschkat. UDJ, Düsseldorf 1980, S. 15
6. Gäbert J (1992) Der Erlaß der EG-Richtlinien 89/391/EWG und 90/270/EWG und ihre Auswirkungen auf Mitbestimmungs- und Beteiligungsrechte von Betriebs- und Personalräten. Hamburg, 1992, vervielfältigtes Manuskript
7. Messow H (1992) Knochenarbeit systematisch abgebaut. forum arbeit 9/92

8. Handbuch technischer Arbeitshilfen, Institut für Arbeitswissenschaft der Technischen Universität Berlin, Projektleiter Prof. Dr.-Ing. B. Schulte, Dr.-Ing. H. Lauruschkat. UDJ, Düsseldorf 1980, S. 15

9. Eissing G, Hering M (1991) Arbeitswissenschaft rechnet sich. Angewandte Arbeitswiss 129: 60

10. Arbeitssysteme mit neuer Arbeitsstrukturierung, in: Menschengerechte Arbeit – Erfahrungsaustausch zwischen Forschung und betrieblicher Praxis. Darmstadt, 176, S. 111 ff

11. Wieland K (1992) Technische Arbeitshilfen, Handbuch zur ergonomischen und behinderungsgerechten Gestaltung von Arbeitsplätzen. Hrsg: Bundesanstalt für Arbeitsschutz, Dortmund

12. Laurig W, Wieland K (1983) Arbeitsplätze für Behinderte, Handbuch technischer Arbeitshilfen zur Arbeitsplatzgestaltung, Forschungsbericht 375. Hrsg: Bundesanstalt für Arbeitsschutz, Dortmund

13. Grandjean E (1991) Physiologische Arbeitsgestaltung, 4. Aufl. Ecomed, Landsberg S 40

14. Bayerisches Staatsministerium für Arbeit, Familie und Sozialordnung, München, 1993, S. 25

15. Pangert R, Hartmann H (1991) Epidemiologische Bestimmung der kritischen Belastung der Lendenwirbelsäule beim Heben von Lasten. Zentralbl Arbeitsmed 41: 193–197

16. Ein Überblick über weitere Studien ist gegeben in: Bolm-Audorff U (1993) Berufskrankheiten der Wirbelsäule durch Heben oder Tragen schwerer Lasten. In: Konietzko J, Dupuis H (Hrsg) Handbuch der Arbeitsmedizin. Ecomed, Landsberg 10. Erg. Lfg 7/93

17. Lomba JA (1985) Heilgymnastik für die Wirbelsäule. Haug, Gießen

18. Krämer J (1989) Bandscheibenschäden, Vorbeugen durch „Rückenschule". Heyne, München

Konsequenzen für die Prävention aus der Sicht des Werksarztes

W. Panter

Einleitung

Die Erkrankungen der Wirbelsäule stehen bei den Arbeitsunfähigkeits- und Rentenstatistiken mit an vorderster Stelle. Für die Betroffenen sind sie mit Schmerzen, Leistungseinschränkungen und/oder anderen Problemen verbunden. Für die Unternehmen entstehen durch die Ausfalltage organisatorische Probleme und auch Kosten [1, 4, 5]. Aufgabe aller Beteiligten muß es sein, Belastungen bzw. Beanspruchungen, die zu Erkrankungen oder Beschwerden führen können, abzubauen.

Die Europäische Gemeinschaft hat Mindestvorschriften bezüglich der Sicherheit und des Gesundheitsschutzes bei der manuellen Handhabung von Lasten im Mai 1990 veröffentlicht [3]. Die vorliegende Richtlinie stellt einen konkreten Beitrag zur Ausgestaltung der sozialen Dimensionen des Binnenmarktes dar. Beispielhaft nenne ich hier zwei Aufgabenkomplexe aus der Richtlinie:

– Der Arbeitgeber trifft die geeigneten organisatorischen Maßnahmen oder setzt die geeigneten Mittel, insbesondere mechanische Ausrüstungen, ein, um zu vermeiden, daß die Arbeitnehmer Lasten manuell handhaben müssen
– Unterrichtung und Unterweisung der Arbeitnehmer

Im Rahmen des V. Ergonomieprogramms der Europäischen Gemeinschaft für Kohle und Stahl haben wir in unserem Hüttenwerk ein Forschungsprojekt „Risiken biomechanischer Schädigungen bei der Handhabung von Werkstükken und Werkzeugen – Analyse, Lösungsansätze und Gestaltungsbeispiele" durchgeführt.

Ergonomische Gestaltung am Beispiel der Pfannenwirtschaft unseres Stahlwerkes

Die Zielsetzung der Arbeiten in unserem Forschungsvorhaben bestand darin, in ausgewählten Bereichen eines Stahlwerkes Transportsituationen und Lastenmanipulationen zu erfassen [6, 7]. In einem nächsten Schritt sollten die im

Hinblick auf mechanische Schädigungen und Unfallverletzungen von Mitarbeitern ausgewählten Arbeitsplätze eingehend untersucht und aus ganzheitlicher Sicht bewertet werden. Dazu wurden Arbeitsgruppen mit Mitarbeitern aus Produktion, Instandhaltung, Neubau, Arbeitsmedizin, Ergonomie und Arbeitssicherheit sowie Betriebsräten gebildet, die nach eingehender Information der Belegschaft, z.T. in kleineren Arbeitsgruppen, mit der intensiven Bearbeitung der konkreten Aufgaben begannen.

Aufgrund der Erfassung der Ist-Situation wurden die Arbeitsplätze im Bereich der Pfannenwirtschaft als besonders verbesserungswürdig erkannt, so daß dieser Bereich für die weiteren Untersuchungen ausgewählt wurde.

Die Arbeitsaufgaben an den Arbeitsplätzen der Pfannenkippstühle wurden detailliert erfaßt und beschrieben, sowie für jeden Vorgang die Einzelbelastungen ermittelt. Mit Hilfe einer Analyse der Arbeitsunfälle ließen sich Schwerpunkte der Unfallverursachung ermitteln. In einer vergleichenden Studie wurden die betriebsärztlichen Daten von 470 Mitarbeitern aus verschiedenen Tätigkeitsgruppen der Hüttenwerke, darunter 50 Mitarbeitern der Pfannenwirtschaft, arbeitsmedizinisch analysiert [2].

Wir fanden bei den Mitarbeitern der Pfannenwirtschaft, die hohen körperlichen Belastungen ausgesetzt sind, geringere Häufigkeiten von Rückenbeschwerden. In der Gruppe der Meister, einer Gruppe, die körperlich wenig beansprucht ist, lag die Häufigkeit dagegen bei 76%. Da sich die unterschiedlichen Häufigkeiten durch die Altersverteilungen in den Gruppen nicht erklären lassen, ist anzunehmen, daß Selektionsprozesse möglicherweise zu einem sog. Healthy-worker-Effekt geführt haben. Auch andere Einflußfaktoren sind möglich [7].

Mit Hilfe ergonomischer Prüflisten wurden für insgesamt 10 verschiedene Arbeitsaufgaben Feinanalysen durchgeführt. Damit konnten die Engpaßbelastungen gefunden und die entsprechenden Belastungskategorien schwerpunktmäßig zugeordnet werden. Im Zusammenhang mit diesen Feinanalysen wurden insbesondere die Einzelgewichte der Werkzeuge, Hilfs- und Arbeitsmittel festgestellt und entsprechende ergonomische Lösungsvarianten entwickelt.

Beispielhaft seien zwei aufwendige technische Maßnahmen aus der Pfannenwirtschaft vorgestellt: In jeder Arbeitsschicht werden im Durchschnitt 14 Pfannen bearbeitet. Bei jeder Pfanne mußten die mehrteiligen Arbeitsbühnen von Hand herauf- und hinuntergeklappt werden. Pro Schicht waren dies 175 Klappbewegungen. Das Bewegen der Bühnenteile entspricht Gewichten von 15–60 kg. Umgerechnet auf die Zahl der Mitarbeiter bedeutete dies für jeden einzelnen ca. 30 Klappbewegungen pro Schicht mit einer möglichen Maximalbelastung von 1800 kg. Aus diesen Zahlen wird deutlich, welche erhebliche körperliche Belastung allein das Bewegen dieser Bühnenteile für die Mitarbeiter bedeutet. Daher wurde nun im Sinne der oben beschriebenen EG-Richtlinie als mechanische Ausrüstung eine elektrisch verfahrbare Arbeitsbühne konstruiert und gebaut. Damit sollten die hohen Körperkräfte, die für das Umklappen der Arbeitsbühne erforderlich sind, vermindert und gleichzeitig die hierbei auftretenden Gefährdungen reduziert werden. Weiteres Ziel war, günstige und optimale Arbeitspositionen für die an den Pfannen auszuführenden Tätigkeiten zu schaffen.

Durch die Einbeziehung der Mitarbeiter in die Entwicklung dieser Bühnen konnten viele praktische Anregungen erhalten und umgesetzt werden. Gespräche mit den Mitarbeitern führten zu weiteren Verbesserungen dieser elektrisch verfahrbaren Arbeitsbühne. Diese macht jetzt nicht nur einen Teil der körperlichen Arbeit überflüssig, sondern bietet neben einer optimalen Arbeitshöhe auch körper- und arbeitsgerechte Ablagen für die Werkzeuge.

Eine weitere, sowohl die Gelenke als auch die Wirbelsäule beanspruchende Tätigkeit war das Herausstemmen der Spülsteine am Boden der Pfanne mittels eines Preßlufthammers. Durchschnittlich waren die Mitarbeiter 30 min in der Schicht damit beschäftigt, in z.T. schwierigen Arbeitspositionen die Steine mit dem Preßlufthammer zu lösen. Das Gewicht des Hammers beträgt 12 kg. Auch diese Arbeiten führten zu Belastungen der Wirbelsäule. Heute wird ein Teleskopbagger mit einer Schlagvorrichtung eingesetzt, der die Innenhülsen bzw. Spülsteine durch die Pfanne herausdrückt. Nach Einsatz dieses Teleskopbaggers kann die Preßlufthammertätigkeit auf ca. 3 min pro Person und Schicht vermindert werden, d. h. auf ca. $1/_{10}$ der bisherigen Tätigkeitsdauer.

Zusammenfassend läßt sich feststellen, daß durch die Zusammenarbeit von Ingenieuren und Ärzten sowie die intensive Einbeziehung der Mitarbeiter eine praktische Lösung als mechanische Ausrüstung im Sinne der genannten EG-Richtlinie möglich wurde.

Rückenschulung für Mitarbeiter

Vor einigen Jahren hat der betriebsärztliche Dienst bei den Hüttenwerken mit Rückenschulungen von Mitarbeitern begonnen. Zur Prävention von Rückenbeschwerden wurde eine betriebliche Rückenschulung eingerichtet. Durch das Erlernen des richtigen Hebens und Tragens von Lasten kann die Beanspruchung der Wirbelsäule vermindert werden. Informationen der Belegschaft über Werkszeitung und Bekanntmachung führten dazu, daß sich im ersten Jahr 100 Mitarbeiter für Rückenschulungen anmeldeten. In der Zwischenzeit haben mehr als 300 Mitarbeiter aus unserem Betrieb an solchen Schulungen teilgenommen. Der Kursaufbau gliedert sich in 3 Teile:

1. Anatomie und Physiologie der Wirbelsäule,
2. Bewegungstechniken,
3. spezielle Wirbelsäulengymnastik.

Anatomie und Physiologie der Wirbelsäule wurden vom Werksarzt vorgetragen. Die Bewegungstechniken wurden theoretisch vermittelt und ganz entscheidend auch praktisch geübt. Im dritten Teil wurden wirbelsäulenstabilisierende Übungen vermittelt. Ziel war es, die Muskeln zu kräftigen und die Bewegungssegmente der Wirbelsäule zu stabilisieren. Nachdem die erste Initiative vom betriebsärztlichen Dienst ausgegangen war, sind diese Rückenschulkurse jetzt in die Regie der Betriebskrankenkasse übergegangen und werden regelmäßig unseren Mitarbeitern angeboten. Darüber hinaus haben wir in die Ausbildung der gewerblichen Mitarbeiter einen Block „Rückenschulung für junge Mitarbeiter" übernommen. Weiter wird auch in einzelnen Fällen das richtige Heben und Tragen vor Ort mit den Mitarbeitern geübt.

Zusammenfassung

Der Werksarzt hat die folgenden Aufgaben:

1. Analyse der Arbeitsbedingungen und Ableitung technischer Maßnahmen unter enger Einbeziehung der Mitarbeiter
2. Schulungen und Unterweisungen der Mitarbeiter im richtigen Handhaben von Lasten
3. Regelmäßige arbeitsmedizinische Vorsorgeuntersuchung und Beratung der Mitarbeiter

Literatur und Anmerkungen

1. BMA (Bundesminister für Arbeit): Gesundheitsgefährdung beim Heben und Tragen von Lasten. In: Bundesarbeitsblatt (1981) 11, S. 96
2. Diebschlag W, Heidinger F, Kurz B (1989) Pilotstudie zur Messung der bei Lade- und Palettierungstätigkeiten auf einem Großflughafen auftretenden Ist-Kräfte. Arbeitsmed Sozialmed Präventivmed 24/5: 98–105
3. EGKS (1991) Leitlinien für die manuelle Handhabung von Lasten in der Eisen- und Stahlindustrie. Informations- und Koordinationsbüro der Ergonomischen Gemeinschaftsaktion (Hrsg), Luxemburg
4. Hettinger T (1991) Heben und Tragen von Lasten. Sicher ist sicher 4: 174–182
5. Hütten- und Walzwerksberufsgenossenschaft (Hrsg) (1990) Sicherheit beim Transport von Hand. Mitteilungen des Technischen Aufsichtsdienstes 1, S 1–11
6. Pangert R, Hartmann H (1989) Ein einfaches Verfahren zur Bestimmung der Belastung der Lendenwirbelsäule am Arbeitsplatz. Zentralbl Arbeitsmed 39: 191–194
7. Pangert R, Hartmann H (1991) Epidemiologische Bestimmung der kritischen Belastung der Lendenwirbelsäule beim Heben von Lasten. Zentralbl Arbeitsmed 41: 193–197

Konsequenzen für die Prävention aus der Sicht des § 3 der Berufskrankheitenverordnung

W. Plinske

Einleitung

Die Zielsetzung des § 3 BeKV, im Einzelfall das Entstehen (Wiederaufleben, Verschlimmerung) einer Berufskrankheit zu verhindern, ist naturgemäß dort am ehesten zu erreichen, wo sich die Entwicklungsstufen einer Berufskrankheit über einen längeren Zeitraum hin erstrecken und der Verlauf nicht durch dramatische Veränderungen bestimmt wird. Am Beispiel sog. klassischer Langzeitberufskrankheiten, wie der Silikose oder auch der Lärmschwerhörigkeit, läßt sich eindrucksvoll nachvollziehen, welche Erfolge durch Maßnahmen der Generalprävention, aber auch der Individualprävention zu erzielen sind.

Ungeachtet aller Schwierigkeiten, die allgemein geltenden Anwendungskriterien für § 3 BeKV auf die bandscheibenbedingten Wirbelsäulenerkrankungen zu übertragen, wird auf der sinnvollen Anwendung dieser Vorschrift künftig ein Schwerpunkt der Arbeit bei den Unfallversicherungsträgern liegen müssen. Dies wird schon daraus deutlich, daß die Zahl der Verdachtsanzeigen wegen Wirbelsäulenerkrankungen mit voraussichtlich etwa 20000 in 1993 in die Nähe der Zahl der gemeldeten Hauterkrankungsfälle rückt. Um angesichts solcher Zahlenkontingente wirksame Einzelfallprävention auch unter verwaltungsökonomischen Gesichtspunkten leisten zu können, muß bei den Unfallversicherungsträgern eine Reihe von Maßnahmen erwogen werden.

Durchführung von Verwaltungsverfahren

Organisation der Meldewege

Im Geschäftsjahr 1992, noch bevor also die Berufskrankheitenliste um die bandscheibenbedingten Wirbelsäulenerkrankungen ergänzt worden war, registrierten die gewerblichen Berufsgenossenschaften rund 10000 Anzeigen auf Verdacht einer Berufskrankheit in diesem Bereich. Auswertungen zu den Stellen, die die Anzeige erstattet bzw. einen Antrag gestellt haben, lassen erkennen, daß noch nicht von einem typischen Meldeverhalten, was die Quoten anbelangt, gesprochen werden kann. Dies gilt in ähnlicher Weise für das Geschäftsjahr 1993. Zum Teil mag dies daran liegen, daß der endgültige Text

der BK-Nummern 2108 bis 2110 und die Fassung der Meldekriterien in Form
der Merkblätter erst relativ spät vor Verkündung der Ergänzungsverordnung
gefunden wurden.

Bei der weiten Verbreitung von Wirbelsäulenerkrankungen in der Gesamt-
bevölkerung und der daraus resultierenden wirtschaftlichen und sozialversiche-
rungsrechtlichen Bedeutung werden sich die Unfallversicherungsträger darauf
einzustellen haben, daß nicht wie bei der weitaus überwiegenden Zahl der
anderen Berufskrankheiten der fachkundige Arzt, der anhand gesicherter
Befunde und in Kenntnis der Arbeitsvorgeschichte den begründeten Verdacht
auf eine Berufskrankheit anzeigt, auch den Großteil der Wirbelsäulenerkrankungen meldet, mit der Folge, daß bereits hier eine gewisse Filterwirkung
stattfindet. Eher wird es so sein, daß andere Stellen, wie

- die Krankenkassen,
- die Arbeitsämter,
- die Rentenversicherungsträger und
- die behandelnden Hausärzte

den Verdacht auf das Vorliegen einer bandscheibenbedingten Wirbelsäulenerkrankung an den Unfallversicherungsträger melden. Auch die Zahl der Fälle, in
denen der Versicherte selbst einen Leistungsantrag stellt, wird im Gegensatz zu
anderen Berufskrankheiten auf Dauer gesehen relativ hoch sein.

Von welcher Seite letztlich eine Verdachtsanzeige kommt, ist für die
pflichtgemäße Einleitung, eines Verwaltungsverfahrens beim Unfallversicherungsträger unerheblich. Entscheidend ist vielmehr, welche Qualität eine solche
Meldung hat. Ich halte es deshalb für unerläßlich, daß sich die Unfallversicherungsträger darum bemühen, die Meldewege so zu organisieren, daß
wirklich nur Erkrankungsfälle angezeigt werden, bei denen sowohl von der
belastenden Einwirkung als auch vom Krankheitsbild her gesehen Anhaltspunkte für eine beruflich verursachte bandscheibenbedingte Wirbelsäulenerkrankung bestehen.

Es sollte vorgesehen werden, daß – bei der Lärmschwerhörigkeit – in
Ergänzung zu den Merkblättern des Bundesarbeitsministers – Erläuterungen
für die Erstattung der ärztlichen Anzeige [1] herausgegeben werden, die dem
behandelnden Arzt zusätzlich Hinweise in praxisgerechter Form geben. Dabei
könnte in besonderer Weise auf den Leistungsanspruch nach § 3 BeKV
eingegangen werden. Es sollten in erster Linie die Merkmale herausgestellt
werden, die im Einzelfall einen Anspruch begründen können, aber auch
eindeutige Ausschlußtatbestände [2].

In gleicher Weise wäre es hilfreich, Arbeitshinweise für Mitarbeiter der
genannten Sozialversicherungsträger zu verfassen, um an der Quelle der
Anmeldung offenkundig unbegründeter Erstattungsansprüche entgegenzuwirken. In derartigen Arbeitshinweisen müßte in leicht nachvollziehbarer Form
dargelegt sein, wann von einem schlüssigen „Anfangsverdacht" auf das Vorliegen einer Berufskrankheit oder deren drohenden Eintritt auszugehen ist.
Gespräche mit den Spitzenverbänden der KV-Träger sind vor kurzem bereits
aufgenommen worden. Welchen Erfolg diese Gespräche letztlich haben wer-

den, bleibt abzuwarten. Man muß aber bedenken, und das gilt für alle beteiligten Stellen, daß mit einer Anzeige an den Unfallversicherungsträger bei dem Versicherten eine Erwartungshaltung erzeugt wird, die dann oft nicht erfüllt werden kann.

Durch gezielte allgemeine Öffentlichkeitsarbeit sollte schließlich versucht werden, den für die Unfallversicherungsträger maßgeblichen Leistungsrahmen und seine Grenzlinien im Verhältnis zu den übrigen Sozialversicherungsträgern aufzuzeigen, um auf diesem Wege eine bessere Information betroffener Versicherter zu erreichen.

Diese Maßnahmen sollen wohlgemerkt nicht zum Ergebnis haben, möglichst wenige Verdachtsanzeigen oder Hinweise auf § 3 BeKV-Fälle zu erhalten. Ziel ist im Gegenteil, die Kräfte aller Beteiligten, die ärztlichen Gutachter, die Dienststellen der Staatlichen Gewerbeärzte und nicht zuletzt auch die berufsgenossenschaftlichen Verwaltungen, auf das zu konzentrieren, was nach Ergänzung der Berufskrankheitenliste um die 3 neuen Wirbelsäulenerkrankungen Aufgabe der Unfallversicherungsträger geworden ist. Es dient niemandem, wenn eine Vielzahl von Meldungen schon aus formalen Gründen oder wegen offenkundig fehlender belastender Einwirkung im Arbeitsleben des Versicherten ohne Erfolg bleiben muß.

Ermittlung des medizinischen Sachverhalts

Auch der ärztliche Sachverständige ist gefordert, wenn es darum geht, die für die Anwendung des § 3 BeKV typischen Sachverhalte aus medizinischer Sicht zu beschreiben. Seine Aufgabe ist als Mitarbeiter einer berufsgenossenschaftlichen Verwaltung darin zu sehen, daß aus der Fülle zu beobachtender Krankheitsbilder die Fallgestaltungen herausgefiltert werden, die schon als Folge langjähriger Einwirkung typischer Belastungen gesehen werden können. Es ist zu achten, ob die Entwicklung zum Vollbild der Berufskrankheit mit dem Zwang zur Unterlassung aller gefährdenden Tätigkeiten durch Maßnahmen technisch-organisatorischer Art und/oder durch Maßnahmen der medizinischen Rehabilitation unterbrochen oder doch zumindest verzögert werden kann. Ob es sich dabei um Krankheitsbilder handelt, die ihre Ursache ausschließlich in der beruflichen Belastung der betroffenen Wirbelsäulenabschnitte haben oder ob vorbestehende Anlagen im Sinne einer schon wahrnehmbaren Verschlechterung des Krankheitsverlaufs infolge beruflicher Belastungen beschrieben werden, ist für die Anwendung von § 3 BeKV im Ergebnis unerheblich. Wichtig für die praktische Handhabung dieser Vorschrift erscheint, daß auch auf medizinischem Gebiet eine möglichst frühzeitige Trennung der Spreu vom Weizen erreichbar wird. Dies sollte zumindest für den typischen Verlauf ermöglicht werden.

Insbesondere die berufsgenossenschaftlichen Unfallkliniken sind aufgefordert, sich dieser Aufgabenstellung zuzuwenden und Standards für diagnostische Maßnahmen zur raschen Klärung und Abgrenzung beruflich verursachter Wirbelsäulenerkrankungen zu entwickeln. Auch ein einheitlich zu verwendendes Wirbelsäulenmeßblatt zur Dokumentation von Funktionsstörungen ist an dieser Stelle zu erwähnen. Dazu ist sicher eine gewisse Bündelung der von den Verwaltungen erteilten Gutachtenaufträge auf die berufsgenossenschaftlichen Kliniken erforderlich.

Ermittlung der Arbeitsvorgeschichte

Zur Anwendung von § 3 BeKV ist der Nachweis einer BK-spezifischen Einwirkung unerläßlich. Nachdem Maßnahmen der Gefahrenabwehr bei drohender Berufskrankheit stets unter dem Gebot raschen Handelns stehen, muß sich die berufsgenossenschaftliche Verwaltung möglichst bald nach Eingang einer Meldung ein Bild darüber machen können, welchen belastenden Einwirkungen der Versicherte in der Vergangenheit ausgesetzt war und in welcher Form er bei seiner aktuell ausgeübten Tätigkeit weiterhin gefährdet ist. Wenn bei konkreter Gefahr der Fortentwicklung bzw. Verschlimmerung erster, belastungsbedingter Krankheitserscheinungen möglichst frühzeitig eingegriffen werden soll, und das ist erklärtes Ziel von § 3 BeKV, muß unser Anliegen sein, rasch Erkenntnisse zu den Belastungsverhältnissen an den häufig in unseren Gewerbezweigen vorkommenden Arbeitsplätzen zu gewinnen. Solche Standardbeschreibungen typischer Arbeitsplatzsituationen zu liefern, ist Aufgabe der Technischen Aufsichtsdienste der Unfallversicherungsträger. Alle Informationen, die die Berufsgenossenschaften aus den angelaufenen Verwaltungsverfahren aus der Bearbeitung von Einzelfällen erhalten, sind zu sammeln, zu verdichten, nach einheitlichen Kriterien auszuwerten und der Praxis in Form sog. Gefährdungskataster zugänglich zu machen. Ein Informationsaustausch über die Zuständigkeit der einzelnen Verwaltung hinaus muß dabei gewährleistet sein.

Auf die Technischen Aufsichtsdienste der Unfallversicherungsträger kommt ein hohes Maß an zusätzlicher Arbeitsbelastung zu, die UV-Träger kommen nicht umhin, diese Aufgabe zügig anzugehen und Schritt für Schritt zu bewältigen. Nach einer gewissen Zeit wird auch der Technische Aufsichtsdienst von den Vorteilen standardisiert beschriebener Belastungsprofile für typische Arbeitsplätze oder Tätigkeiten profitieren, weil die Einschaltung des Technischen Aufsichtsbeamten in den betroffenen Einzelfällen weitgehend entbehrlich und eine Konzentration auf untypische Fälle möglich ist.

Geeignete Maßnahmen der Gefahrenabwehr

Technisch-organisatorische Maßnahmen

Der typische Anwendungsfall des § 3 BeKV betrifft einen Versicherten, der noch berufstätig ist und bei seiner aktuellen Tätigkeit belastenden Einwirkungen ausgesetzt ist. Wenn mit Wahrscheinlichkeit davon auszugehen ist, daß bei Fortdauer dieser Verhältnisse der Eintritt des Versicherungsfalles der Berufs-

230

krankheit droht, kann die erste Überlegung nur sein, auf welchem Wege die regelmäßig zur BK führende Belastung so beseitigt oder vermindert werden kann, daß ein Fortschreiten der Krankheitserscheinungen nach Möglichkeit verhindert wird. Wir brauchen deshalb in der berufsgenossenschaftlichen Praxis eine gewerbszweigorientierte Beschreibung solcher arbeitstechnischer oder organisatorischer Maßnahmen, deren Wirksamkeit hinsichtlich eines Abbaus der Belastungsverhältnisse außer Frage steht, die andererseits aber bei der Art der ausgeübten Tätigkeit im Unternehmen bzw. am Arbeitsplatz des Versicherten auch umsetzbar sind. In Ergänzung zu den oben geforderten Arbeitsplatzbelastungsprofilen muß der Technische Aufsichtsdienst auch sagen können, was bei realistischer Betrachtung technisch machbar ist, damit nicht wertvolle Zeit mit der Verfolgung ungeeigneter Maßnahmen vertan wird.

Es ist die Unterstützungspflicht des Unternehmers bei Durchführung von Maßnahmen der Gefahrenabwehr im Sinne des § 3 BeKV hervorzuheben. Ohne die Einbindung des Unternehmers, ggf. des Betriebsarztes, wird es nur schwer möglich sein, technische Verbesserungen am Arbeitsplatz des Versicherten oder organisatorische Änderungen im Arbeitsablauf zu erreichen. Es ist davon auszugehen, daß in diesem Aufgabenkreis bei Fortschreiten unserer Kenntnisse und Erfahrungen auch die bei den Bezirksverwaltungen vorhandenen Berufshelfer mit eingesetzt werden können, z.B. im Rahmen der nachlaufenden Betreuung von Versicherten.

Maßnahmen der medizinischen Rehabilitation

Das Zusammenwirken zwischen Verwaltung und dem ärztlichen Sachverständigen, wobei auch die Staatlichen Gewerbeärzte angesprochen sind, erschöpft sich nicht in der Diagnostik und der Bewertung des Ursachenzusammenhanges. Gefordert ist die Unterstützung durch die besondere ärztliche Sachkenntnis auch dort, wo bei drohendem Eintritt des Versicherungsfalles der Berufskrankheit gezielt Maßnahmen der medizinischen Rehabilitation zur Gefahrenabwehr eingesetzt werden können.

Von besonderem Interesse für die berufsgenossenschaftlichen Verwaltungen ist eine Bezeichnung solcher Rehabilitationsmaßnahmen, die allgemein betrachtet, geeignetes Mittel im Sinne von § 3 Abs. 1 BeKV sein können. Die Berufsgenossenschaften brauchen also eine Aussage dazu, wo die Grenze zwischen Maßnahmen der allgemeinen Gesundheitsvorsorge bei Wirbelsäulenerkrankungen und spezifischen Heilbehandlungsmaßnahmen zur Behebung bzw. Besserung beruflich verursachter Schäden der Wirbelsäule verläuft. Neben dieser eher abstrakt zu ziehenden Grenzlinie ist Hilfestellung durch den ärztlichen Sachverständigen stets auch im Einzelfall erforderlich, die für den individuellen Krankheitsverlauf am besten geeignete Behandlungsmaßnahme zu finden.

Auch insoweit stehen die berufsgenossenschaftlichen Unfallkliniken in der Pflicht, Konzepte für wirksame Therapieformen zu entwickeln, wobei berufsspezifische Besonderheiten berücksichtigt werden müssen. Soweit stationäre

Behandlungsmaßnahmen nicht unmittelbar in den BG-Einrichtungen durchgeführt werden können, sollte – wie z. B. bei der berufsgenossenschaftlichen stationären Weiterbehandlung – der Rahmen für die in anderen Einrichtungen durchzuführenden Behandlungsmaßnahmen – gezogen werden. Beispielhaft sei hier ein im Rehabilitationszentrum Gyhum entwickeltes erstes Konzept für die rehabilitations- und berufsspezifische Prophylaxe bei Wirbelsäulenerkrankungen angesprochen, das als Rehabilitationsangebot für in Pflegeberufen Tätige gelten könnte:

Rehabilitation und berufsspezifische Prophylaxe bei Wirbelsäulenleiden

Ein Rehabilitationsangebot für in Pflegeberufen Tätige

Zielgruppe

Die Maßnahme ist konzipiert für Pflegekräfte mit rezidivierenden Lumbalsyndromen, wiederholter Arbeitsunfähigkeit und fehlendem Ansprechen auf konservative ambulante Maßnahmen

Kontraindikation

Akute Lumboischialgien, geplante Operationen oder manifeste Symptomatik

Ziele der Maßnahme

Schmerzfreiheit/Schmerzlinderung
Ausgleich von Muskeldysbalancen
Wahrnehmungsschulung
Ökonomisches Bewegungsverhalten im Alltag, Beruf und Freizeit
Schaffung von Entspannungsfähigkeit
Schaffung von Konfliktfähigkeit
Verhinderung der Berufskrankheit
Arbeitsfähigkeit

Für andere Berufsgruppen müssen abweichende Konzepte erarbeitet werden.

Zusammenfassung

Zusammenfassend ist festzustellen, daß bei der Prävention von bandscheibenbedingten Wirbelsäulenerkrankungen für die Anwendung des § 3 BeKV viele neue Aufgaben auf alle Beteiligten zukommen. Es sollte den berufsgenossenschaftlichen Verwaltungen gelingen, den aus der Ergänzung der Berufskrankheitenliste erhaltenen Auftrag sach- und fristgerecht zu erfüllen. Durch umfassende Information der meldenden Stellen ist die Qualität der Verdachtsanzeigen so zu verbessern, daß offenkundige „Irrläufer" vermieden werden.

Einer beschleunigten Feststellung von Leistungen kommt bei Anwendung des § 3 BeKV besondere Bedeutung zu. Die Verwaltungsverfahren müssen deshalb zeitlich straff durchgeführt und abgeschlossen werden. Zur Erreichung dieses Ziels ist anzustreben, bei einer großen Zahl der zu bearbeitenden Fälle hinsichtlich der Einwirkung auf sog. Gefährdungskataster zurückgreifen zu können, um zeitraubende Einzelermittlungen zu vermeiden.

Auf medizinischem Gebiet ist die Beschreibung der für die Anwendung von § 3 BeKV typischen Krankheitsbilder und -verläufe hilfreich, damit ein frühzeitiges Erkennen und Aufgreifen geeigneter Fälle im Rahmen von Verwaltungsverfahren, die wegen einer Berufskrankheitenanzeige eingeleitet wurden, ermöglicht wird.

Zu erarbeiten sind sowohl auf technischem als auch auf medizinischem Gebiet Kataloge von Maßnahmen, die bei Anwendung von § 3 BeKV als geeignetes Mittel der Gefahrenabwehr gelten können.

Anmerkungen

1. „Berufsgenossenschaftliche Hinweise für die Erstattung der ärztlichen Anzeige bei Lärmschwerhörigkeit", vgl. Mehrtens/Perlebach, DIE BERUFSKRANKHEITENVERORDNUNG, M 2301, Anhang.
2. Zweiling, Berufskrankheiten – Erkrankung der Wirbelsäule – Schaffung von Ausschlußkriterien im Anerkennungsverfahren, in BG 4/1993, S. 246–256.

Diskussion*

Zusammengefaßt und redigiert von W. DÜRR

Die Diskussion befaßte sich vorrangig mit Problemen der Prävention bei Pflegepersonal in Krankenhäusern und Altersheimen.

Die Berufsgenossenschaften propagieren die Primärprävention. Sie leisten ideelle Hilfe bei Schulungsmaßnahmen und beraten beim Einsatz entsprechender technischer Geräte.

Es ist aber festzuhalten, daß die Umsetzung dieser Maßnahmen, also die Anschaffung von technischem Material wie auch die Organisation von Schulungen des Personals, prinzipiell nicht Sache der Berufsgenossenschaft, sondern Aufgabe des Arbeitgebers, also des Krankenhausträgers, ist.

Auf dem Krankenhaussektor gibt es gute Hebehilfen. Ihr praktischer Einsatz ist jedoch zeitaufwendig und wird deshalb oft nicht genutzt. Durch Installation ortsständiger Geräte anstelle mobiler Hilfen wäre die Anwendbarkeit evtl. zu verbessern. Jedoch müßte auch die Schulung des Personals im Umgang mit solchen Mitteln verbessert werden, um einen Langzeiteffekt im Sinne der Kosten-Nutzen-Relation zu erreichen.

Alle Hebetechniken haben zur Grundlage, den Hebel, über den die Last angreift, möglichst klein zu halten und Verdrehungen nach Möglichkeit zu vermeiden.

Dies ist Inhalt der sog. Rücken- oder besser Haltungsschule, die bereits mit der richtigen Sitztechnik beginnt. Die der Wirbelsäule benachbarten Gelenke sollen es ermöglichen, den Körperschwerpunkt über der Auftrittsstelle einzustellen.

Richtlinien des Europäischen Rates zur Verbesserung von Sicherheit und Gesundheitsschutz im allgemeinen und speziell bei der manuellen Handhabung von Lasten haben gesetzliche Rahmenbedingungen für die Arbeitsplatzorganisation vorgegeben, die auch für die Prävention Bedeutung haben werden.

Die Umsetzung dieser Mindestforderungen ist durch arbeitswissenschaftliche Erkenntnisse möglich, wie durch beispielhafte Analyse und ergonomische Verbesserungsvorschläge gezeigt wird. Solche Maßnahmen haben nicht nur Bedeutung für die Prävention von Gesundheitsschäden, sondern können auch wirtschaftlich interessant sein.

---

* Zu den Beiträgen von S. 203–234.

Leitmotiv bei der Gestaltung von Arbeitsplätzen sollte es sein, körperliche Haltearbeit zu minimieren. Beim Heben und Tragen von Lasten sind Grenzwerte für Männer und Frauen erarbeitet, die angesichts der Pflicht zur Dokumentation auch Voraussetzungen für präventiven Gesundheitsschutz bieten.

Aus den Referaten und der Diskussion können folgende Schlußfolgerungen gezogen werden:

- Aus der Ermittlung einer sog. Arbeitsdosis ist auch das Erkrankungsrisiko zu beurteilen.
- In der Zukunft muß die körperliche Eignung der Beschäftigten bei der notwendigen Personalauswahl stärker berücksichtigt werden.
- Das Erlernen von Heben und Tragen von Lasten sollte Bestandteil der beruflichen Ausbildung werden, wie dies bereits in einigen Großbetrieben eingeführt worden ist.
- Der gesundheitliche Nutzeffekt wurde in einem mitgeteilten Fall bereits nachgewiesen.
- Der Werksarzt ist der beste Kenner der örtlichen Arbeitsbedingungen in Hinsicht auf potentielle Gesundheitsschäden.
- Der Werksarzt sollte in Zusammenarbeit mit Ingenieuren und anderen Mitarbeitern die Arbeitsbedingungen analysieren und evtl. technische Maßnahmen induzieren.
- Allgemein sollte der Werksarzt betriebliche Rücken- oder besser Haltungsschulungen veranlassen und durchführen, um die Technik des richtigen Hebens und Tragens von Lasten vor Ort durchzusetzen.
- Schließlich muß der Werksarzt arbeitsmedizinische Vorsorgeuntersuchungen und die daraus abzuleitende Beratung der Mitarbeiter sicherstellen.
- Es ist zu erwarten, daß weniger die Ärzte als vielmehr staatliche oder halbstaatliche Stellen den Verdacht auf bandscheibenbedingte Wirbelsäulenerkrankungen melden werden.
- Um die Qualität solcher Meldungen zu verbessern und nicht falsche Erwartungen bei Versicherten zu provozieren, sollten sowohl medizinische wie verwaltungstechnische Vorgaben standardisiert werden.
- Medizinisch sollten die diagnostischen Standards für die relevanten Erkrankungen vorformuliert werden.
- Verwaltungstechnisch sind die Belastungsverhältnisse an typischen Arbeitsplätzen durch den TAD zu formulieren, so daß Gefährdungskataster erarbeitet und vorgehalten werden können.
- Der TAD könnte dann technisch und praktisch realisierbare Vorschläge zur Belastungsverminderung machen.
- Es werden von der Medizin Aussagen zu der Frage gewünscht, welche präventiven Rehabilitationsmaßnahmen sinnvoll sind und wo die Abgrenzung zu allgemeinen Maßnahmen der Gesundheitsvorsorge – d. h. beispielsweise die Haltungsschule – verläuft.

Merksätze zu den neuen Berufskrankheiten 2108 bis 2110

Zusammengefaßt und redigiert von

R. Bonnermann, S. Brandenburg, P.-M. Hax und C. Josten

Vorbemerkungen

Durch die Einführung der neuen Berufskrankheiten (BK) 2108–2110 ist die generelle Geeignetheit besonderer, überdurchschnittlicher beruflicher Belastungen der Wirbelsäule als Ursache bandscheibenbedingter Erkrankungen der Hals- und Lendenwirbelsäule zwar anerkannt worden; dies entbindet jedoch nicht von der Verpflichtung, im Einzelfall die individuelle Kausalität zwischen besonderer beruflicher Exposition und dauerhaftem bandscheibenbedingtem Hals- und Lendenwirbelsäulenschaden zu prüfen.

Eine sorgfältige Erhebung der Berufs- und Krankheitsanamnese, des Krankheitsbildes und des Erkrankungsverlaufes sowie der jeweiligen Belastungsmomente im beruflichen und privaten Bereich ist Voraussetzung für eine versicherungsrechtlich überzeugende Kausalitätsbeurteilung.

Die vom Bundesministerium für Arbeit herausgegebenen Merkblätter geben in erster Linie Hinweise für die Erstattung einer BK-Anzeige, sie enthalten aber auch Anhaltspunkte für die Begutachtung. Die Gesetzliche Unfallversicherung ist gehalten, einheitliche Begutachtungskriterien zu erstellen, um für gleichgelagerte Fälle gleiche Entscheidungen herbeiführen zu können.

Medizinische und arbeitstechnische Voraussetzungen

Krankheitsbild

Die Anerkennung eines Versicherungsfalles setzt ein chronisches oder chronisch-rezidivierendes Beschwerdebild mit entsprechendem morphologischem Substrat und eine Funktionsbeeinträchtigung voraus. Die morphologischen Veränderungen müssen durch bildgebende Untersuchungsverfahren (Nativröntgenbild, Computertomographie, Magnetresonanztomographie) objektiviert sein.

Der alleinige Nachweis von degenerativen Veränderungen ohne chronisch-rezidivierende Beschwerden und Funktionsausfälle begründet keinen Berufskrankheitenverdacht.

Arbeitstechnische Voraussetzungen

10 Jahre beruflicher Belastung im Sinne der Listenkrankheiten stellen die untere Grenze einer möglichen Schädigung dar. Nur im Ausnahmefall, wenn besonders intensive berufliche Dauerbelastungen der Wirbelsäule vorgelegen haben, kann von dieser Forderung unter Würdigung aller Umstände abgewichen werden.

Unterschiedliche Einwirkungen im Sinne der ersten und zweiten Alternative der BK 2108, aber auch im Sinne der BK 2109 und 2110, sind erforderlichenfalls zusammenzurechnen.

BK 2108, 1. Alternative (Heben und Tragen von schweren Lasten)

Die in dem Merkblatt genannten Lastgewichte können allenfalls als Anhaltspunkte für einen schädigenden Einfluß angesehen werden.

Die Kriterien wie Häufigkeit, Hebe- bzw. Tragedauer und biomechanische Begleitumstände (Haltung, Standort etc.) müssen in die Beurteilung stets einfließen.

BK 2108, 2. Alternative (Arbeiten in extremer Rumpfbeugehaltung)

Eine extreme Rumpfbeugehaltung wird nach der gegenwärtigen Definition eingenommen bei Arbeiten in Arbeitsräumen, die niedriger sind als 100 cm, oder bei Arbeiten mit einer Beugung des Oberkörpers aus der aufrechten Haltung um mehr als 90°.

Es hängt von dem Ergebnis weiterer wissenschaftlicher Forschungen ab, inwieweit die jetzigen Kriterien Bestand haben werden.

BK 2109

Lasten von mindestens 50 kg müssen mit einer gewissen Regelmäßigkeit und Häufigkeit in der überwiegenden Zahl der Arbeitsschichten auf der Schulter getragen worden sein; sie müssen gleichzeitig eine nach vorn und seitwärts erzwungene Kopfbeugehaltung verursacht haben.

Erfaßt werden nur die vertikalen Ganzkörperschwingungen im Sitzen. Die Schwingungsbelastung muß eine Beurteilungsschwingstärke K_r von $\geq 16,2$ oder bei stoßartigen Schwingungen, sowie Arbeiten in verdrehter, gebeugter und seitwärts geneigter Körperhaltung von $\geq 12,5$ aufweisen. Darüber hinaus muß die überwiegende Zahl der Arbeitstage während der mindestens 10jährigen schwingungsbelasteten Tätigkeit diese Voraussetzungen erfüllen.

Ausreichende arbeitstechnische Voraussetzungen sollen nur dann als gegeben gelten, wenn sich nach der Formel

$$D_v = \sum_{i=1}^{n} K_r, i^2 \cdot d_i$$

ein Dosisrichtwert $D_{VRI} \geq 580 \cdot 10^3$ (Orientierungswert) errechnen läßt[1].

Während für die BK 2108 und 2109 der TAD-Stellungnahme aufgrund der Probleme bei der rückwirkenden Ermittlung der arbeitstechnischen Voraussetzungen ein unterschiedliches Gewicht beigemessen werden kann, ist diese für die BK 2110 unabdingbar zu berücksichtigen.

Rechtliche Voraussetzungen

Im Berufskrankheitenrecht gilt, wie allgemein in der Gesetzlichen Unfallversicherung, das Prinzip der rechtlich wesentlichen Ursache. Berufliche Einwirkungen brauchen danach nicht die alleinige Ursache für eine BK zu sein; ausreichend ist eine wesentliche Mitwirkung beruflicher Einflüsse bei der Entstehung oder Verschlimmerung der Erkrankung. Der haftungsbegründende Ursachenzusammenhang muß mit Wahrscheinlichkeit gegeben sein.

Vom Gutachter sind schlüssige Erklärungen zu Krankheitsmanifestation und -verlauf und zur Abgrenzung gegenüber nicht berufsbedingten Einwirkungen und Erkrankungen zu fordern.

Bei der Gesamtwürdigung dürfen nur solche Befunde berücksichtigt werden, die im Sinne des Vollbeweises nachgewiesen sind.

Der Verwertbarkeit epidemiologischer Studien sind wegen ihres zum Teil speziellen Charakters, v. a. aber wegen der Vielgestaltigkeit der Verhältnisse, die in den epidemiologischen Studien in der Regel nur unvollständig zum Ausdruck kommen, bei diesen BK enge Grenzen gesetzt.

Die bildtechnisch (Nativröntgenbild, Computertomographie, Magnetresonanztomographie) nachweisbaren segmentalen Bandscheibenveränderun-

---

[1] Dupuis H (1993) Erkrankungen durch Ganzkörper-Schwingungen. In: Konietzko J, Dupuis H (Hrsg) Handbuch der Arbeitsmedizin, 9. Erg.-Lfg. Ecomed, Landsberg.

gen müssen das altersdurchschnittlich zu erwartende Ausmaß überschreiten. Die Lokalisation der Veränderungen muß mit der beruflichen Einwirkung korrelieren. Der zeitliche Zusammenhang muß gesichert sein. Konkurrierende Verursachungsmöglichkeiten anlagebedingter, statischer, entzündlicher oder unfallbedingter Genese müssen ausgeschlossen sein.

Inwieweit für die Anerkennung ein mehrsegmentales Krankheitsbild zu fordern ist, oder ob eine monosegmentale Manifestation schon ausreicht, wird derzeit kontrovers diskutiert und läßt sich noch nicht abschließend beantworten. Hier besteht ein dringender Klärungsbedarf durch weitere wissenschaftliche Untersuchungen. Weitgehende Einigkeit besteht darüber, daß bei einer in allen Wirbelsäulenabschnitten gleichermaßen fortgeschrittenen Degeneration ohne Hervorhebung in dem nach der entsprechenden BK-Ziffer mit der Einwirkung korrespondierenden Wirbelsäulenabschnitt ein Ursachenzusammenhang nicht schlüssig herzuleiten ist.

Unterlassungstatbestand

Für den Unterlassungszwang ist die medizinische Beurteilung, nicht die Einschätzung des Versicherten maßgebend.

Nicht notwendig ist ein Unterlassen der gesamten bisherigen Berufstätigkeit. Es genügt ein Zwang zum Unterlassen einzelner gefährdender Tätigkeiten.

Bevor von einem Unterlassungszwang ausgegangen wird, sind allerdings andere Abhilfemöglichkeiten zu prüfen.

Hinweise zur Diagnostik

Nach einer sorgfältigen Anamneseerhebung ist ein umfassender klinischer Untersuchungsbefund der Wirbelsäule zu erheben. Vorangehen sollte eine orientierende Allgemeinuntersuchung, bei der auf die Möglichkeit eines entfernten Sitzes der Erkrankung zu achten ist.

Bei den Untersuchungen mit bildgebenden Verfahren steht die Nativröntgentechnik im Vordergrund. Daneben kommt den modernen Schnittbildverfahren, insbesondere der Magnetresonanztomographie eine wesentliche Aussagekraft zu.

Sofern Anhaltspunkte dafür bestehen, daß andere Fachgebiete berührt werden, sind entsprechende Zusatzgutachten zu veranlassen.

Vorbeugende Maßnahmen (§ 3)

Ist eine BK Nr. 2108, 2109 oder 2110 noch nicht feststellbar, besteht aber die konkrete und individuelle Gefahr, daß eine solche entsteht, hat der Unfallversicherungsträger dieser Gefahr gemäß § 3 Abs. 1 BeKV mit allen geeigneten Mitteln entgegenzuwirken. Voraussetzung ist eine durch den Gesundheitszustand des Versicherten begründete konkrete Gefahr, daß bei Fortsetzung der Berufstätigkeit eine BK entstehen und den Versicherten zur Aufgabe der gefährdenden Tätigkeit zwingen wird. Ist die Gefahr durch medizinische und berufliche Maßnahmen nicht zu beseitigen, hat der Träger der Unfallversicherung den Versicherten ggf. aufzufordern, die gefährdende Tätigkeit zu unterlassen.

Es ist im Einzelfall zu klären, ob bei der gegebenen beruflichen Wirbelsäulenbelastung aufgrund der erhobenen Befunde des Erkrankungsverlaufes sowie ggf. einer schon erkennbaren Befundverschlechterung durch die berufsbedingten Belastungen mit Wahrscheinlichkeit in absehbarer Zeit mit der Entstehung einer BK gerechnet werden muß. Der zukünftigen beruflichen Einwirkung muß die Bedeutung einer rechtlich wesentlichen (Teil-) Ursache zukommen.

MdE-Einschätzung

Da die Gesetzliche Unfallversicherung bis zur 2. Änderungsverordnung vom 18. 12. 1992 keine bandscheibenbedingten Wirbelsäulenschäden entschädigt hat, liegen weder Hinweise noch Anhaltspunkte zur Einschätzung der MdE im Sinne von allgemeinen Erfahrungswerten vor; diese werden derzeit noch ergänzend zu den bereits vorliegenden MdE-Einschätzungen bei Unfallschäden in diesen Schadensbereichen erarbeitet.

Die für die ärztliche Gutachtertätigkeit im sozialen Entschädigungsrecht und nach dem Schwerbehindertengesetz geltenden Anhaltspunkte für die Einschätzung des Grades der Behinderung bei degenerativen Wirbelsäulenschäden sind nicht anwendbar, weil sich diese Prozentsätze auf die Auswirkungen einer Behinderung oder Schädigungsfolge in allen Lebensbereichen und nicht nur auf Einschränkungen im allgemeinen Erwerbsleben beziehen.

Die bis 1989 in der DDR benutzte Körperschadenstabelle kann nicht übernommen werden, da der Begriff „Körperschaden" ebenfalls auf die allgemeine Leistungsfähigkeit im täglichen Leben abhebt.

Der Grad der MdE ist aus der festgestellten Funktionsbehinderung abzuleiten. Als vorläufiger Anhaltspunkt sollte gelten, daß ein berufsbedingter Wirbelsäulenschaden mit Funktionseinschränkung und ohne Nervenausfälle mit einer MdE von 10%, bei ausgeprägten Veränderungen bis 20% zu bewerten ist. Eine noch höhere Einschätzung ist nur im Ausnahmefall und meist auch nur bei gleichzeitigem Nachweis von Lähmungen zu begründen.

Teil III
Die Begutachtung im Feststellungs- und Widerspruchsverfahren

Widerspruchsverfahren, Verfahrensablauf, Ergänzungsgutachten

U. Schwerdtfeger

Einleitung

Entwicklung, Sinn und Zweck des Widerspruchsverfahrens

Das Widerspruchsverfahren in der Sozialversicherung – vom Gesetz als Vorverfahren bezeichnet – ist noch vergleichsweise jung. Erst mit Wirkung vom 1. 1. 1975 wurde es generell – und damit auch in der Unfallversicherung – eingeführt [1].

Die Gesetzgebung verfolgte dabei verschiedene Ziele. Die Filterfunktion des Widerspruchsverfahrens sollte eine Entlastung der Sozialgerichte und zugleich eine Beschleunigung des Verfahrens bewirken, die Rechtsschutzmöglichkeiten der Bürger sollten verbessert, die Selbstverwaltung in der Sozialversicherung gestärkt und zugleich das Interesse der Öffentlichkeit an einer Selbstkontrolle der Verwaltung erfüllt werden [2, 3]. Trotz mancher kritischer Stimmen [4] darf betont werden, daß das Widerspruchsverfahren die Erwartungen des Gesetzgebers in vollem Umfang erfüllt hat [5].

Verfahrensablauf

Der Ablauf des Widerspruchsverfahrens ist im Sozialgerichtsgesetz geregelt (§§ 78 ff. SGG). Vor Erhebung einer Klage zum Sozialgericht sind Rechtmäßigkeit und Zweckmäßigkeit eines Verwaltungsakts in einem Verfahren nachzuprüfen. Dieses beginnt mit der Erhebung des Widerspruchs (§§ 78 Abs. 1, 83 SGG). Es folgen Vorschriften über Frist und Form, die bei der Erhebung des Widerspruchs zu beachten sind. Von Bedeutung ist hierbei insbesondere die Monatsfrist, innerhalb derer der Widerspruch nach Bekanntgabe des beschwerenden Verwaltungsakts einzureichen ist [6].

Verwaltungsakte werden in der Gesetzlichen Unfallversicherung entweder von den berufsgenossenschaftlichen Verwaltungen selbst oder von ihren Rentenausschüssen erlassen. In aller Regel handelt es sich hierbei um zügig zu treffende, unaufschiebbare Entscheidungen, die für Verletzte, Erkrankte, Hinterbliebene und/oder andere Beteiligte von erheblicher Bedeutung sind.

Die beträchtliche Zahl dieser Entscheidungen impliziert bereits eine gewisse, wenngleich nicht hohe Fehlerquote. Auch subjektiv werden manche Entscheidungen naturgemäß von den Versicherten als falsch empfunden.

Widersprüche hiergegen werden beispielsweise eingelegt, weil behauptet wird, es sei:

- die Rentenhöhe zu niedrig (weil etwa die MdE den Unfallfolgen nicht entspreche oder der Jahresarbeitsverdienst unzutreffend berechnet worden sei),
- eine Verschlechterung der Unfallfolgen nicht ausreichend berücksichtigt worden,
- eine Herabsetzung oder Entziehung einer Leistung nicht begründet,
- die Ablehnung einer Leistung oder die Verneinung eines Versicherungsfalles nicht rechtmäßig,
- eine Umschulung zu Unrecht abgelehnt worden.

Hierbei dürfte es sich um die am häufigsten vertretenen Fallgruppen handeln.

Verfahrensrecht

Verfahrensrechtlich sind drei verschiedene Stellen denkbar, die sich mit der Prüfung des Widerspruchs befassen (Abb. 1). Zunächst ist der Widerspruch nochmals der Stelle vorzulegen, die den Verwaltungsakt erlassen hat. Dies bedeutet, daß entweder die Verwaltung selbst oder der Rentenausschuß die Überprüfung des Verwaltungsakts auf Rechtmäßigkeit und Zweckmäßigkeit vorzunehmen haben. Erst anschließend kommt ggf. die Widerspruchsstelle zum Zuge. Verwaltung und Rentenausschuß können dem Widerspruch (ganz oder teilweise) abhelfen. Es wird dann ein sog. Abhilfebescheid zu erteilen sein, der seinerseits wiederum mit dem Rechtsbehelf des Widerspruchs angefochten werden kann. Eine Abhilfe muß dann erfolgen, wenn die erlassene Stelle den Widerspruch für begründet erachtet (§ 85 Abs. 1 SGG). Mit dem Zugang des Abhilfebescheides ist das Widerspruchsverfahren beendet.

Wird dem Widerspruch nicht abgeholfen, so ist „in Angelegenheiten der Sozialversicherung die von der Vertreterversammlung bestimmte Stelle" – d. h. die Widerspruchsstelle – mit der Überprüfung des Verwaltungsakts zu befassen (§ 85 Abs. 2 Nr. 2 SGG). Die Vertreterversammlung des Unfallversicherungsträgers bestimmt in der Regel als Mitglieder der Widerspruchsstelle eine gleiche Anzahl von Arbeitgeber- und Versichertenvertretern (paritätische Besetzung). Die Widerspruchsstelle hat dieselbe Überprüfungs- und Entscheidungsbefugnis wie die Stelle, die für den angefochtenen Verwaltungsakt zuständig war. Sie kann daher auch Entscheidungen des Rentenausschusses (also eines ebenfalls mit ehrenamtlichen Mitgliedern besetzten Gremiums) selbständig abändern [7]. Dem Widerspruch ist stattzugeben, soweit er für begründet erachtet wird.

Falls keine Stattgabe möglich ist, muß der Widerspruch zurückgewiesen werden. Die Entscheidung der Widerspruchsstelle ergeht durch Widerspruchsbescheid. Gegen diesen ist (wiederum innerhalb einer Frist von einem Monat)

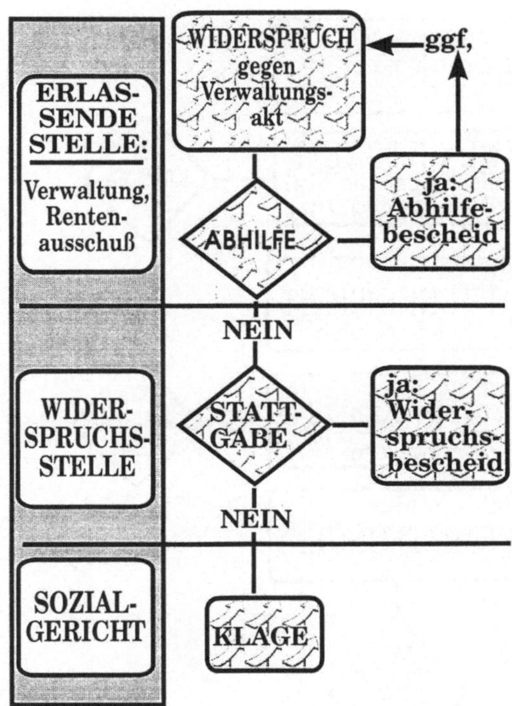

Abb. 1. Verfahrensablauf

die Möglichkeit einer Klage zu den Gerichten der Sozialgerichtsbarkeit gegeben.

Verfahrenspraxis

Ablauf des Verfahrens (Abb. 2)

- Die Verwaltung wird den Widerspruch zunächst registrieren, d. h. statistisch erfassen. Sie wird dem Widerspruchsführer mitteilen, daß sein Widerspruch eingegangen ist, wird evtl. über den Verfahrensablauf belehren, auf die nächste Sitzung der Widerspruchsstelle hinweisen und dergleichen allgemeine Auskünfte erteilen. Sie wird erste Verfügungen treffen, beispielsweise, sofern gewünscht, Kopien der Gutachten übersenden, die der Entscheidung zugrunde liegen, Vollmachten von Prozeßbevollmächtigten sowie ggf. Widerspruchsbegründungen anfordern, Akteneinsicht gewähren [8].
- Die Verwaltung prüft die Zulässigkeit des Widerspruchs. Hierbei ist insbesondere die Monatsfrist bedeutsam. Bei unverschuldeter Fristversäumnis kann eine Wiedereinsetzung in den vorigen Stand erfolgen. Im rechtlichen Ergebnis gilt die Widerspruchsfrist damit als gewahrt [9].

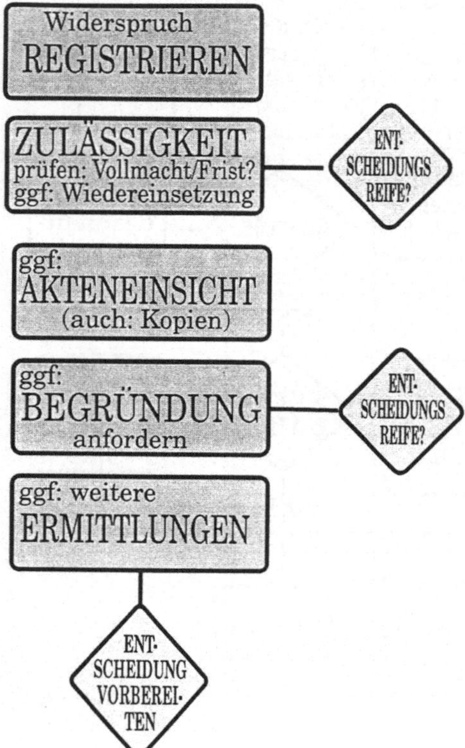

Abb. 2. Verfahrensablauf im einzelnen

- Falls nach der Sachlage bzw. nach Auswertung der Widerspruchsbegründung geboten, wird die Verwaltung zur Vorbereitung einer Entscheidung weitere Ermittlungen anstellen, ggf. auch Ergänzungsgutachten in Auftrag geben. In Betracht kommen auch Rückfragen beim Gutachter zur näheren Klärung von Zweifelsfragen.
- Die Verwaltung oder der Rentenausschuß treffen ihre Entscheidung (auch: Abhilfebescheid).
- Auch im Fall der Weiterleitung an die Widerspruchsstelle können weitere Ermittlungen erforderlich werden. Dies beinhaltet auch die Einholung von Ergänzungsgutachten.

Rechtliche Besonderheiten

Einige rechtliche Besonderheiten sind bei der Durchführung des Widerspruchs-verfahrens zu beachten.

Aufschiebende Wirkung (Abb. 3)
Widersprüche gegen Verwaltungsakte, die eine laufende Leistung entziehen, haben aufschiebende Wirkung (§ 86 Abs. 2 SGG). Diese aufschiebende

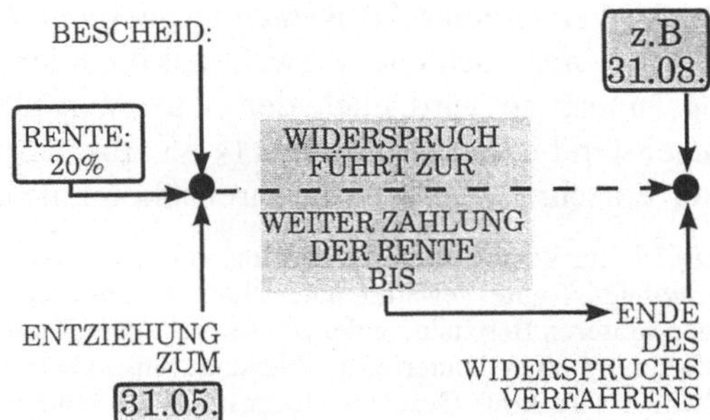

Abb. 3. Aufschiebende Wirkung

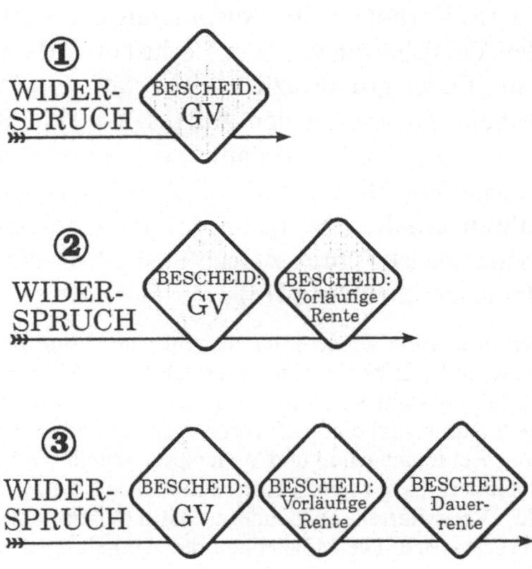

Abb. 4. Weitere Bescheide werden Gegenstand des Verfahrens

Wirkung tritt auch in anderen vom Gesetz bestimmten Fällen ein [10], jedoch handelt es sich bei dem aufgeführten Beispiel um die wichtigste Fallkonstellation. So kann ein Versicherter durch die Einlegung eines Widerspruchs die Entziehung seiner Verletztenrente zunächst verhindern und erreichen, daß die Rente zumindest für die Dauer des Widerspruchsverfahrens einstweilen weitergezahlt wird. Falls dem Widerspruch später nicht abgeholfen oder stattgegeben werden sollte, wird die Verwaltung die Möglichkeit einer Rückforderung prüfen müssen. Der dem Widerspruchsführer zur Seite stehende Vertrauensschutz ist in derartigen Fällen naturgemäß nicht sehr ausgeprägt. Allerdings wird eine zügige Entscheidung über den Widerspruch auch bereits deshalb geboten sein, um die Erwartung einer obsiegenden Entscheidung beim Widerspruchsführer nicht in unverantwortlicher Weise hochzuschrauben [11].

Weitere Verwaltungsakte werden Gegenstand des Vorverfahrens (Abb. 4)
Wird der angefochtene Verwaltungsakt während des Widerspruchsverfahrens
abgeändert, so wird auch der neue Verwaltungsakt gleichsam automatisch
Gegenstand dieses Verfahrens (§ 86 Abs. 1 SGG). Hierbei handelt es sich um
eine Vorschrift, die der Verfahrensökonomie dient [12].

Beispiel. Ein Versicherter, der sich im Widerspruchsverfahren gegen die Herabsetzung seiner
vorläufigen Rente gewandt hat, erhält während des anhängigen Widerspruchsverfahrens
einen weiteren Bescheid, in dem diese vorläufige Rente vollständig entzogen und zugleich die
Gewährung einer Dauerrente abgelehnt wird. Dieser neue Entziehungs- und Ablehnungsbescheid wird kraft Gesetzes Gegenstand des anhängigen Widerspruchsverfahrens, so daß
sich erlassende Stelle und ggf. später die Widerspruchsstelle mit der Überprüfung der
Rechtmäßigkeit und Zweckmäßigkeit auch dieses Bescheides zu befassen haben.

Verbot der Reformatio in peius

Dieses Verbot ist eine Ausprägung des Vertrauensschutzgedankens und schützt
den Versicherten vor dem Verlust erworbener Besitzstände. Eine Verschlechterung findet grundsätzlich nicht statt. Ein Verwaltungsakt entfaltet bereits mit
seinem Zugang an den Adressaten eine Bindungswirkung. Nur unter engen
Voraussetzungen ist dann noch eine Rücknahme möglich. Der hierdurch
geschaffene Besitzstand soll dem Versicherten jedenfalls im Widerspruchsverfahren erhalten bleiben. Eine Entscheidung der Widerspruchsstelle, die den
Widerspruchsführer schlechter stellt, als dies im Erstbescheid anerkannt war, ist
demnach unzulässig [13].

Beispiel. Ein Versicherter begehrt im Widerspruchsverfahren die Anerkennung einer
höheren MdE wegen eines anerkannten unfallbedingten Kahnbeinbruchs. Im Widerspruchsverfahren stellt sich nach erneuter Begutachtung als zutreffend heraus, daß kein unfallbedingter Kahnbeinbruch vorgelegen hat und eine Anerkennung demnach zu Unrecht erfolgt
war. Rentenausschuß und Widerspruchsstelle sind durch das Verbot der Reformatio in peius
gehindert, dieser neuen Erkenntnis Rechnung zu tragen und den Erstbescheid zum Nachteil
des Versicherten abzuändern. Sie können lediglich den Widerspruch als unbegründet
zurückweisen. Die Möglichkeit der Aufhebung des zu Unrecht begünstigenden Erstbeschei-
des wäre in einem gesonderten Verfahren von der Verwaltung zu prüfen [14].

Kostenentscheidung

Jede Entscheidung im Widerspruchsverfahren, die dem Versicherten bekanntgegeben wird, muß zugleich eine Kostenentscheidung enthalten [15]. Hierbei
sind dem Widerspruchsführer, dessen Widerspruch erfolgreich ist, die zur
zweckentsprechenden Rechtsverfolgung oder Rechtsverteidigung notwendigen
Aufwendungen zu erstatten. Gebühren und Auslagen eines Rechtsanwalts oder
eines sonstigen Bevollmächtigten im Vorverfahren sind erstattungsfähig, wenn
die Zuziehung eines Bevollmächtigten notwendig war. Hiernach ergeben sich
als Möglichkeiten einer Kostenentscheidung: vollständige oder teilweise Kostenerstattung sowie auch die Ablehnung einer Kostenerstattung [16].

Notwendigkeit weiterer Ermittlungen, Einholung von Ergänzungsgutachten

In vielen Fällen läßt sich eine Rücknahme des Widerspruchs und damit eine Beendigung des Widerspruchsverfahrens dadurch erreichen, daß dem Widerspruchsführer die der Verwaltungsentscheidung zugrunde liegenden Gutachten in Kopie zugänglich gemacht werden. Für den Widerspruchsführer wird in diesen Fällen erkennbar, daß die oft in knapper Form zum Ausdruck kommende Verwaltungsentscheidung auf einer festen Grundlage steht, sorgfältig durchdacht worden ist und damit überzeugen kann. Des gleichen ist es des öfteren nötig, Mißverständnisse über die Rechtslage durch eine umfassendere Darstellung auszuräumen. Durch die Rücknahme des Widerspruchs erledigt sich dann bereits ein Teil der Widerspruchsverfahren [17]. Naturgemäß ist der weitaus größte Teil aller Widerspruchsverfahren mit einer Zurückweisung des Widerspruchs durch die Widerspruchsstelle abzuschließen, da die entsprechenden Verwaltungsentscheidungen von der medizinischen und rechtlichen Seite her zutreffend sind [18]. Lediglich in einem kleineren Teil der Fälle ist die Durchführung weiterer Ermittlungen geboten. Dies kommt insbesondere dann in Betracht, wenn vom Widerspruchsführer weitere Tatsachen vorgetragen werden, die im Verwaltungsverfahren noch keine Berücksichtigung finden konnten. Rückfragen beim Gutachter und – seltener – die Einholung von Ergänzungsgutachten oder weiterer Gutachten kommen hierbei in Betracht. Diese Folgegutachten sind niemals „Ober-Gutachten".

Weitere Gutachten und Ergänzungsgutachten dürfen im Widerspruchsverfahren keineswegs routinemäßig eingeholt werden. Ihre Einholung kommt aber beispielsweise in folgenden Fällen in Betracht:

Die Einholung eines Zusatzgutachtens ist zur präziseren Feststellung der Unfallfolgen ratsam. So kann beispielsweise die Einholung eines neurologischen Zusatzgutachtens im Widerspruchsverfahren geboten sein, wenn der Versicherte in seiner Widerspruchsbegründung darauf hinweist, daß neben den „chirurgischen" Folgen eines Speichenbruchs weitere Beeinträchtigungen auf neurologischem Fachgebiet anzuerkennen seien, die der Chirurg in seinem Gutachten nicht hinreichend berücksichtigt habe.

Im Widerspruchsverfahren werden neue bisher nicht bekannte Tatsachen beigebracht. Beispielsweise präsentiert der Widerspruchsführer im Verfahren zur Anerkennung einer Lärmschwerhörigkeit ein Audiogramm, das die festgestellte und anerkannte Gehörschädigung bereits zu einem früheren Zeitpunkt als bestehend erweist. Zumindest ist in einem derartigen Fall eine Rückfrage beim Gutachter angezeigt, evtl. ist auch die Erstellung eines HNO-fachärztlichen Ergänzungsgutachtens notwendig.

Die Hergangsschilderung über das angeschuldigte Ereignis wird vom Widerspruchsführer wesentlich geändert oder ergänzt und steht zur Überzeugung des Unfallversicherungsträgers alsdann fest. Auch in diesem Fall handelt es sich um

neue Erkenntnisse, die – z.B. bei der Beurteilung einer Kniebinnenschädigung –
zu einem anderen Ergebnis führen können und die in einem weiteren oder
ergänzenden Gutachten bzw. auch durch eine Rückfrage beim Gutachter
ausgewertet werden müssen.

*Nach Bekanntgabe der Verwaltungsentscheidung hat eine weitere Operation
stattgefunden, die eine Veränderung im Befund der Verletzungsfolgen erbracht
hat.* Die verletzte Gliedmaße ist beispielsweise durch eine nachgehende Operation weiter verkürzt worden. Auch in diesem Fall handelt es sich um das
Bekanntwerden neuer Tatsachen, das eine ergänzende Rückfrage beim Gutachter, evtl. auch ein Ergänzungsgutachten erforderlich macht.

Einwendungen des Versicherten gegen Gutachter. In diesen Fällen ist besonders sorgfältig zu prüfen, ob Einwendungen gegen Gutachter die Einholung von
Ergänzungsgutachten durch andere, bisher nicht befaßte Gutachter rechtfertigen. Fachliche Einwendungen dürften durch Rückfrage beim Gutachter aufge-
klärt werden können. Sorgfältige Überlegungen müssen aber dann angestellt
werden, wenn der Widerspruchsführer sich aus seiner subjektiven Sicht vom
Gutachter ungerecht behandelt fühlt und das Ergebnis der Begutachtung
demnach ablehnt. In diesen Fällen kann der Versicherungsträger auch an die
Akzeptanz seiner Verwaltungsentscheidung denken. Bedeutsam ist dies für die
Mitglieder der Rentenausschüsse und Widerspruchsstellen, die ihre Entscheidungen häufig nach außen in den Mitgliedsbetrieben der Verwaltung zu
vertreten haben. In diesen Fällen kann durchaus die Beauftragung eines
weiteren, bisher nicht erfaßten Gutachters in Betracht kommen.

Überprüfung im Widerspruchsverfahren

Bereits diese Ausführungen dürften ein teilweise verbreitetes Vorurteil aus-
räumen, wonach die Entscheidungsgremien im Widerspruchsverfahren, nämlich
die Verwaltungen selbst, die Rentenausschüsse und Widerspruchsstellen ge-
wissermaßen als Nicht-Fachleute sich mit der Qualität ärztlicher Gutachten
befassen, diese überprüfen und ggf. zu abweichenden oder gar abwertenden
Urteilen gelangen. Gegenstand der Überprüfung im Widerspruchsverfahren ist
vielmehr – dies dürfte ersichtlich geworden sein – nicht ein Gutachten, sondern
eine Verwaltungsentscheidung in ihrer Komplexität. Dies bedeutet eine Überprüfung des gesamten Aktenvorgangs, z.B. auch daraufhin, ob

– die angefochtene Entscheidung verfahrensrechtlich korrekt zustande gekommen ist (z.B. ob eine gebotene Anhörung auch durchgeführt oder ob
  eingeräumtes Ermessen nachvollziehbar ausgeübt worden ist),
– Die Berechnung von Geldleistungen zutreffend war, insbesondere, ob die
  Grundlagen (etwa für den Jahresarbeitsverdienst) zutreffend ermittelt worden sind,
– Unfallfolgen zu Recht anerkannt oder abgelehnt worden oder die MdE
  zutreffend bewertet worden ist.

Nicht alle Verwaltungsentscheidungen stützen sich somit auf ärztliche Gutachten oder Stellungnahmen. Lediglich die letztgenannte Fallgruppe erfordert (auch) eine Überprüfung der zugrundeliegenden Gutachten. Die Prüfkriterien sind hierbei allgemeiner Art und halten sich im Rahmen der Kompetenz, die den Entscheidungsgremien aufgrund ihrer Sachkunde und Erfahrung eigen ist und die auch nicht ernsthaft bestritten werden dürfte.

Prüfkriterien für Gutachten (19)
– Ist im Gutachten der Akteninhalt für die Beurteilung korrekt zugrunde gelegt worden?
– Stehen die vom Gutachter selbst erhobenen Befunde und die sonstigen Ausgangstatsachen mit dem übrigen Akteninhalt im Einklang?
– Sind die Aussagen des Gutachters auf den konkreten Fall bezogen oder nur allgemeiner Art?
– Sind die Feststellungen und Beurteilungen in sich widerspruchsfrei?
– Sind die Beweisfragen vollständig beantwortet worden?
– Ist das Gutachten lückenlos nachvollziehbar?
– Sind juristische Begriffe richtig verwendet worden?

Die nähere Betrachtung zeigt, daß es sich hierbei im Grunde um nichts anderes handelt als das, was die Verwaltungen bereits im Rahmen ihrer ursprünglichen Verwaltungsentscheidung zu prüfen haben [20]. Im übrigen gilt: Bei Verwaltungsentscheidungen (und dies gilt demgemäß auch für die Entscheidungen der Rentenausschüsse und Widerspruchsstellen) ist die Anwendung des Rechts geboten. Dies beinhaltet auch die Auslegung juristischer Begriffe (wie z.B. die Bewertung der MdE). Es darf kein Zweifel darüber bestehen, daß die Tätigkeit des ärztlichen Gutachters ebenso wie die Ausübung jedes anderen Berufs dem Recht unterliegt. Die Überprüfungskompetenz ist insoweit den vom Gesetz bestimmten Gremien zugewiesen worden. Diesen hat der Gesetzgeber Fach- und Sachkunde zugebilligt, was auch der Wirklichkeit entspricht.

Nicht vergessen werden darf in diesem Zusammenhang, daß durch die Tätigkeit ehrenamtlicher Gremien wie der Rentenausschüsse und der Widerspruchsstellen die Akzeptanz der Verwaltungsentscheidungen für die Versicherten enorm erhöht wird. Dazu gehört auch, daß sich diese Gremien ihrer Befugnis zu umfassender Überprüfung bewußt sind und diese Befugnis ausüben. Das Verfahren in seiner Gesamtheit ist unter rechtsstaatlichen und demokratischen Grundsätzen zu sehen und zu bejahen.

Zusammenfassung

Das Widerspruchsverfahren hat die Erwartungen des Gesetzgebers in vollem Umfang erfüllt. Es hat die Rechtsschutzmöglichkeiten der Bürger verbessert, die Selbstverwaltung gestärkt und die Sozialgerichte entlastet.

Entscheidungsgremien im Widerspruchsverfahren sind: die Verwaltung selbst bzw. der Rentenausschuß sowie die Widerspruchsstelle.

Die Widerspruchsstelle hat umfassende Überprüfungs- und Entscheidungsbefugnis. Sie kann angefochtene Verwaltungsakte (auch die des Rentenausschusses) selbständig abändern.

Rechtliche Besonderheiten im Widerspruchsverfahren sind:

- aufschiebende Wirkung des Widerspruchs in bestimmten Fällen (z. B. bei der Entziehung einer Leistung),
- weitere Verwaltungsakte werden Gegenstand des Verfahrens,
- Verbot der Reformatio in peius,
- Kostenentscheidung.

Die Notwendigkeit weiterer Ermittlungen und die Einholung von Ergänzungsgutachten darf nicht einfach bejaht werden, sondern muß begründet sein (dies ist insbesondere der Fall, wenn neue, bisher nicht bekannte Tatsachen beigebracht werden).

Etliche Widerspruchsverfahren enden mit der Rücknahme des Widerspruchs. Der weitaus größte Teil der Verfahren wird mit der Zurückweisung des Widerspruchs abgeschlossen, da die Verwaltungsentscheidungen rechtlich einwandfrei und medizinisch begründet sind.

Die Überprüfung angefochtener Verwaltungsakte beschränkt sich nicht auf den medizinischen Teil. Die Einhaltung von Verfahrensvorschriften oder die Berechnung von Leistungen ist z. B. ebenso Gegenstand der Überprüfung.

Sofern eine Überprüfung ärztlicher Gutachten und Stellungnahmen erfolgt, richtet sich diese nach allgemeinen Kriterien (z. B. der Vollständigkeit und Schlüssigkeit), die auch bereits für die ursprüngliche Verwaltungsentscheidung maßgeblich sind. Die verantwortliche Entscheidung durch ehrenamtliche Gremien trägt zur Akzeptanz dieser Entscheidung wesentlich bei.

Literatur und Anmerkungen

1. Gesetz zur Änderung des Sozialgerichtsgesetzes vom 30. 07. 1974, BGBl. I, S. 1625 ff. Das bereits vor diesem Zeitpunkt in der Gesetzlichen Unfallversicherung existente Widerspruchsverfahren hatte nur eine sehr eingeschränkte Bedeutung.
2. Stuzky H (1980) Das Widerspruchsverfahren in der Gesetzlichen Unfallversicherung (§§ 78 ff. SGG). Rechtsfragen und Erfahrungen. Die Sozialgerichtsbarkeit (Sgb), S. 52 ff. m. w. N.
3. BSG Sgb 1978, S. 159 ff.
4. So beispielsweise Kortmann G (1975) Widerspruchsverfahren als Farce? Die Sozialgerichtsbarkeit (Sgb) 1975, S. 359
5. Dies dürfte – trotz gelegentlicher Betonung der Notwendigkeit von Verbesserungen in Details – allgemeine Auffassung sein. Der Ansicht von Kortmann (s. oben Anm. 4) ist demgemäß auch entschieden widersprochen worden (siehe Drexel, Fritze, Schmidinger, Zu dem Beitrag: „Widerspruchsverfahren als Farce?", Die Sozialgerichtsbarkeit (Sgb) 1976, S. 51 ff.).
6. Die Monatsfrist ist auch dann maßgeblich, wenn der angefochtene Verwaltungsakt im Ausland zugestellt worden ist (st. Rspr., vgl. z. B. BSG v. 28. 05. 1991 – 13/5 RJ 48/90 = HV-Info 1992, S. 1390 ff.) – dies, obgleich § 87 Abs. 1 SGG für die Erhebung der Klage in diesen Fällen eine Frist von 3 Monaten vorsieht.

7. Kaiser V (1976) Einzelfragen des Widerspruchsverfahrens. Die Berufsgenossenschaft (BG), 1976, S. 195 ff.
8. Zur Übersendung der Akten an Verfahrensbevollmächtigte, zu Art und Weise der Gewährung von Akteneinsicht im Einzelnen: Meyer-Ladewig J (1991) SGG. Sozialgerichtsgesetz mit Erläuterungen, 4. Aufl., Beck München, Anm.: 1 und 2 zu § 84 a SGG.
9. Podzun H, Der Unfallsachbearbeiter. Loseblattkommentar, Schmidt Berlin, Kz. 815, S. 3. S. auch Stuzky a. a. O.
10. Dies soll aber nach dem Gesetzeswortlaut nicht für die Herabsetzung gezahlter Leistungen gelten – vgl. hierzu Kaiser a. a. O.
11. Hierzu und zu den Besonderheiten der aufschiebenden Wirkung: Huster J, Kellndorfer H (1983) Die aufschiebende Wirkung bei Widersprüchen, Die Sozialversicherung (SozVers.), S. 113 ff.
12. Ein Abhilfebescheid ist aber nicht „neuer Verwaltungsakt" in diesem Sinn. Meyer-Ladewig Anm. 3 zu § 86 SGG.
13. Stuzky a. a. O. m. w. N.
14. Kritisch hierzu und unter bestimmten Bedingungen die Möglichkeit einer Korrektur zu Lasten des Versicherten bejahend: Dörr G (1992) Widerspruch, Korrektur und „Reformatio", Die Sozialversicherung (SozVers.), S. 169 ff.
15. Gesetzliche Regelung: § 63 SGB X.
16. Ausführlich hierzu: König P (1992) Das Widerspruchsverfahren der Sozialversicherungsträger (Kostentitel und Kostenfestsetzung gemäß § 63 SGB X), Die Sozialversicherung (SozVers.), S. 29 ff.
17. Die Rücknahme des Widerspruchs bedeutet keinen Verzicht auf diesen Rechtsbehelf. Daher ist die erneute Erhebung des Widerspruchs möglich, sofern die Monatsfrist noch eingehalten wird. Vgl. die Nachweise bei Meyer-Ladewig, Anm. 5 zu § 83 SGG.
18. Drexel a. a. O.
19. Vgl. die eingehende Aufzählung bei Kaiser V, Spinnarke, J (1990) Hinweise für den Sachbearbeiter zur ärztlichen Begutachtung, Landesverband Südwestdeutschland der gewerblichen Berufsgenossenschaften Heidelberg, 3. Aufl., S. 26 ff.
20. Oehme J (1989) Anforderungen an und Auswertung von Gutachten über das Kniegelenk. In: Hierholzer G et al. (Hrsg) Gutachtenkolloquium 4. Springer, Berlin Heidelberg New York Tokyo

Auswahl und Beauftragung des Gutachters

N. Erlinghagen

Einleitung

„Das Richtig-wählen-können ist eine der größten Gaben von oben." Dieser Satz von Balthasar Gracian hat für viele Lebensbereiche seine Berechtigung, so auch für die Auswahl eines geeigneten Gutachters. Folgt man einem immer wieder von Versicherten bzw. deren Bevollmächtigten geäußerten Verdacht, die Auswahl des Gutachters für sich allein sei schon für das (evtl. negative) Ergebnis des Gutachters bestimmend gewesen [1], so mag man zu der Auffassung gelangen, dem beauftragenden Versicherungsträger sei diese Gabe von höherer Stelle nicht zuteil geworden. Aber auch mancher Gutachter wird sich bei Erhalt eines Auftrages zur Erstattung eines Gutachtens schon die jedem Sachbearbeiter vertraute Frage gestellt haben: „Warum gerade ich?" Durch die folgenden Ausführungen soll der Weg der Entscheidungsfindung des Versicherungsträgers verdeutlicht und das oben dargestellte Zerrbild widerlegt werden.

Bedeutung der Wahl des Gutachters im Verwaltungsverfahren

Ausgangspunkt aller Überlegungen ist der in Paragraph 20 Abs. 1 des X. Buches des Sozialgesetzbuches niedergelegte Untersuchungsgrundsatz: „Die Behörde ermittelt den Sachverhalt vom Amts wegen." Nach Abs. 2 der Vorschrift hat sie dabei alle für den Einzelfall bedeutsamen, auch für die Beteiligten günstigen Umstände zu berücksichtigen. Paragraph 21 SGB X gibt dem Versicherungsträger die hierzu notwendigen Beweismittel in die Hand, insbesondere in Abs. 1 Nr. 2 die Einholung einer schriftlichen Äußerung eines Sachverständigen.

Die Suche des Versicherungsträgers nach dem geeigneten Sachverständigen orientiert sich am Zweck der Ermittlungen, ein objektives, umfassendes, fach- und sachgerechtes Bild der Sachlagen zu erhalten, um sich auf dieser Basis ein Urteil bilden zu können. Dabei kann der Versicherungsträger ein fachgerechtes Urteil nicht durch eigenen Augenschein, sondern nur durch das geschulte „Medium", den Gutachter, herbeiführen. Dieser ist ein fachliches Auge und Ohr der Berufsgenossenschaften, er ist Berater der Verwaltung. Auf dem Weg zu einem begründeten Urteil ist er Pfadfinder durch den Dschungel der medizinischen Meinungen.

Der Gutachter darf zwar die verschiedenen Argumentationswege anderer Auffassungen aufzeigen, sollte jedoch letztlich den gesicherten Pfad der gültigen Lehrmeinung nicht verlassen. Insbesondere hat er die jeweils geltenden Regeln der „Straßenverkehrsordnung", das Versicherungsrecht, zu kennen und zu beachten. Wie der Lotse in der Seeschiffahrt genießt der Gutachter bei allen Beteiligten größtes Vertrauen. Letztlich kann er jedoch nicht entscheiden, sondern nur raten. Der Wert seines Rates erfolgt auf dem Vorliegen persönlicher und tatsächlicher Voraussetzungen.

Gutachter:
„Lotse" zur sachgerechten Entscheidung

Persönliche Voraussetzungen

- fachliche Qualifikation
- Kenntnisse im Versicherungsrecht
- Sorgfalt und sprachliche Ausdruckskraft
- Objektivität und Neutralität
- Zugewandheit und Menschenkenntnis

Qualifikation und Erfahrung im medizinischen Fachgebiet

Eine gute fachliche Ausbildung, die Kenntnis des Fachgebietes mit allen seinen Verästelungen, die laufende Beobachtung der Entwicklungen seiner Wissenschaft und die Erfahrungen in zahlreichen Einzelfällen sind notwendige Voraussetzungen für die gutachtliche Tätigkeit. Sie sind Kern aller Anforderungen und der eigentliche Grund dafür, daß der Gutachter überhaupt am Verfahren beteiligt wird.

Aktuelle und vertiefte Kenntnis im Versicherungsrecht

Während die fachliche Qualifikation auf medizinischem Fachgebiet zumeist anzutreffen sein wird, schränkt sich der Kreis der geeigneten Gutachter im Bereich der Kenntnisse des Versicherungsrechtes erheblich ein. Die Beantwortung von Fragen z.B. der Kausalität oder der Arbeitsfähigkeit allein mit rechtlichen „Bordmitteln" führt zu sachfremden Entscheidungen. Die gutachtliche Tätigkeit wird von vielen Ärzten oft als wesensverschieden von ihren beruflichen, kurativ ausgerichteten Beziehungen zu einem Verletzten empfunden [2]. Der Gutachter sollte über sein medizinisches Wissensgebiet hinaus auch Interesse und Verständnis für die rechtliche Seite seines Tuns aufbringen und die Entwicklung in Rechtsprechung und Literatur des Versicherungsrechts im Auge behalten. Dies setzt aber eine gewisse Neigung voraus, „über den Zaun zu schauen".

Sorgfalt und sprachliche Ausdruckskraft

Die Fähigkeit, Tatsachen richtig zu erkennen und zu beurteilen und diese Erkenntnisse und Beurteilungen auch schriftlich niederzulegen, ist nach der täglichen Erfahrung in der Verwaltungspraxis nicht bei allen Gutachtern gleichermaßen gut ausgebildet. Das Durcharbeiten der Aktenunterlagen, das Bewerten von Vorbefunden und Äußerungen der Beteiligten, das Nachvollziehen zeitlicher Abläufe bedarf außerordentlicher Sorgfalt und ist notwendige Voraussetzung, um die richtigen Grundlagen für die fachliche Beurteilung zu schaffen. Hierzu bedarf es einer gewissen Routine des Lesens, der Freude am Erforschen des Sachverhaltes und nicht zuletzt der auch für Dritte, nicht fachkundige Leser verständlichen schriftlichen Darstellungsweise. Es ist zu beachten, daß Gutachten nicht nur für den fachlich vorgebildeten Kollegen, sondern insbesondere auch für die Verwaltung, den Versicherten, Rechtsbeistände und Gerichte lesbar und verständlich sein müssen [3].

Objektivität und Neutralität

In der Begutachtungssituation wird der Versicherte vom Versicherungsträger zu einem Gutachter „geschickt". Allein aus dieser Tatsache rührt bei vielen Versicherten die Besorgnis, der Gutachter könne „der Mann der Berufsgenossenschaft" sein. Andererseits besteht aus der Sicht des Versicherungsträgers immer die Gefahr, daß aus der persönlichen Beziehung zwischen dem begutachtenden Arzt und dem zu untersuchenden Patienten besondere Sichtweisen herrühren, die entweder zu einer besonders harten oder aber für den Versicherten begünstigenden Haltung führen. Beide Fallgestaltungen sind in gleicher Weise für das Feststellungsverfahren absolut schädlich.

Aus Gründen der Gleichbehandlung aller Versicherten, insbesondere aber auch im Hinblick auf die spätere gerichtliche Nachprüfung der Entscheidung, hat der Gutachter strikt darauf zu achten, daß auch nicht ungewollt der Eindruck aufkommt, er könne parteilich sein. Auch die Hilfspersonen, derer sich der Gutachter bei der Erstattung des Gutachtens bedient, müssen auf Neutralität im Auftreten in der Begutachtungssituation verpflichtet werden. Mündliche Äußerungen, die die Glaubwürdigkeit des Patienten in Frage stellen, das bisherige Verwaltungsverfahren bewerten oder sogar rechtliche Ratschläge beinhalten, werden zur „Munition" im Widerspruchsverfahren und machen ein später erstattetes Gutachten u. U. trotz aller sonstigen fachlichen Qualifikation unbrauchbar. Das Ergebnis des Gutachtens, insbesondere die Vorschläge zur MdE-Bewertung, dürfen dem Versicherten nicht mitgeteilt werden.

Zugewandtheit und Menschenkenntnis

Der Versicherte steht in der Begutachtungssituation in aller Regel unter einem erheblichen physischen und psychischen Streß. Als Partner im Feststellungsverfahren hat er nicht nur Anspruch auf eine objektive und fachlich fundierte Beurteilung, sondern auch darauf, daß er in seiner seelischen und physischen Befindlichkeit ernst genommen wird und nicht als Teil des „Patientenguts", sondern als Persönlichkeit betrachtet wird. Eine gute persönliche Behandlung, Zuwendung und Zuspruch in der Untersuchungssituation tragen nicht nur zur Entspannung der Situation bei, sondern verhindern auch, daß sich der Ärger über eine möglicherweise nicht angemessene Behandlung eines Versicherten auch auf die Beurteilung des Werts eines Gutachtens überträgt. Schlechte Erfahrungen eines Versicherten bei einem unsachlichen, schroffen oder unangemessen kurz angebundenen Gutachter oder untersuchenden Arzt z.B. führen dazu, daß sich der Versicherte zukünftig wahrscheinlich weigern wird, diesen Gutachter erneut aufzusuchen. Im übrigen wirft dann die Auswahl des Gutachters auch ein ausgesprochen schlechtes Licht auf den Auftraggeber.

Es ist auch ein großes Maß an Menschenkenntnis notwendig, um den objektiven Befund frei von persönlichen Einfärbungen durch den Versicherten erkennen zu können und subjektive Empfindungen vom objektiven Befund zu trennen. Die Gesamtschau der persönlichen Voraussetzungen zeigt, daß es sich bei diesen immer um Eigenschaften handelt, über die nur natürliche Personen verfügen. So hat Schäfer bereits beim ersten Gutachtenkolloquium deswegen zutreffend darauf hingewiesen, daß jede Sachverständigenernennung ausschließlich persönlichkeitsbezogen ist [4].

Tatsächliche Voraussetzungen

- instrumentelle Ausstattung
- organisatorische Vorkehrungen
- Kombination verschiedener Fachdisziplinen
- örtliche Nähe

Die instrumentelle Ausstattung

Ohne eine moderne Ausstattung zur Diagnostik ist heutzutage die Erstattung eines fachgerechten Gutachtens undenkbar. Je nach Komplexität oder Intensität des Verletzungsbildes ist deswegen bei der Erteilung eines Gutachtenauftrages zu beachten, ob besondere apparative Voraussetzungen vorliegen müssen, um das Gutachten zu erstatten. Hierzu zählen insbesondere die modernen bildgebenden Verfahren, möglicherweise aber auch labordiagnostische oder meßtechnische Einrichtungen, wie z.B. ein Ganzkörperplethysmograph.

Organisatorische Vorkehrungen

Hierzu zählen einerseits solche Maßnahmen, die die eigentliche Begutachtungssituation betreffen, andererseits die Voraussetzungen, die zur zügigen Erstattung des Gutachtens notwendig sind. Für die ersteren ist insbesondere von Bedeutung, daß die Begutachtung für den Versicherten nachvollziehbar organisiert sein muß und in einer angemessenen Zeitabfolge durchgeführt werden sollte. Eine verständliche Ladung mit Wegbeschreibung ist ebenso notwendig, wie eine freundliche Anleitung des Versicherten bei Ankunft ohne unzumutbare lange Wartezeiten. Der Versicherte sollte möglichst kurz zu Beginn der Begutachtung über den Ablauf der einzelnen Untersuchungen informiert werden.

Der Versicherungsträger ist nach Paragraph 17 Abs. 1 des I. Buches des Sozialgesetzbuches verpflichtet, darauf hinzuwirken, daß jeder Berechtigte die ihm zustehenden Sozialleistungen in zeitgemäßer Weise umfassend und schnell erhält. Größter Wert ist darauf zu legen, daß nicht nur der Gutachter selbst das Gutachten schnell abfaßt, sondern auch die Rahmenbedingungen in Form von Schreibdienst und Versand geeignet sind, dieses Ziel auch einzuhalten. Auch besonders qualifizierte Gutachter werden für den Versicherungsträger u. U. untragbar, wenn nicht in angemessener Zeit mit der Erstattung des Gutachtens gerechnet werden kann.

Möglichkeit einer Kombination verschiedener Fachdisziplinen

Besondere Bedeutung beim Gutachtenauftrag hat auch häufig für den Versicherungsträger die Möglichkeit, in einem Termin mehrere gutachterliche Fachdisziplinen abdecken zu können. Hierzu ist es von Nutzen, wenn am Ort der Begutachtung z. B. neben dem chirurgischen Fachgebiet auch das neurologische und röntgenologische Fachgebiet vertreten ist oder aber auch eine internistische Zusatzbegutachtung möglich ist. Hier sind die Koordinationsfähigkeiten des Hauptgutachters besonders gefragt.

Örtliche Nähe

Es ist zu prüfen, ob dem Versicherten die Zurücklegung des Weges zwischen seinem Wohnort und dem Gutachter zugemutet werden kann. Dies ist abhängig von dem Zustand des Versicherten, aber auch davon, ob besondere Gründe die Auswahl eines bestimmten Gutachters zwingend erforderlich machen. Im Zweifel sind hier dann auch ggf. stationäre Aufenthalte in Kauf zu nehmen.

Auswahl des Gutachters

Auswahl:
Regel: behandelnder Arzt
Ausnahme: spezieller Gutachter
Gründe: Vorgutachten mangelhaft
        besondere Schwierigkeit
        persönliche Probleme

In aller Regel wird die zuständige Berufsgenossenschaft den behandelnden Arzt als Gutachter wählen. Einerseits handelt es sich hier meist um Durchgangsärzte, die in persönlicher und apparativer Hinsicht den Anforderungen entsprechen, andererseits entspricht dieses Vorgehen der Vorschrift des Paragraphen 1582 der Reichsversicherungsordnung. Bei Ablehnung einer Entschädigung oder der Gewährung einer Teilrente ist vorher der behandelnde Arzt zu hören, soweit er nicht schon ein ausreichendes Gutachten erstattet hat. Er ist auf jeden Fall auf Verlangen des Verletzten hinzuzuziehen. So wird auch auf das besondere Vertrauensverhältnis zwischen behandelndem Arzt und Versicherten Rücksicht genommen.

Gründe für eine Abweichung von dieser Regel können sich wie folgt ergeben:

- ein Erstgutachten ist unvollständig oder unschlüssig,
- ein Verletzungsbild ist so komplex, daß es besonderer Kenntnisse und Erfahrungen zur Beurteilung bedarf,
- es bestehen Bedenken hinsichtlich der Objektivität des Gutachters,
- es sind besonders schwierige Zusammenhangsfragen zu erörtern,
- es werden spezielle Behandlungsvorschläge erwartet,
- eine der dargestellten persönlichen oder tatsächlichen Voraussetzungen fehlt,
- das Vertrauensverhältnis behandelnder Arzt – Versicherter ist gestört.

Die konkrete Entscheidung über die Auswahl des Gutachters fällt in den Verwaltungen an unterschiedlicher Stelle. In der Regel wird der Sachbearbeiter den Gutachter vorschlagen und in Routinefällen der Gruppenleiter, sonst aber der Abteilungsleiter oder der Sektionsgeschäftsführer die letzte Entscheidung haben. Bei der Aufstellung von sog. Gutachterlisten wird in aller Regel auf die Erfahrungen mit Vorgutachten zurückgegriffen. Dabei werden Mängel der Gutachten oder aber besonders positive Erfahrungen berücksichtigt.

Üblicherweise werden besonders Gutachter an Universitätskliniken bzw. an Schwerpunkten der Unfallchirurgie, also BG-Kliniken oder zum Verletzungsartenverfahren zugelassenen Häusern, regelmäßig ausgewählt. Hierbei ist jedoch insbesondere zu beachten, daß sich der Gutachtenauftrag im Hinblick auf die besondere persönliche Prägung und Eignung des Gutachters nicht an eine Institution, sondern an die konkrete Person, in der Regel an den Chefarzt, richtet. Es gehört aber auch zu den Möglichkeiten eines Versicherungsträgers, im Rahmen einer großen Klinik beispielsweise im universitären Bereich oder in einer großen Städtischen Klinik zwar den Chefarzt anzuschreiben, jedoch um die Erstattung des Gutachtens durch einen genau bestimmten Oberarzt zu bitten, wenn dieser über besondere Fähigkeiten, Erfahrungen und Kenntnisse verfügt. Das gleiche gilt auch für die Auswahl von Gutachtern in sog. Begutachtungspraxen, in denen häufig durch die große Anzahl der Gutachten eine besonder Routine in der Abfassung und Beurteilung von Gutachten besteht.

Eine Gefahr der Gutachterlisten besteht allerdings darin, daß immer nur die gleichen Gutachter zur sachverständigen Äußerung aufgefordert werden. Auch wenn dieses Verfahren für die Verwaltung bequem ist, führt es dazu, daß diese

Gutachter überlastet werden und die Gutachten unverhältnismäßig lange Zeit
in Anspruch nehmen. Langfristig ergeben sich so ggf. auch einseitige Beurteilungen, die dann im Streitverfahren nicht mehr anerkannt werden. Möglicherweise erhalten nur „Hardliner" Gutachtenaufträge, die nicht die volle Mei-
nungsvielfalt der Wissenschaft berücksichtigen. Vor der einseitigen Inanspruchnahme dieser Gutachterkreise kann jedoch nur gewarnt werden. Dies führt für
die Versicherung zu „Etappensiegen", die jedoch letztendlich nur nicht gerichts-
feste Entscheidungen ermöglichen. Im Zweifel sind hier ergänzend auch andere
Meinungen zu hören.

Auftragserteilung

Zum Gutachtenauftrag selbst kann zunächst voll auf das verwiesen werden, was
bereits im ersten Teil des Gutachtenkolloquiums 1, insbesondere durch Ludolph
[5] und Spohr [6] vorgetragen worden ist. Trotz des Zeitablaufs haben die dort
angesprochenen Probleme auch weiterhin volle Geltung. Dies gilt insbesondere
für den Grundsatz „Jedes Gutachten ist so gut wie der Gutachtenauftrag" [7].
Die Verwaltung ist nicht nur aufgerufen, den Gutachter präzise zu benennen,
sondern auch die tatsächlichen Grundlagen exakt zu definieren, aufgrund derer
der Gutachter die Fragestellungen erörtern soll. Insbesondere sind hier auch
Aufträge für erforderliche Zusatzgutachten und Bitten um alternative Antworten zu nennen. Sollte sich im Einzelfall ein Gutachter für nicht zuständig
erachten, ist die Verwaltung für eine Vermittlung eines geeigneten Kollegen
dankbar.

Auftrag:
jedes Gutachten ist so gut wie der Gutachtenauftrag
(H. Spohr)

Zusammenfassung

Zusammenfassend kann gesagt werden, daß sich die Auswahl des Gutachters
nur am Ziel einer objektiven, gerechten und gerichtsfesten Entscheidung
orientieren kann. Liegen Mängel bei den persönlichen oder tatsächlichen
Voraussetzungen vor, führt dies unweigerlich zu Schwierigkeiten im Feststel-
lungs- oder Widerspruchsverfahren, die in aller Regel zu einer neuen Auftragserteilung und damit zu einer Verzögerung und Verteuerung des Verfahrens
führen. Um größere Streuung und eine Vielzahl von Meinungen zu ermöglichen, ist der Appell an die Chefärzte zu richten, insbesondere auch jüngere
Mitarbeiter zu motivieren, sich über den unmittelbaren medizinischen Bereich
hinaus auch für die versicherungsrechtlichen Auswirkungen ihres ärztlichen
Handelns zu interessieren und sich auch durch den Umgang mit größeren
Aktenstapeln nicht von den fachlich spannenden Begutachtungsaufgaben
abhalten zu lassen.

Da in der großen Masse der Fälle Gutachten in aller Regel den Ansprüchen des Verwaltungsverfahrens gerecht werden, scheint nach dem eingangs erwähnten Satz von Gracian über der Arbeit von Gutachtern und Versicherungsträgern wohl doch eher ein guter Segen zu liegen: „Das Richtig-wählen-können ist eine der größten Gaben von oben."

Literatur und Anmerkungen

1. Ähnlich auch Ludolph E (1986) Ärztliche Gutachten in der Unfallversicherung, Einführung. In: Hierholzer G, Ludolph E (Hrsg) Gutachtenkolloquium 1. Springer, Berlin Heidelberg New York Tokyo, S 5
2. Izbicki W (1987) In: Günther E, Hymmen R, Izbicki W (Hrsg) Unfallbegutachtung, 8. Aufl. de Gruyter, Berlin New York, S 66
3. Vgl. Schönberger A, Mehrtens G, Valentin H (1993) Arbeitsunfall und Berufskrankheit, 5. Aufl. Schmidt, Berlin, S 93; M. Roesgen, Das Gutachten in der Gesetzlichen Unfallversicherung aus ärztlicher Sicht. In: Gutachtenkolloquium 1, a.a.O., S. 38ff.
4. Schäfer KJ, Das ärztliche Gutachten aus sozialgerichtlicher Sicht. In: Gutachtenkolloquium 1, a.a.O., S. 61
5. Ludolph E, a.a.O., S. 3; Ludolph E, Die Zusammenhangsbegutachtung. In: Gutachtenkolloquium 1, a.a.O., S. 41ff.
6. Spohr H, Das ärztliche Gutachten aus der Sicht der Verwaltung, Gutachtenkolloquium 1, a.a.O., S. 19ff.
7. Spohr H, a.a.O., S. 22

Qualitätssicherung bei der Begutachtung für die Gesetzliche Unfallversicherung

V. KAISER

Einleitung

Die Untersuchung des Qualitätskomplexes im Begutachtungswesen

> Begutachtung ist ein „nobile officium" unseres Berufes – und das Niveau der Gutachten ist ein Gütezeichen des Ärztestandes (H. E. Bock [2])

Diese „Weisung" an die Berufskollegen markiert in prägnanter, beachtenswerter Formulierung den Gesamtkontext: Ungeachtet der Verschiedenheit der beiden Arbeitsfelder kommt der Begutachtung mit ihren grundlegenden Prinzipien und hohen Anforderungen eine allgemeine Bedeutung für die kurative Patientenbehandlung zu. Das Erkennen medizinischer Zusammenhänge, die Berücksichtigung der aktuellen wissenschaftlichen Erkenntnisse sowie die Fähigkeit zum analytisch-objektivierenden Denken hebt auch insoweit das gutachterliche Engagement über eine „Nebenrolle" gegenüber der „klassischen" Tätigkeit des Arztes hinaus. Damit hat die hinsichtlich der Gutachtenerstattung gestellte Qualitätsfrage eine große, übergreifende Wirkung für die gesamte ärztliche Berufsausübung. Die Berufsgenossenschaften müssen sich bereits wegen der Funktion des ärztlich-medizinischen Sachverständigengutachtens als („geradezu typische") Entscheidungsgrundlage (mit gewissem „faktisch-sachlichem Präjudiz") und formelles Beweismittel selbst sowie unmittelbar dem qualitativen Aspekt widmen. Eine zusätzliche Dimension erhält diese Verpflichtung durch das quantitative Gewicht der Begutachtung innerhalb der Unfallsachbearbeitung.

Das Aufwerfen der Qualitätsfrage liegt noch deshalb nahe, weil die Leistungsträger trotz der unabhängigen Stellung der Gutachter weitgehend mit den von ihnen eingeholten Expertisen identifiziert werden. Die Güteprüfung gutachtlicher Ergebnisse wird auch tatsächlich in mannigfacher Weise in der Verwaltungspraxis angegangen. Das Gesamtthema der umfassenden Qualitätssicherung mit allen seinen grundlegenden, sehr komplexen Bezügen ist aber bisher über strukturelle Teiluntersuchungen hinaus nicht systematisch und umfassend aufbereitet worden [9]. Diese Aufgabe kann vorerst und im gegebenen Rahmen nur mit dem Versuch angegangen werden, die maßgeblichen Fragenkreise (thesenhaft) zu formulieren und ihre prinzipiellen Probleme grob anzureißen. Insbesondere ist es nicht möglich, ein geschlossenes Gesamtkonzept vorzustellen und einzelne denkbare und sich theoretisch anbietende Möglichkeiten von Qualitätssicherungsmaßnahmen auf ihre generelle Eignung und konkrete Effizienz abschließend zu bewerten.

Die Komplexität des Qualitätsthemas

Die zentrale Rolle des Faktors Qualität soll in drei Beispielen veranschaulicht werden, in denen die Gutachterleistung von unterschiedlicher Seite angesprochen wird.

Beispiel 1. In einer rechtskräftigen Entscheidung vom 23. 1. 1992 hat das Landessozialgericht für das Saarland eine Meniskusverletzung als Arbeitsunfall anerkannt und ist damit dem zuletzt eingeholten Gutachten gefolgt, obgleich drei von der Berufsgenossenschaft und dem Sozialgericht eingeholte Gutachten und ärztliche Stellungnahmen einen Ursachenzusammenhang abgelehnt hatten. Begründet wurde diese Entscheidung v. a. mit wesentlichen methodischformalen Mängeln der betreffenden Sachverständigenäußerungen.

Beispiel 2. Vor kurzem wurde mit einer Fragebogenaktion der Bekanntheitsgrad und die Kenntnisse über das sog. Schleudertrauma der Halswirbelsäule untersucht. Eines der Ergebnisse war hierbei, daß 16% der Medizinstudenten und 6% der Gendarmeriebeamten über einen konkreten Fall von Simulation Bescheid wußten [13 a].

Beispiel 3. In der Stellungnahme der Bundesregierung zu einer parlamentarischen Anfrage (Berufskrankheiten-Verordnung, Anspruch und Wirklichkeit) im Jahr 1990 wurde folgendes geäußert: „Die pauschale Behauptung, die ärztlichen Gutachten erhielten zahlreiche Mängel, wird von der Bundesregierung nicht geteilt; sie wird auch vom Bundesversicherungsamt als Aufsichtsbehörde nicht bestätigt. Es muß vielmehr festgestellt werden, daß sich die eingeschalteten (arbeits-)medizinischen Gutachter um eine sachgerechte, wissenschaftlich begründete Beurteilung bemühen. ... Aufgabe der Unfallversicherungsträger ist es, möglichst qualifizierte Gutachter mit klinisch-praktischen Erfahrungen zu beauftragen und bei der Vergabe von Aufträgen die Beweisfragen möglichst präzise zu formulieren. Im Hinblick auf die insoweit notwendigen Vorermittlungen und die Präzisierung der Beweisfragen sind punktuelle Verbesserungen durchaus denkbar und erstrebenswert."

Das Thema der Qualitätssicherung wird in vier größeren Komplexen abgehandelt. Als Ausgangssituation der eigentlichen Untersuchung soll das aktuelle Bemühen um qualifizierte ärztliche Gutachterarbeit skizziert werden, im Rahmen einer kritischen Bestandsaufnahme und Systematisierung der Gesamtproblematik. Sodann geht es darum, den allgemeinen Qualitätsstandard des berufsgenossenschaftlichen Begutachtungswesens, soweit dies überhaupt möglich ist, zu beschreiben. Der nächste Teil der Studie befaßt sich mit der

Überprüfung der medizinischen Gutachtenerstattung in der unfallversicherungsrechtlichen Leistungsgewährung; neben allgemeinen Aspekten einer solchen Leistungskontrolle sind hier die Gütekriterien eines Gutachtens sowie die möglichen Bewertungsverfahren thematisiert.

Abgeschlossen wird der Hauptteil durch die Frage nach der Qualitätssicherung ärztlicher Begutachtungsarbeit, einschließlich der Verbesserungsmöglichkeiten, in der Gesetzlichen Unfallversicherung. Die Ausführungen sollen zusammengefaßt werden mit zwei weiteren, grundsätzlichen Überlegungen, die miteinander in einem engen Zusammenhang stehen und zur Zweckhaftigkeit aller Anstrengungen auf dem Begutachtungssektor Stellung nehmen: Sicherheit in der Begutachtung und Grenzen der Qualitätssicherung, die Leistungsverpflichtung des Gutachters.

Das Bemühen um qualifizierte Gutachterarbeit

Problemstellung

Die Frage nach der Güte des Begutachtungswesens stellt sich heute vor dem Hintergrund einer allgemeinen und insbesondere verstärkt publizierten Kritik der medizinischen Begutachtung, die den Arzt teilweise als „ungeliebten Sachverständigen" erscheinen läßt. Das in diesem Zusammenhang artikulierte „Unbehagen über den medizinischen Sachverständigenbeweis" ist Ausdruck eines weitverbreiteten, generellen Mißtrauens gegenüber Gutachtern, das sich um so größer darstellt, je mehr komplizierter werdende Lebenssachverhalte und Entscheidungsvorgänge ein Expertenwissen verlangen. So muß für manche, vor allem politisch intendierte Bereiche (Straßenplanung, industrielle Großanlagen usw.) bereits eine strukturelle Akzeptanzproblematik konstatiert werden, die nach manchen Äußerungen mit einer „Krise des Sachverständigenbeweises" einhergeht. Zunehmende „Medienschelte" sowie die gehäufte Bildung von Interessengruppen zur engagierten Verfolgung eigener Ziele haben an dieser Entwicklung einen nicht geringen Anteil. Typische, obgleich nur pauschalierende Werturteile werden mit einer ganzen Palette von Schlagwörtern, zumeist in polemischer Tendenz, ausgedrückt: „Schlechtachten", „Pro-domo-" oder „Parteigutachten", „Massengutachten", „harter Gutachter", „Gefälligkeitsgutachter", „Verwaltungs-" oder „Behördengutachter", „im Zweifelsfall gegen den Versicherten", „Anmaßung von Entscheidungsfunktion", „bedenkliche Vorherrschaft als Richter in Weiß".

Das äußere Gesamtbild der Diskussion um den Sachverständigen wird durch die Kritik gegenüber dem medizinischen Gutachter geprägt, obgleich der Arzt ansonsten eine hohe gesellschaftliche Reputation genießt. Dies erklärt sich ohne weiteres mit der nach wie vor dominierenden Zahl der Gutachten und der davon Betroffenen im ärztlich-medizinischen Bereich, was wiederum hauptsächlich auf der hohen Entscheidungsfrequenz im Sozialleistungsbereich und den dazu notwendigen Feststellungen gesundheitlicher Verhältnisse beruht. Außerdem spiegelt sich hierbei die oft existenzielle Bedeutung solcher Gutachtenergebnisse für den Versicherten oder Anspruchsteller wider.

Nicht zuletzt gibt es typischerweise eine skeptische Einstellung gegenüber den gutachtlichen Beurteilungen des eigenen Gesundheitsstatus, weil man glaubt, selbst am besten über seinen Körper Bescheid zu wissen. Ein größeres Augenmerk hat die medizinische Sachverständigenarbeit auch durch die Rechtsprechung des Bundesgerichtshofs erfahren, die in Haftpflichtprozessen wegen Behandlungsschäden gewisse „Schwierigkeiten" der Ärzte bei der Erfüllung ihrer Gutachterpflichten festzustellen meinte (z.B. im Urteil vom 22. 4. 1975, NJW 1975, S. 1463, 1464).

Kritikpunkte

Für die Sozial- und insbesondere Gesetzliche Unfallversicherung weist die Kritik an den ärztlichen Gutachten einige zusätzliche Kennzeichen auf: Die Ärzteschaft selbst beklagt eine „hochgradige Divergenz" ihrer Expertisen und beanstandet auf diesem Gebiet – auch nach außen und im konkreten Fall – häufiger als bei der Patientenbehandlung eine Kollegenarbeit. Vor allem lassen aber die Sozialgerichte eine kritische Grundhaltung darin erkennen, daß sie regelmäßig weitere Gutachten einholen und ihre Entscheidungen nicht auf die entsprechenden Ermittlungsergebnisse des Verwaltungsverfahrens stützen.

Einen aktuellen Brennpunkt stellt die Begutachtung von Berufskrankheiten dar, und zwar auch soweit es um grundsätzliche Fragen und nicht nur um einzelne Sachverständige geht; Defizite und Verbesserungsmöglichkeiten werden hier auf hoher sozialpolitischer Ebene diskutiert. Vor kurzem sind speziell die Arbeitsamtsärzte – mit ihren Stellungnahmen zur gesundheitlichen Eignung für berufliche Tätigkeiten – ins Blickfeld der Öffentlichkeit geraten, wobei ihnen vorgeworfen wird, „mit Falschgutachten die Arbeitslosenstatistik zu manipulieren".

Allgemeine Kritik der medizinischen Begutachtung

- Teilweises „Unbehagen über den med. Sachverständigenbeweis"
- Im Gegensatz zur Patientenbehandlung: Arzt öfters „ungeliebter Sachverständiger"
- Besonders kritische Einstellung gegenüber Arztkollegen und den Sozialrichtern
- Aktuelle politische Diskussion und besonderes Medieninteresse

Die Frage der Qualitätssicherung

Zur qualitativen Absicherung der ärztlichen Gutachtenerstattung in der Gesetzlichen Unfallversicherung gibt es bisher kein institutionelles, umfassendes

System bzw. Gesamtprogramm. Das Begutachtungswesen unterscheidet sich damit wesentlich von dem berufsgenossenschaftlichen Behandlungsgeschehen hinsichtlich der medizinischen Rehabilitation von Unfallverletzten und Berufserkrankten „mit allen geeigneten Mitteln". Bei diesen wird durch die Steuerung und Überwachung des Heilverfahrens sowie die speziellen Arztverfahren ein weithin in sich geschlossenes Qualitätsmanagement – von seiten der Verwaltungen unter Mithilfe der beteiligten Ärzte – praktiziert. Seine Effizienz, die oft als Vorbild für andere Bereiche bewertet wird, beruht auf zwei prinzipiellen, allgemein-wirksamen Elementen. Zum einen in der vorbeugenden Kontrolle (im Sinne der Qualitätssicherung in die Zukunft) durch gesteigerte Anforderungen an Ärzte und Krankenhäuser im Rahmen eines Bestellungs- und Zulassungsverfahrens, außerdem durch die unmittelbare Prüfung der Arztleistung (als nachträgliche Qualitätskontrolle) mit der individuellen Verfolgung jedes einzelnen Behandlungsfalles.

In jüngster Zeit sollen – auf der Grundlage des Paragraphen 135 Abs. 3 SGB V – für die ambulante kassenärztliche Versorgung einzelne Verfahren zur Qualitätssicherung eingeführt werden (Richtlinien der Kassenärztlichen Bundesvereinigung vom 3. 5. 1994), die aber allein im ärztlichen Bereich institutionalisiert sind und ebenfalls nur den Behandlungssektor erfassen. Ebenso betreffen die berufsinternen Maßnahmen, z. B. der Unfallchirurgen, ausschließlich die kurative Leistung.

Ungeachtet einer fehlenden eigenständigen Organisation dient letztlich eine Fülle konkreter Maßnahmen unterschiedlicher Art der Qualitätssicherung in der berufsgenossenschaftlichen Begutachtung. Im Vordergrund steht die kritische Überprüfung jedes einzelnen Gutachtens, einschließlich der Umstände seiner Erstattung, durch die auftraggebende Verwaltung und den Richter bei der Auswertung als Entscheidungsgrundlage. Daneben wird vermehrt die Begutachtungserfahrung im Bestellungsverfahren zum Durchgangsarzt, beispielsweise mit dem Nachweis einer bestimmten Anzahl angefertigter Zusammenhangsgutachten, ermittelt. Spezielle und z. T. regelmäßig stattfindende Gutachterseminare sowie Kolloquien für Begutachtungsfragen, v. a. auch das jährliche Duisburger Gutachtenkolloquium in der Berufsgenossenschaftlichen Unfallklinik, stellen ebenso Maßnahmen der Qualitätssicherung dar, wie die Behandlung gutachtlicher Einzelfragen auf unfallmedizinischen und sonstigen allgemeinen Fachtagungen oder ärztlichen Weiterbildungsveranstaltungen.

Auch mit der Herausgabe von speziellen „Hinweisen" für die Begutachtungspraxis [10] und weiteren vielfältigen Einzelaktionen auf ärztlicher und Verwaltungsseite soll dem qualitativen Aspekt der medizinischen Begutachtung in besonders effizienter Weise Rechnung getragen werden, wobei etwa die Bedeutung der zahlreichen literarischen Arbeiten (allgemeine Begutachtungswerke, Aufsätze) bzw. ihre Publikation nicht zu unterschätzen ist.

Komplettiert werden die aktuellen Bemühungen durch eine seit kurzer Zeit vermehrte Berücksichtigung des Begutachtungsfeldes in der formellen Ausbildung zum Unfallsachbearbeiter (Lerninhalt des Vollzeitunterrichts, Gegenstand der praktischen Unterweisung). Hinzu kommt eine verstärkte Schulung und Weiterbildung der voll eingesetzten berufsgenossenschaftlichen Mitarbeiter. Neben der Gelegenheit einer Teilnahme an ärztlichen Tagungen finden auch für diesen Personenkreis vermehrt spezielle Begutachtungsseminare (zum Aufgabenbereich der Verwaltung) statt. Ebenso sind auf Veranstaltungen mit übergreifenden unfallversicherungsrechtlichen Themen regelmäßig gutachterliche Probleme eingeschlossen. Zur Qualitätssicherung insgesamt tragen auch die zahlreichen Arbeitsunterlagen bei, die die Sachbearbeitung unterstützen sollen; so gibt es hier gleichfalls „allgemeine Hinweise" zur (verwaltungsmäßigen) Begutachtungstätigkeit sowie Empfehlungen für spezielle gutachtliche Komplexe (v. a. im Berufskrankheitenrecht), außerdem sind – allgemeine und besonders ausgerichtete – Gutachterverzeichnisse erstellt worden (z. B. im Landesverband Südwestdeutschland der gewerblichen Berufsgenossenschaften für die nichtchirurgischen Fachgebiete).

Entsprechend der großen Bedeutung des Begutachtungswesens in der Gesetzlichen Unfallversicherung werden diese qualitätssichernden Aktivitäten z. T. von zentralen Gremien initiiert und durchgeführt; dabei haben die Berufsgenossenschaften neuerdings vermehrt Arbeitskreise und ähnliche ständige Institutionen eingerichtet, um sich der Gutachtenerstattung laufend widmen zu können (u. a. im Landesverband Südwestdeutschland der gewerblichen Berufsgenossenschaften).

Qualitative Absicherung der ärztlichen Gutachtenerstattung
in der Gesetzlichen Unfallversicherung

- Bisher kein institutionelles System der umfassenden Qualitätssicherung
- Aber allgemeine Maßnahmen unterschiedlicher Art
- Besondere Probleme einer eigenständigen Kontrolle und Sicherung der qualifizierten Gutachterarbeit
- Übertragbarkeit der allgemeinen Fragestellungen und Evaluierungsmodelle auf die ärztliche Begutachtung

Das Problem der Qualitätsbestimmung

Ein eigenständiges, institutionalisiertes System zur Kontrolle und Sicherung qualifizierter Gutachterarbeit ist mit besonderen Problemen konfrontiert. Vor allem steht kein allgemeines Kriterium zur Verfügung, mit dem eine hinreichend sichere Qualitätsbestimmung vorgenommen werden kann. Hauptsächlich stellt die „Bestandskraft" des Gutachtens (im Feststellungs- und Gerichtsverfahren) einen ungeeigneten Parameter dar. Bereits die Einlegung eines Rechtsbehelfs oder der Verzicht auf eine derartige Überprüfung einer Entscheidung hängt oft nicht damit zusammen, daß das maßgebliche Gutachten als wenig überzeugend oder andererseits als zutreffend erachtet wird. Ferner kann eine erneute Begutachtung deshalb zu einem anderen Ergebnis führen, weil die Verwaltung oder der Richter zuvor weitere Ermittlungen durchgeführt oder die zu beurteilenden Verhältnisse sich zwischenzeitlich geändert haben. Abgesehen davon ist nicht ausgeschlossen, daß gerade das letzte Gutachten mangelhaft ist, wenngleich ihm im Verfahren regelmäßig im Ergebnis der Vorzug gegeben wird.

Nicht tauglich sind auch andere, mehr formale Merkmale, wenn sie auch eine verhältnismäßig einfache Leistungsprüfung zulassen würden: allgemeines berufliches Ansehen oder die Hierarchiestellung des Gutachters, Tätigkeitsumfeld des Arztes (Krankenkasse, freie Praxis usw.), Anzahl der bisher erstatteten Gutachten. Ebensowenig wurde bisher eine sonstige „Theorie des Beweiswertes" hinsichtlich des Wahrheitsgehaltes von Gutachten entwickelt.

Als Ansatzpunkt für eine systematisierende Untersuchung des Themas der Qualitätssicherung in der Begutachtung muß deshalb auf allgemeine Fragestellungen zurückgegriffen werden. Dabei zeigt sich, daß formalmethodische Evaluierungsmodelle, die in anderen Bereichen entwickelt wurden, auch hier Anwendung finden bzw. auf die Sachverständigenarbeit des Arztes übertragen werden können. Es bietet sich v. a. an, die Qualitätsfrage dementsprechend für die Gutachtenerstattung zu analysieren und Lösungen zu erarbeiten, weil die Übernahme von Einzelmodellen regelmäßig an den Besonderheiten der Ursprungsverhältnisse scheitern wird. Eine grundsätzliche Feststellung ist hier vorab zu treffen. Bei der Begutachtung muß die Qualität im Einzelfall letztlich durch Einhaltung von bestimmten Standards „produziert" werden. Schon deshalb bleibt auch der einzelne Arzt für diese Aufgabe verantwortlich, ungeachtet der Pflichten und des Engagements anderer Personen und Institutionen. Im übrigen geht es bei dieser Intention um eine von vornherein angestrebte Fehlervermeidung, statt um eine nachträgliche Korrektur von Gutachtenmängeln.

Das Thema der „Qualitätssicherung" kann in einem umfassenden Sinn verstanden werden, nämlich als alle Bemühungen zur „Produktion" von Qualität. Der Gesamtkomplex enthält insoweit drei systematische Fragenkreise. Das Kernproblem betrifft die Qualität selbst bzw. unmittelbar das Merkmal der qualifizierten Leistung. Hier geht es im einzelnen darum, wann ein Gutachten die erforderliche Güte aufweist, wie sie gemessen wird und auf welche Weise die qualitative Seite der Begutachtung beeinflußt werden kann. Da das Gutachten letztlich die Erforschung der medizinischen Wahrheit zum Gegenstand hat, muß die Qualitätsfrage hierbei in materieller Hinsicht gestellt werden, ungeachtet der Nichteignung rein formaler und nur mittelbarer Kriterien. Maßstab für die Qualitätsbeurteilung ist der Standard, der dementsprechend zu definieren ist.

Der zweite Problembereich betrifft die Qualitätskontrolle als die individuelle und nachträgliche Überprüfung eines Gutachtens. Hierbei ist zu fragen, nach welchen Kriterien die Kontrolle erfolgt, mit welchen Methoden sie vorgenommen wird und wer dazu imstande bzw. befugt ist. Schließlich kann als dritter Teilkomplex die eigentliche Qualitätssicherung thematisiert werden, bei der es um allgemein wirkende und vorbeugende Maßnahmen zur Erhaltung oder Steigerung des Leistungsniveaus geht. Zu untersuchen sind die Möglichkeiten, mit denen eine Qualitätssicherung durchgeführt werden kann.

Außerdem ist die diesbezügliche Effektivität der einzelnen Maßnahmen zu beurteilen.

Wie bei anderen Gegenständen ist auch hinsichtlich der ärztlichen Begutachtung die generelle Aussage möglich, daß ein Gesamtsystem der Qualitätsanstrengungen erforderlich ist. Es muß ein umfassendes Programm mit dauernden Verbesserungsaktivitäten aufgestellt werden, wie es allgemein als „Total Quality Management" (TQM) verstanden wird und in der Wirtschaft schon eine „Produktivitätsphilosophie" geworden ist. Dennoch können realistischerweise nur punktuelle Erfolge und erst in einer längeren zeitlichen Entwicklung – wenngleich im Rahmen einer Globalstrategie – erwartet werden.

Systematik der Qualitätsfrage

- Qualitätssicherung: alle Bemühungen zur „Produktion" von Qualität
- Qualität: Merkmale, Meßkriterien, Bewertungsverfahren
- Qualitätskontrolle: einzelfallbezogene nachträgliche Prüfung
- Qualitätssicherung im eigentlichen Sinne: allgemeinwirkende vorbeugende Maßnahmen

Der allgemeine Qualitätsstandard des berufsgenossenschaftlichen Begutachtungswesens

Analyse der Mängelursachen

Eine aussagekräftige Beurteilung des Qualitätsniveaus der in der Gesetzlichen Unfallversicherung erstatteten Gutachten hat von der grundsätzlichen Fehlergefahr dieser medizinischen Sachverständigenarbeit auszugehen. Hierbei ist die Begutachtung insgesamt als stark risikobehaftet einzustufen, so daß sie – in Anlehnung an arbeitsrechtliche Kategorien – als eine „gefahrgeneigte Tätigkeit" bezeichnet werden kann. Zum einen stellt sie hohe fachliche Anforderungen, weil der Arzt regelmäßig mit vielfältigen Beurteilungsmaterien bzw. differenzierten Gutachtenfragen konfrontiert wird und in besonderem Maße der aktuelle wissenschaftliche Erkenntnisstand zu berücksichtigen ist. Darüber hinaus hat der Gutachter typischerweise juristisch ausgerichtete Aspekte, und zwar sowohl im eigentlichen sachlich-inhaltlichen Begutachtungsbereich als auch hinsichtlich der äußeren Umstände seiner Tätigkeit zu beachten, die ihn einer stärkeren Juridifizierung aussetzt („interdisziplinäre Last"). Überhaupt besteht ein besonders strukturiertes Verhältnis zu dem zu begutachtenden Probanden, das ihm gegenüber seinem allgemeinen Berufsauftrag der Patientenbehandlung als wesensfremd erscheinen mag.

Eine Fülle von Fehlern sehr unterschiedlicher Art können dem Arzt aber auch unabhängig davon wegen der generell komplexen Begleitumstände der Gutachtenerstattung unterlaufen. Nicht zuletzt lassen sich mannigfache Ursachen für Gutachtenmängel in den Wirkungskreisen der anderen an der umfassenden Begutachtung Beteiligten und hierin eingebundenen Stellen sowie in den Einflußmöglichkeiten entfernterer Institutionen (Versicherter, auftraggebende Berufsgenossenschaft, Sozialleistungsverwaltungen, Ausbildungsträger usw.) denken, die in sehr unterschiedlicher Weise die Qualität der konkreten Expertise bzw. die Qualifikation des einzelnen Arztes bestimmen können.

Als allgemeine Risikofaktoren kommen stichwortartig v. a. folgende Implikationen und Vorgegebenheiten in Betracht: unscharfe Parameter für die medizinischen Begutachtungsgegenstände, Einfluß der Subjektivität des Gutachters bei der Probandenuntersuchung, Abhängigkeit der Beurteilungsergebnisse vom Verhalten des Untersuchten, Auswirkung der Vorarbeit der Unfallsachbearbeiter in der Berufsgenossenschaft auf die ärztliche Begutachtung, rascher Wandel des medizinischen Wissens, juristische determinierte Fragestellungen und rechtliche Bezüge der Gutachtenerstattung, erforderliche Beschränkung des gutachtlichen Blickwinkels auf die vorhandenen und objektiv feststellbaren Verhältnisse mit Vergangenheitsbezug (Kausalitätsüberlegungen).

Weitere Risikofaktoren stellen die geringere Motivation des Arztes wegen des nachrangigen Stellenwertes der Begutachtung im ärztlichen Arbeitsfeld, therapietypische Sicht- und Verhaltensweise des Arztes mit Konzentrierung auf den hilfebedürftigen Patienten, „Überidentifikationen" des Gutachters mit der Leistungsverwaltung oder als „Sachverwalter" der Solidargemeinschaft bzw. gesellschaftlicher Interessen, unzureichendes Qualitätsbewußtsein und weniger sorgfältiges Arbeiten unter der Annahme beschränkter Kontrollmöglichkeiten oder Kollegenkritik dar.

Haftungsfragen

Durch dieses umfängliche Gefahrenpotential für eine Fehlbegutachtung hat die Haftungsfrage eine besondere Relevanz, wenngleich diesbezügliche Auseinandersetzungen in der Praxis – gegenüber dem Behandlungsfehlerkomplex – bisher wohl nur von untergeordneter Bedeutung sind; dies gilt insbesondere auch für die berufsgenossenschaftliche Regreßbearbeitung und den forensischen Bereich. Die zivilrechtliche Verantwortung des Gutachters richtet sich nach den allgemeinen Grundsätzen, wie sie im Prinzip für jedes berufsmäßige Handeln und sonstige schadensstiftende Verhalten gelten.

Ein Schadenersatz ist auch bei einer einfachen Sorgfaltsverletzung (Fahrlässigkeit) begründet; die hohen Qualifikationsanforderungen bestimmen aber den einzuhaltenden Standard. Für den unmittelbaren bzw. eigentlichen Wertungsvorgang, dem Kernbereich der Begutachtung, besteht für den Arzt ein (haftungsfreier) fachlich-wissenschaftlicher Beurteilungsspielraum („Begutachtungsspielraum" bzw. „Expertenfreiheit"). Im übrigen kann eine Verwirklichung dieses typischen Berufsrisikos umfängliche und verschiedenartige Rechtsfolgen begründen, wie die generell denkbaren Beispiele deutlich machen: Anspruch auf Nachbesserung oder Neuerstellung des Gutachtens, Honorarminderung oder Wegfall der Vergütungspflicht, Widerruf gutachterlicher Äußerungen, Entschädigung von bei der Untersuchung eingetretenen Sachschäden oder Erstattung von lebenslangen Rentenzahlungen aufgrund unrichtiger Beurteilung von Unfallfolgen.

Grundsätzliche Mängelgefahr der medizinischen Begutachtung

– Stark fehlerträchtige („gefahrgeneigte") Arzttätigkeit
– Vielfältige allgemeine Risikofaktoren
– Haftung für Falschbegutachtung nach allgemeinen Grundsätzen

Leistungsstand

Über den gutachterlichen Leistungsstand sind für die Gesetzliche Unfallversicherung schon deshalb keine gesicherten Aussagen mit allgemeingültigem Anspruch möglich, weil qualitative Erhebungen oder empirisch-wissenschaftliche Untersuchungen fehlen. Voraussetzung für solche repräsentativen Studien wäre auch die Entwicklung einer „Epidemiologie der Begutachtung", die erst eine zielgerichtete Tatsachenerforschung und sinnvolle Auswertung des Materials zulassen würde. Die bisher in dieser Hinsicht unternommenen Bemühungen beschränken sich auf punktuelle Bestandsaufnahmen sowie unter speziellen Gesichtspunkten vorgenommene Ermittlungen, so daß auch die Analyse der jeweiligen Ergebnisse nur sehr vorsichtig, ohne tiefere Wertungen, versucht wird. Als Beispiele sind hier die Untersuchungen innerhalb der Berufsgenossenschaft der Feinmechanik und Elektrotechnik für die Jahre 1970–1975 [18] und die Umfrage unter den Richtern der Sozialgerichtsbarkeit (SGb 1993, S. 138 ff.) anzuführen.

Deshalb können zum generellen berufsgenossenschaftlichen Begutachtungsniveau – jedenfalls nach dem bisherigen Erkenntnisstand – nur allgemeine, summarische Feststellungen getroffen werden. Den solchermaßen relativierten Qualitätseinstufungen läßt sich aber vor dem großen Erfahrungshorizont, den die Unfallversicherungsträger durch ihre grundsätzliche Überprüfung sämtlicher Gutachten gewinnen, Tendenzcharakter beimessen.

Vor allem wiederholte Rentenbegutachtungen in älteren Unfallsachen veranschaulichen, daß in den letzten Jahrzehnten eine deutliche Qualitätssteigerung erzielt wurde. Neben einer exakteren Beschreibung der Unfallfolgen und Abgrenzung nichtversicherter Gesundheitsstörungen sowie einer differenzierten Kausalbewertung betreffen die Verbesserungen v. a. die formal-methodische Seite der Gutachtenerstattung. Diese Entwicklung beruht sicherlich zu einem wesentlichen Teil auf den – mit dem Sozialgesetzbuch eingeführten – detaillierten Verfahrensregeln, einer kritischeren Rechtsprechung sowie auf der vermehrten Einschaltung von Bevollmächtigten durch die Unfallversicherten. So ergibt sich heute ein günstiges Gesamtbild der qualitativen Begutachtungssituation. Die von den Berufsgenossenschaften eingeholten Gutachten zeichnen sich durch eine große Zuverlässigkeit aus und können generell bestimmungsgemäß verwendet werden. Dabei weisen die chirurgisch-orthopädischen Gutachten die relativ wenigsten Mängel auf.

Allgemein-internistische und neurologisch-psychiatrische Gutachten sind demgegenüber am häufigsten zu bemängeln. Trotzdem ist auch das Defizitausmaß auf dem chirurgischen Fachgebiet insgesamt so bedeutsam, daß Bemühungen zur Qualitätssicherung erforderlich sind. Dabei müssen auch die zentrale Bedeutung der ärztlichen Begutachtung in der Gesetzlichen Unfallversicherung sowie insbesondere noch der Umstand berücksichtigt werden, daß Mängel oft eine erneute Begutachtung erforderlich machen und dann erhebliche Nachteile zur Folge haben (zusätzliche Belastung des Probanden, Verzögerung der Verwaltungsentscheidung, verstärkte Inanspruchnahme des kompetenten Gutachterkreises, erhöhter Kostenaufwand).

Gutachtlicher Leistungsstand/Gesetzliche Unfallversicherung

- Keine qualitativen Erhebungen oder empirisch-wissenschaftlichen Untersuchungen
- Deutliche Qualitätssteigerung in den letzten Jahrzehnten
- Heute: große Zuverlässigkeit und generell volle Zwecktauglichkeit der Gutachten
- Dennoch: bedeutsames Defizitausmaß für Qualitätsmaßnahmen

Fehlerquellen

Eine im obigen Rahmen vorgenommene (Tendenz-)Analyse der Begutachtungswirklichkeit ergibt, daß sich das prinzipiell hohe Mängelrisiko mit seinen vielfältigen Facetten und grundsätzlichen Bestimmungsfaktoren auch tatsächlich aus zahlreichen einzelnen Ursachen manifestiert. Für diesen Befund ist dabei die Breite der möglichen Fehlerquellen kennzeichnend. Nahezu alle theoretisch denkbaren Ursachen spielen in der berufsgenossenschaftlichen Gutachtenerstattung eine Rolle. Diese haben ein unterschiedliches quantitatives Gewicht und differente inhaltlich-sachliche Folgen auf die Begutachtungstätigkeit sowie deren Ergebnisse, abgesehen von der nicht einheitlichen Wirkungsweise der konkreten Mängelgründe. Deshalb handelt es sich hier um allgemein-typische Fehlerquellen, die insoweit hauptsächlich mit den Ursprungs- bzw. Mitverantwortungsbereichen geordnet und zusammengesetzt werden können. Dementsprechend lassen sich dann auch zweckmäßigerweise die Maßnahmen zur Qualitätssicherung entwickeln.

Neben der im Vordergrund stehenden Sachverständigensphäre kommen als Ursachenfelder objektiv – ungeachtet der eigenen Verantwortung des Arztes für sein Gutachten – v. a. die unsachgemäße Tätigkeit der auftraggebenden Verwaltung und das Fehlverhalten des Probanden in Betracht.

Unmittelbare Ursachen für Defizite im Gutachten sind auf seiten des Arztes neben den bereits aufgelisteten allgemeinen Risikofaktoren generell mangelndes medizinisches Fachwissen und fehlende Erfahrung sowie eine unzureichende Beurteilungskompetenz im konkreten Fall. Unzureichende Kenntnisse der grundlegenden unfallversicherungsrechtlichen Maßstäbe sowie der begutachtungstechnischen bzw. formal-methodischen Regeln und eine noch nicht sichere, eingeübte Begutachtungsfertigkeit führen ebenso typischerweise zu Mängeln in der Sachverständigenarbeit. Der für die Untersuchung des Probanden erforderliche Einsatz bestimmter Apparate und diagnostischer Verfahren ist Voraussetzung für eine korrekte Feststellung des zu beurteilenden Ausgangssachverhalts und bedingt damit eine insgesamt fehlerfreie Begutachtung.

Speziell die sachgemäße Beurteilung hängt ab von einem analytisch-abstrahierenden Denkvermögen und der Fähigkeit zu einer logischen Gedankenentwicklung. Eine nicht geringe Bedeutung haben ferner die unzureichend verfügbare Zeitkapazität oder der gewollt zeitlich begrenzte Rahmen für die einzelne Gutachtenerstattung, insbesondere wegen der Belastung durch andere Aufgaben oder einer als zu niedrig angesehenen Vergütung dieser Tätigkeit. Die letztere Ansicht kann auch der Grund für einen beschränkten Leistungswillen und ein reduziertes Verantwortungsbewußtsein darstellen, die ihrerseits den Arzt zu einer weniger sorgfältigen und damit fehlerbehafteten Begutachtungsarbeit zu verleiten vermögen.

Durch den Auftraggeber ergeben sich vornehmlich fehlerhafte Gutachten, wenn dieser seinen allgemeinen Part bei der Begutachtung verkennt oder vernachlässigt und so wesentliche Aufgaben nicht wahrnimmt bzw. Einzelpflichten nicht erfüllt. Ebenso können bei ihm eine unzulängliche Sachkompetenz und nicht ausreichende Erfahrung generell eine große Rolle bei der Entstehung von Fehlern spielen. Bedeutsame Fehlerquellen sind eine unzulängliche Erhebung des (von ihm festzustellenden) Ausgangssachverhalts und Beschaffung der sonstigen Beurteilungsgrundlagen, die falsche Gutachterauswahl, eine nicht korrekte Auftragserteilung sowie die ungenügende Organisation und Betreuung des Gutachtens.

Mit einem objektiv sachwidrigen Verhalten im Rahmen seiner notwendigen Mitwirkung bei der Untersuchung vermag der Proband in besonderer Weise unrichtige Gutachtenergebnisse herbeizuführen. Im einzelnen kann sich das Fehlerrisiko durch wahrheitswidrige Angaben bzw. Auskünfte und nicht korrekte Demonstrationen funktioneller Gesundheitsbeeinträchtigungen verwirklichen, und zwar sowohl im Rahmen der Befunderhebung und Diagnosefeststellung als auch bezüglich der eigentlichen gutachterlichen Bewertungen.

Allgemeintypische Fehlerquellen für das medizinische Gutachten

- Realanalyse wichtig für Maßnahmen der Qualitätssicherung
- Vielfältige, einzelne Mängelursachen, entsprechend den prinzipiellen Fehlermöglichkeiten
- Risikosphären neben Gutachter: Auftraggeber, Proband, andere Mitwirkende und Einflußmöglichkeiten

276

Die Überprüfung medizinischer Gutachtenerstattung in der unfallversicherungsrechtlichen Leistungsgewährung

Qualitätskontrolle

Ohne eine nachträgliche, individuelle Qualitätskontrolle kann auch im ärztlichen Begutachtungswesen im Prinzip keine qualifizierte Sachverständigenarbeit gewährleistet werden. Darüber hinaus lassen sich aus der systematischen Einzelüberprüfung der Gutachten Erkenntnisse für präventive und auf die Zukunft wirkende Qualitätssicherungsmaßnahmen gewinnen. Die fallbezogene Leistungsprüfung weist noch eine weitere grundsätzliche Dimension dadurch aus, daß mit der Einzelkontrolle zugleich der jeweilige Gutachter – soweit es beim konkreten Mangel möglich und zweckmäßig ist – zu einer Selbst- oder Eigenkorrektur veranlaßt werden sollte. Auf diese Weise wird nicht nur die faktische präjudizielle Wirkung, die ein erstattetes bzw. in den Verkehr gebrachtes Gutachten in der Verwaltungs- und forensischen Praxis ausübt, bei einer unrichtigen Expertise verhindert, wenigstens aber relativiert. Vielmehr läßt sich damit insbesondere ein gewisser Schulungseffekt erreichen, so daß der konsequenten Nachprüfung der erstatteten Gutachten auch unter diesem Aspekt insgesamt eine generelle, qualitätssichernde Bedeutung zukommt.

Der Umfang der Kontrolle macht letztlich zugleich den Qualitätsmaßstab bei dieser Maßnahme aus. Die Einzelprüfung erstreckt sich grundsätzlich auf die vollständige Begutachtungsarbeit des Arztes und nicht lediglich auf die eigentliche Expertise, die als Stellungnahme zu den Fragen des Auftraggebers abgeliefert wird. Im Hinblick auf die juristische Stellung des Arztes als Sachverständiger sowie die rechtliche Funktion des Gutachtens als Beweismittel sind auch die weiteren Begleitumstände der Gutachtenerstattung von Belang. Gerade insoweit ist der Verwaltung eine unmittelbare Überprüfung möglich, da hier v. a. methodisch-formale Kriterien eine wesentliche Rolle spielen und auch vom Gutachter einzuhalten sind.

Die Problematik der nachträglichen Qualitätskontrolle weist noch einen objektiv-strukturellen und zudem einen keineswegs minder wichtigen subjektiv-psychologischen Komplex auf. Beim ersteren geht es um die Frage, welche – inhaltliche bzw. materielle – Prüfkriterien oder Bewertungsmaßstäbe in Betracht kommen. Dabei handelt es sich zugleich um die Qualitätsmerkmale eines Gutachtens. Es ist ferner zu untersuchen, welches die geeigneten Prüfmethoden bzw. Bewertungsverfahren sind. Entscheidend kommt es hier dann auf die Validität der verschiedenen Möglichkeiten an.

Der zweite Grundaspekt ergibt sich aus dem Tatbestand, daß mit der Kritik der Expertise mittelbar der Gutachter selbst und dessen persönlich-fachliche Qualifikation bewertet wird, und zwar von fremder Seite. Es kann deshalb nicht ohne weiteres davon ausgegangen werden, daß diese Qualitätsprüfung auf eine uneingeschränkte Akzeptanzbereitschaft stößt. Vielmehr ist ein von der unmittelbaren sachlichen Seite losgelöstes „Beharrungsverhalten" in Rechnung zu stellen, das die allgemein vorteilhaften Folgerungen der Leistungskontrolle beeinträchtigt. Es wäre nicht verwunderlich, wenn die qualitätssteigernde

Wirkung in die Zukunft durch eine Weiterarbeit „as usual" gefährdet werden würde.

Problematik der Qualitätskontrolle gutachterlicher Ergebnisse

- Ohne fallbezogene Nachprüfung keine qualifizierte Gutachtenerstattung und allgemein-wirkende Qualitätssicherung
- Kontrolle der gesamten Begutachtungstätigkeit, Verpflichtung der Verwaltung
- Objektiv-strukturelle und subjektiv-psychologische Fragenkomplexe

Prüfkriterien

Der generelle Ansatz, daß die Qualitätsfrage grundsätzlich umfassend und deshalb in inhaltlich-materieller Hinsicht gestellt werden muß, hat Auswirkung auf die Untersuchung von Leistungsmerkmalen bzw. Gütezeichen der Begutachtung. Es ist ein sachliches Anforderungsprofil einer einwandfreien Gutachtenerstattung mit einzelnen inhaltlichen Begutachtungsnormen im Sinne von Qualitätsstandards zu erstellen. Unbeachtet bleiben unterschiedliche Bestandteile des Gutachtens oder Einzelvorgänge der ärztlichen Sachverständigenarbeit. Die Prüfkriterien zur Qualitätsmessung der konkreten Begutachtung sind damit spiegelbildlich die Maßstäbe einer uneingeschränkt fehlerfreien Gutachtenerstattung.

Da sich die Qualität einer medizinischen Begutachtung sowohl auf die unmittelbare Erstellung der Expertise bzw. die Beschaffenheit des Gutachtens als auch auf die Begleitumstände der Gutachtenerstattung erstreckt, lassen sich zwei Generalparameter für die Qualitätskontrolle unterscheiden.

Ein Leitaspekt ist die bestimmungsgemäße Eignung oder Gebrauchstauglichkeit des jeweiligen Gutachtens, einschließlich das Vorhandensein im Einzelfall zugesicherter Eigenschaften. Die Zweckbestimmung richtet sich zwar nach dem konkreten Gutachtenauftrag; es sind aber dennoch – aufgrund des allgemeinen Charakters eines Gutachtens – v. a. wesenstypische Merkmale maßgebend, neben den speziellen Anforderungen der konkreten Begutachtungssache. Das zweite Hauptkriterium stellt die schadenfreie Begutachtungsvornahme dar. Die einzelne Gutachtenerstattung ist dahingehend zu untersuchen, ob damit Interessen der Beteiligten beeinträchtigt werden, etwa durch unsachgemäße Äußerungen des Arztes während der Untersuchung des Probanden.

Wegen der Fülle möglicher Sachverständigenfehler lassen sich als Prüfkatalog sinnvollerweise nur Gruppen oder Komplexe wesentlicher, allgemeingültiger Kriterien aufstellen:

Sachgerechte Erhebung und richtige Bewertung der sog. Anknüpfungstatsachen?

Der – im Kernbereich der Begutachtung – zu beurteilende Ausgangssachverhalt ist v. a. vollständig zu erheben. Zu überprüfen sind damit die Befragung des Probanden, die Feststellung des Inhalts der zur Verfügung gestellten Verwaltungsakten und sonstigen Unterlagen, sowie die Erhebung der Befunde. Die anschließend inhaltlich richtige Bewertung der Anknüpfungstatsachen umfaßt die Auswertung der Verwaltungsakte sowie die Würdigung der Probandenangaben und erhobenen Befunde.

Gegenständliche Korrektheit des Gutachtens?

Hier geht es in erster Linie darum, daß die vom Auftraggeber gestellten Beweisfragen vollständig gesehen und beantwortet wurden. Ferner ist zu kontrollieren, ob der Arzt die besondere Rolle als Gutachter bzw. Sachverständiger und Berater der Verwaltung usw. eingehalten und sich auch auf den medizinischen Bereich und die spezielle fachgebietliche Kompetenz beschränkt hat.

Zutreffende schlußfolgernde Beurteilungen?

Prüfkriterium ist die sog. Konsistenz, d. h. die Haltbarkeit der erzielten (Gutachten-)Ergebnisse, insbesondere durch eine sachgerechte Entwicklung aus den Befunden. Dabei muß der – korrekt festgestellte und bewertete – Ausgangssachverhalt zugrunde gelegt werden, und es sind die neuesten wissenschaftlichen und allgemein anerkannten medizinischen Erkenntnisse zu berücksichtigen. Des weiteren hat der ärztliche Sachverständige die maßgeblichen Rechtsbegriffe zu beachten und die denklogischen Gesetze einzuhalten. Eine bedeutsame Schranke der Qualitätskritik bildet aber in diesem Zusammenhang der Begutachtungsspielraum bzw. die Expertenfreiheit: Hierauf kann sich der Sachverständige berufen, wenn er mit seinem Ergebnis – als Erkenntnisvorgang – innerhalb der verschiedenen Beurteilungsmöglichkeiten geblieben ist (sog. kognitives oder wertendes Ermessen).

Regelrechte Darstellung der Begutachtung?

Gegenstand der Prüfung sind im einzelnen die Wiedergabe der wesentlichen Ausgangsverhältnisse (Probandenangaben, Untersuchungsergebnisse, Bewertung), die Darstellung der entscheidenden schlußfolgernden Beurteilungen (insbesondere Nachvollziehbarkeit) und die Zusammenfassung der Begutachtungsergebnisse bzw. die unmittelbare Beantwortung der Gutachten(Beweis-)fragen. Hierbei kommt es jeweils auf die sachlich und sprachlich korrekten

Formulierungen an, nämlich auf die Adäquanz des sprachlichen Ausdrucks im Sinne der angemessenen Vermittlung medizinischer Sachverhalte an Laien.

Sonstige ordnungsgemäße Gutachtenerstattung?

Dieser Kontrollgegenstand betrifft v. a. zwei Aspekte, die auch in der Praxis von großer Bedeutung sind. Die Verwaltung bzw. ein anderer Auftraggeber muß in der Lage sein, das Gutachten unmittelbar umsetzen zu können. Außerdem ist jedes nicht fristgerecht abgelieferte Gutachten nachteilig für seine Weiterverwendung, ungeachtet der sich daraus im Einzelfall ergebenden Rechtsfolgen.

Leistungsmerkmale der Begutachtung

- Formale Kriterien (z. B. „Hierarchiestellung" des Gutachters, forensische „Bestandskraft" des Gutachtens) sind ungeeignet
- Materielle Kriterien zur Qualitätsmessung der einzelnen Begutachtung notwendig
- Zwei Generalparameter und wesentliche (allgemeine) Prüfgruppen (der Gebrauchstauglichkeit)

Bewertung

Auch für die einzelne Begutachtungssache ist eine nachträgliche Qualitätskontrolle dann besonders wirkungsvoll, wenn sie planvoll und innerhalb einer strukturierten Organisation erfolgt. Unerläßlich ist eine methodische Vorgehensweise, wenn der generalisierende Effekt der Einzelfallnachprüfung im Sinne einer präventiven Qualitätssicherung erzielt werden soll. Die Frage nach einer verfahrensmäßigen Standardisierung der Qualitätskontrolle hat deshalb keine minder große Bedeutung. Unabhängig von den vielfältigen Möglichkeiten im einzelnen lassen sich hauptsächlich zwei grundlegende Organisationsmodelle unterscheiden, nämlich die Gutachtenkontrolle im Rahmen eines isolierten bzw. eigenständigen Bewertungsverfahrens oder als Inzidentprüfung anläßlich einer anderweitigen Beschäftigung mit dem konkreten Gutachten.

Die erste Verfahrensweise kann dabei als eine Selbstkontrolle innerhalb des Gutachterkreises bzw. der Ärzteschaft konzipiert sein, unter Inanspruchnahme und zur Erkennung einer „Autonomie und Selbstverantwortung" auch für dieses ärztliche Berufsfeld. Ebenso möglich ist aber insoweit eine Fremdprüfung durch externe Stellen. Die Inzidentkontrolle wird hingegen in der Regel nur durch den Auftraggeber, v. a. im Rahmen der Gutachtenverwendung bzw. Umsetzung des Sachverständigenvotums, in Betracht kommen.

Eine gesonderte Gutachtenprüfung – als ein institutionelles, ständiges Verfahren – ist in der Gesetzlichen Unfallversicherung bisher nicht organisiert. Das gute allgemeine Qualitätsniveau der hier erstatteten Gutachten sowie die anderweitigen Kontrollmechanismen erfordern auch nicht ohne weiteres eine derart formalisierte Qualitätsprüfung. Beispielhaft sollen aber zwei prinzipielle Modelle skizziert werden. Möglich erscheint eine Vorlage von Gutachten bei einer Prüfstelle durch den Sachverständigen selbst im Sinne einer freiwilligen Leistungskontrolle unter bestimmten Modalitäten. Die Kontrollinstanz könnte mit Ärzten und Juristen bzw. Verwaltungsangehörigen besetzt und den Ärztekammern oder Institutionen auf seiten der Unfallversicherungsträger angegliedert sein. Wie in anderen Bereichen (z. B. der allgemeinen Patientenbehandlung) sind auch ständige oder ad hoc gebildete Schieds- oder Gutachterkommissionen denkbar. Diese könnten im einzelnen Streitfall oder bei einer einseitigen Mängelrüge durch einen Beteiligten, einschließlich des Sozialleistungsberechtigten bzw. Anspruchstellers, angerufen werden. Eine ähnliche Einrichtung gab es früher in der Privatversicherung mit dem „Ärzteausschuß", der im Einzelfall mit „Vertrauensärzten" des Versicherten und der Gesellschaft besetzt und mit der Klärung von Meinungsverschiedenheiten über ein Gutachten beauftragt wurde.

Generell möglich ist auch eine Stichprobenkontrolle, die von sich aus eine hierfür autorisierte Stelle vornimmt und der sich der einzelne Gutachter freiwillig unterwirft, wie es in ähnlicher Weise für die ambulante kassenärztliche Versorgung vorgesehen ist (Qualitätssicherungs-Richtlinien der KBV).

Das zweite Grundmodell der Inzidentkontrolle wird schon immer im berufsgenossenschaftlichen Bereich praktiziert. Jedes einzelne Gutachten muß aus Rechtsgründen von den Verwaltungen im Feststellungsverfahren, vor der Bescheiderteilung oder nach einem Widerspruch gegen einen Verwaltungsakt überprüft werden. Eine weitere Qualitätskontrolle findet im Sozialgerichtsverfahren durch die Richter statt, u. U. sogar in mehreren Instanzen. Die abschließende qualitative Bewertung erfolgt dabei zu einem wesentlichen Teil mit Hilfe von Beratungsärzten und weiteren Gutachten. Dieses Verfahren ist sehr valide, da hierbei eine kritisch-genaue Vollüberprüfung der betreffenden Expertise erfolgt. Damit erübrigt sich auch für die Gesetzliche Unfallversicherung die Einrichtung eines „Ärztlichen Gutachtenprüfdienstes", wie es ihn bei den Rentenversicherungsträgern gibt, dem sämtliche eingegangenen Gutachten vorgelegt werden. Eine Informationsrückkoppelung zum beanstandeten Gutachter wird jedoch z. Z. nur in einem unzureichenden Maß vorgenommen, so daß die auftraggebenden Verwaltungen eine sehr zweckmäßige Möglichkeit zur speziellen und generellen Qualitätssicherung (noch) nicht voll nutzen.

Bewertungsverfahren für das berufsgenossenschaftliche Gutachten

- Generelle Möglichkeiten einer Einzelfallnachprüfung: Isoliertes Prüfverfahren oder Inzidentkontrolle
- Bisher keine eigenständige Gutachtenkontrolle in der Gesetzlichen Unfallversicherung, aber mehrere Modelle denkbar
- Aktuell: Gutachtenüberprüfung in einem anderen Verfahren (z. B. zur Leistungsfeststellung)

Die Qualitätssicherung ärztlicher Begutachtungsarbeit in der Gesetzlichen Unfallversicherung

Prävention der Mängel

Die zentrale Bedeutung der Gutachten für das unfallversicherungsrechtliche Leistungswesen und die hohen fachlichen Anforderungen der Begutachtungsarbeit von Ärzten und Verwaltungen verlangen eine permanente Qualitätssicherung im Sinne einer vorbeugenden, allgemeinwirkenden Kontrolle. Dies ist nicht nur Voraussetzung für generelle, nachhaltige Verbesserungen; vielmehr wird auch der aktuelle gute Leistungsstand ohne derartige Bemühungen konkret gefährdet. Trotz der positiven mittelbaren Zukunftseffekte einer nachträglichen Überprüfung einzelner Gutachten sind für eine durchgreifende Beeinflussung des allgemeinen Qualitätsniveaus präventiv strukturierte Sicherungsmaßnahmen erforderlich, die noch mehr als bei der fallbezogenen (nachgehenden) Qualitätskontrolle einer Systematik und Umsetzungsorganisation bedürfen. Solche generalisierende, auf Breitenwirkung abgestellte Aktivitäten stehen im Zentrum der neuen Qualitätsbemühungen, wie z. B. auch in der kassenärztlichen Versorgung, der Gesetzlichen Rentenversicherung sowie in den ärztlichen Berufsgruppen und entsprechend der vorrangigen Zielsetzung des TQM.

Aus der Vielzahl der Probleme, die mit diesem Grundmuster von Qualitätsbemühungen verbunden sind, stellen sich v. a. die folgenden zentralen Fragenkomplexe bei einer modellhaften Untersuchung erfolgversprechender Maßnahmen:

- Die Zielrichtung kann auf einzelne, fundamentale Fehlerrisiken oder komplizierte Beurteilungsgegenstände beschränkt sein, die zugleich die häufigsten und wesentlichen Mängel in der Begutachtung ausmachen. Es läßt sich aber auch ein umfassender Ansatzpunkt wählen, mit dem eine gesamtheitliche Qualitätssicherung in allen Aspekten bezweckt wird.
- In der weiteren Systematik ist dann zu prüfen, welche konkreten Aktionen sich anbieten und jeweils zweckmäßig sind. Davon hängt nicht zuletzt der organisatorische Rahmen ab, in dem die qualitätssichernden Maßnahmen durchgeführt werden sollen.

Die im berufsgenossenschaftlichen Bereich auf diesem Gebiet stattfindenden Tagungen, Seminare und sonstigen Fortbildungsveranstaltungen konzentrieren sich vorwiegend auf die medizinisch-fachliche und beurteilungsmäßige Seite der Gutachtenerstattung, während hingegen formale bzw. begutachtungstechnische Aspekte immer noch von nachrangiger, wenngleich zunehmender Bedeutung sind. Inhalt von Qualifizierungsmaßnahmen waren deshalb auch bisher zumeist einzelne Sachthemen, ohne daß sie zu einem umfassenden (Baustein-)Konzept gehören. Neuerdings werden aber solche Aktivitäten vermehrt in größere und längerfristig angelegte Strategien eingebettet, wie z. B. im Landesverband Südwestdeutschland der gewerblichen Berufsgenossenschaften mit aufeinanderfolgenden und in zeitlichen Zusammenhängen stattfindenden Begutach-

282

tungsgrundseminaren für Chirurgen/Orthopäden und Spezialseminaren für traumatische Schwerpunktkomplexe (Sehnenrupturen, Schulterverletzungen) sowie Einführungs- und Fortbildungsveranstaltungen für die nichtchirurgischen Fachgebiete mit systematischer Abhandlung von Begutachtungsfragen.

Können diese Problemstellungen – insbesondere unter bestimmten, vorgegebenen Verhältnissen – unterschiedlich beurteilt werden, so müssen für eine effektive Qualitätssicherung zwei prinzipielle Forderungen erfüllt werden. Zum einen ist in derartigen Maßnahmen die Verwaltung als Auftraggeber von Gutachten einzubeziehen. Mit der Aufbereitung der Begutachtungssache, der Auswahl des Sachverständigen und der Erteilung des Gutachtenauftrags, der v. a. die konkreten Fragen an den Arzt enthält, kommen ihr wichtige Aufgaben innerhalb des Gesamtvorgangs der Begutachtung zu. Deren Erfüllung bestimmt objektiv in entscheidendem Maße die Qualität der Expertise und der gesamten Gutachtenerstattung. Neben den internen, vielfältigen Anstrengungen der einzelnen Unfallversicherungsträger werden aus diesem Grund auch verwaltungsübergreifende Maßnahmen getroffen, wie etwa die regelmäßige Durchführung spezieller Begutachtungsseminare für Nachwuchskräfte in Stuttgart.

Ein dauerhafter Erfolg verlangt jedoch auch eine zielgerichtete Förderung der positiven subjektiven Einstellung der Beteiligten. Die konkreten Begutachtungstätigkeiten müssen von einem jederzeit präsenten und dominierenden Qualitätsbewußtsein bzw. Leistungswillen geleitet sein. Dazu kann v. a. eine gute Motivation von Arzt und Verwaltungsmitarbeiter für das Arbeitsfeld der Begutachtung beitragen. Bei der Konzipierung und Durchführung qualitätssichernder Maßnahmen sind deshalb entsprechende Beeinflussungsmöglichkeiten mit zu prüfen bzw. einzusetzen.

Bedeutung allgemeinwirkender Präventivmaßnahmen

– Permanente Qualitätssicherung erforderlich
– Vielfältige allgemeine Fragenkomplexe
– Prinzipielle Forderungen: Einbeziehung der auftraggebenden Verwaltung, Beeinflussung der subjektiven Einstellung der Beteiligten

Förderung der Qualifizierung

Die typischen Fehlerrisiken und die in der Begutachtungspraxis festzustellenden wesentlichen Mängel geben die gegenständlichen Schwerpunkte vor, in denen eine unmittelbare Verbesserung der Gutachtenerstattung erreicht werden kann. Dabei lassen sich Komplexe auflisten, die der prinzipiellen Begutachtungsarbeit entsprechen und offen sind für eine inhaltliche Spezifizierung gemäß der besonderen Zweckbestimmung und Thematik der einzelnen Maßnahme, etwa eines Seminars oder einer schriftlichen Arbeitshilfe. Insbesondere kann sowohl eine Qualifizierungsaktion in allgemein-methodischer Hinsicht zur Vermittlung der Begutachtungsgrundlagen mit einer breiten Zielgruppe, als auch ein spezielles Vorhaben zur Qualitätssicherung in einer konkreten fachlichen Einzelproblematik und für einen begrenzten Personenkreis darauf abgestellt werden und sogar äußerlich dementsprechend strukturiert werden.

Die Aktivitäten zugunsten der Sachbearbeitung in den Verwaltungen sollen die Qualitätssicherung auf folgenden regelmäßigen Handlungsfeldern zum Ziel haben:

– Umfassende Feststellung der Begutachtungsgrundlagen
– Gezielte Auswahl der Gutachter
– Einzelfallbezogener Gutachtenauftrag
– Eingehende Auswertung der Gutachten

Auf seiten der Ärzte geht es insgesamt um die nachstehenden allgemeinen Befähigungen bzw. Kompetenzen und Bedingungen einer qualifizierten Arbeitsleistung:

– Sachgerechtes Handeln bei der Begutachtungsuntersuchung
– Sichere Kenntnis und Umsetzung der versicherungsrechtlichen Grundsätze zur Kausalität, zur Beweisfrage sowie zu dem Begriff der Minderung der Erwerbsfähigkeit
– Zwecktaugliche Abfassung des Gutachtens
– Allgemeine Motivierung für die Begutachtungsarbeit

Spezielle Maßnahmen

Für die Qualitätssicherung der ärztlichen Begutachtungsarbeit bietet sich ein breites Spektrum vielgestaltiger Maßnahmen an, mit denen die inhaltlichen Ziele und Verbesserungsschwerpunkte operational angegangen werden können. Entscheidend für den Gesamterfolg ist hier besonders, daß nicht sporadisch isolierte Einzelaktionen stattfinden, sondern ein Maßnahmenkonzept zusammengestellt und planmäßig umgesetzt wird. Dann ergänzen sich auch die z. T. sehr unterschiedlichen Aktivitäten, und es können v. a. noch durch Synergieeffekte bessere Ergebnisse erwartet werden.

Der nachstehende Katalog vermag nur einen Ausschnitt hiervon – und zwar in allgemeinen Thesen bzw. mit pauschal formulierten Forderungen – wiedergeben, wobei manche Vorschläge in der Gesetzlichen Unfallversicherung bereits realisiert werden, andere hingegen grundsätzliche Probleme aufwerfen oder hinsichtlich der konkreten Organisation erhebliche Schwierigkeiten bereiten:

1. Stärkere Berücksichtigung der Begutachtung als Ausbildungsinhalt und Prüfungsgegenstand im medizinischen Studium sowie im ärztlichen Fort- und Weiterbildungswesen (Allgemeine Anhebung des Stellenwerts der Begutachtungstätigkeit neben dem „klassischen" kurativen Berufsfeld des Arztes)

2. Gesteigerte Fortbildungsangebote auf dem Begutachtungssektor (Entwicklung und Umsetzung eines Systems von Lehrgängen und Seminaren – Ansätze hierzu sind auch in berufsgenossenschaftlicher Trägerschaft vorhanden)

3. Vermehrtes Einbringen von einzelnen Begutachtungsthemen auf allgemeinen ärztlich-medizinischen Veranstaltungen wie Kolloquien, Kongressen usw. (Entsprechende Initiativen von seiten der Unfallversicherungsträger sind schon aufgegriffen worden)

4. Einführung eines (speziellen) Sachkundenachweises (Fachkundebescheinigung) für die Begutachtungsarbeit (Begrenzung der Gutachter auf einen besonders kompetenten Kreis – Zweckmäßigkeit und Realisierbarkeit bedürfen aber einer kritischen Prüfung)

5. Qualifizierungsprüfung bezüglich der Erstattung von Gutachten bei der Durchgangsarztbestellung (z. B. durch Vorlage einer bestimmten Anzahl angefertigter Gutachten – Grundforderung bereits weitgehend umgesetzt)

6. Zulassungs- bzw. Ermächtigungsverfahren für bestimmte Gutachter bzw. spezielle Begutachtungssachen (aktuelle Prüfung für den Bereich der Berufskrankheiten)

7. Laufende, institutionalisierte Qualitätskontrolle mit Auswertung und Umsetzung der Ergebnisse, z. B. als „Stichprobenkontrolle" (mittelbare qualitätssichernde Wirkung solcher Maßnahmen – Durchführung verlangt aber die Lösung schwieriger Fragen)

8. Einrichtung einer „Clearingstelle" für Kontroversen bei einzelnen Gutachten (mittelbare qualitätssichernde Wirkung – verschiedenartige Verfahrensausgestaltung möglich)

9. Bildung von Gutachtenqualitätszirkeln zur Überprüfung der eigenen Arbeit der Beteiligten (wie z. B. in der kassenärztlichen Versorgung vorgesehen – verschiedene Einzelmodelle möglich)

10. Bildung oder Unterstützung von Begutachtungszentren (insbesondere für spezielle Begutachtungssachen bzw. medizinische Fachgebiete – „Zentrierung des Wissens und der Fertigkeiten")

11. Mitteilung der kritischen Überprüfungsergebnisse der Verwaltungen an die Gutachter in Einzelfällen und verstärkte Rückgabe unzulänglicher Gutachten zur Nachbesserung (mittelbare präventiv-qualitätssichernde Wirkung solcher Maßnahmen – wird von den Berufsgenossenschaften z. T. bereits praktiziert)

12. Beispiele für sonstige Aktionen: Führung von Gutachterverzeichnissen, Herausgabe schriftlicher Arbeitshilfen, wie „Hinweise für den Gutachter" (in der Gesetzlichen Unfallversicherung bereits vorhanden – neuerdings erfolgt auch z. T. eine qualitätsbezogene Betreuung von Gutachterverzeichnissen)

Zusammenfassung

Sicherheit in der Begutachtung und Grenzen der Qualitätssicherung

Vor allem die Fülle möglicher Unternehmungen zur unmittelbaren präventiven Qualitätssicherung und Leistungsverbesserung im Begutachtungswesen der Gesetzlichen Unfallversicherung kann eine kritische Gesamtwürdigung des Themas nicht ausschließen. Damit führt dieser Versuch einer (im Ansatz) umfassenden Betrachtung des für alle Arbeitsfelder bzw. jedwede Berufsausübung zentralen, hochaktuellen Qualitätsaspekts am Schluß wieder zu dem einleitenden Aufriß des Untersuchungsgegenstandes zurück und soll die auf die ärztliche-medizinische Gutachtenerstattung bezogene Problematisierung ergänzen. Die grundlegenden Fragen nach dem Grad erreichbarer Sicherheit in der Begutachtung und den Grenzen erfolgreicher Bemühungen um eine allgemeine Qualitätssicherung drängt sich nicht nur bei der tatsächlich-empirischen Bestandsaufnahme hinsichtlich des Leistungsniveaus auf, sondern stellt sich insbesondere auch durch die vielfältigen Vorschläge eines Qualitätsmanagements.

Bereits die Diskussion des prinzipiellen Mängelrisikos sowie die Auflistung der in Betracht kommenden Ursprungsquellen fehlerhafter Sachverständigenarbeit und unrichtiger Gutachtenergebnisse lassen erkennen, daß die medizinisch-sachliche Beurteilungs- und Aussagesicherheit in der ärztlichen Begutachtung – in verschiedener Hinsicht – sehr beschränkt ist. Auch unter Einbeziehung der allgemeinen Erkenntnis theoretischer Wahrheitsproblematik, wie sie z. B. durch den „kritischen Realismus" von Popper definiert wird, kann es keine absolute oder ideale Gewißheit in der Begutachtung geben. Die maßgebliche Frage lautet vielmehr: Inwieweit ist eine (relative) Sicherheit möglich, und reicht diese für die Zwecke der (auftraggebenden, ratsuchenden) Verwaltung bzw. den Anforderungen der Gesetzlichen Unfallversicherung aus? Strukturelle Begrenzungen der sachverständigen Wahrheitsfeststellung ergeben sich durch mannigfache Subjektivismen der Begutachtung.

Zum einen sind Unsicherheiten durch den Probanden bedingt, näherhin wegen seiner Angaben und Verhaltensweisen bezüglich körperlicher Beeinträchtigungen und psychischer Empfindungen. Hinzu kommt eine „Subjektivität des Gutachters", weil nicht nur die Güte der Befunderhebung, Diagnosefeststellung und gutachtlichen Beurteilung im engeren Sinn von dem (theoretischen und Erfahrungs-)Wissen und den Fertigkeiten sowie überhaupt von der Persönlichkeit des Gutachters abhängen, sondern weil es typischerweise einen (medizinisch-fachlichen) Beurteilungsspielraum (mit mehreren vertretbaren Ergebnismöglichkeiten) gibt. Selbst Labor- und apparative Methoden

286

liefern nicht immer „harte" Daten im Sinne von objektiven bzw. unangreifbaren Informationen. Auf der anderen Seite hat das Fortschreiten der Wissenschaft einen ständigen Wandel der ärztlichen Erkenntnisse zur Folge, der die Gültigkeit jeder Gutachtenaussage auf den aktuellen Forschungs- und Meinungsstand relativiert. Überhaupt kann es in der (Begutachtungs-)Medizin als einer naturwissenschaftlichen Disziplin keine automatisch-exakte Meßgenauigkeit geben.

Diese sachimmanenten, unüberwindlichen Beschränkungen gutachterlicher Aussagesicherheit werden jedoch vom Recht grundsätzlich akzeptiert. Vor allem reicht für den Nachweis des Ursachenzusammenhangs zwischen Gesundheitsstörungen und einem Arbeitsunfall bzw. Unfallereignis die (einfache oder hinreichende) Wahrscheinlichkeit aus; es wird mithin für diese Kausalbeurteilung nicht die allgemein geltende Beweisanforderung der an Sicherheit grenzenden Wahrscheinlichkeit (sog. Vollbeweis) verlangt.

Daneben hat die Rechtsprechung Regeln für die Beweissituationen entwikkelt, daß festzustellende Umstände unklar bzw. medizinische Fragen offengeblieben sind (Grundsatz der sog. objektiven Beweislast). Entsprechende Auswirkungen zeigen sich auch bei der Haftungsfrage (bezüglich einer Fehlbegutachtung): Der Gutachter muß nur „nach bestem Wissen und Gewissen" tätig werden, wenn auch unter Einhaltung von Standards; speziell hinsichtlich der schlußfolgernden Beurteilungen ist ihm ein Begutachtungsspielraum bzw. eine „Expertenfreiheit" eingeräumt.

Möglichkeit einer fehlerfreien Gutachtenerstattung

- Begrenzung der medizinischen Sicherheit in der ärztlichen Sachverständigenarbeit
- Strukturelle Beschränkungen durch Subjektivismen der Begutachtung
- Akzeptanz der (objektiven) Begrenzung gutachterlicher Aussagesicherheit durch das Recht

Die Leistungsverpflichtung des ärztlichen Gutachters

Wenn Zielrichtung der Begutachtung letztlich die Feststellung der (absoluten bzw. objektiven) medizinischen Wahrheit ist, so kann der Arzt mithin nur ein diesbezügliches Bemühungsversprechen einlösen. Der an ihn zu stellende Qualitätsanspruch beinhaltet nur die Erzielung einer subjektiven Sicherheit, d. h. die möglichen Annäherungen an das Objektive. Für den ärztlichen Sachverständigen besteht in diesem Rahmen die Verpflichtung, durch zuverlässige Arbeit die größtmögliche Gewißheit hinsichtlich der Beweisfragen zu verschaffen. Demgemäß ist die zu erwartende, aber auch geforderte Leistung insgesamt eine objektivierende und keine objektive Begutachtung. Gerade dieser Relativismus bezüglich der lieferbaren Arbeitsgüte und im Leistungsbemühen des Gutachters verlangt das ständige Bestreben, das Fehlerrisiko so klein wie möglich zu halten. Ein Nachlassen in diesem Ringen würde ein

Zurückbleiben hinter dem an sich erreichbaren Qualitätsniveau bedeuten, das konkrete Gutachten enthielte nicht die erzielbare und deshalb zu erbringende Leistung.

Auch unter diesen grundlegenden Erwägungen zur allgemeinen Qualitätsproblematik „lohnen" sich die umfassende Qualitätskontrolle der einzelnen Gutachten sowie die aufwendigen Anstrengungen zur zukunftsbezogenen Sicherung der qualitativen Begutachtungsarbeit. Andererseits werden die Erfolge dieser Bemühungen letztlich immer individuell ausfallen und subjektiv wirken, wie es in der Äußerung des Fräulein Melusine gegenüber dem jungen Stechlin bezüglich ihres neuen Hutes zum Ausdruck kommt:

> „Ich bin sonst gegen alle Gutachten, namentlich in Prozeßsachen (ich weiß ein Lied davon zu singen), aber ein Gutachten von Ihnen, da laß ich alle meine Bedenken fallen".
> (Theodor Fontane, Der Stechlin)

Literatur (Auszug und Anmerkungen)

1. Barolin GS (1986) Gutachten und Allgemeinmedizin. Med Sach 82: 44
2. Bock HE (1981) Von den Schwierigkeiten des Gutachters bei der objektiven Beurteilung des Patienten. Med Sach 77: 3
3. Eggenweiler P (1976) Über einige prinzipielle Fehler und Gefahren bei der sozialärztlichen Begutachtung. SozVers 1976, S. 118
4. Friederichs H (1972) Sicherheit medizinischer Gutachten. NJW 1972, S. 1114
5. Friederichs H (1979) Der Beweis durch medizinische Sachverständige im sozialgerichtlichen Verfahren. SGb 1979, S. 297
6. Kaiser V (1986) Aufgabenverteilung bei der Begutachtung der Verletzten zwischen Berufsgenossenschaft und Arzt. Eine interdisziplinäre Betrachtung – aus versicherungsrechtlicher Sicht. Die BG, S. 170
7. Kaiser V (1988) Gibt es Grenzen einer objektiven Begutachtung? Eine Betrachtung aus juristischer Sicht, Unfallmedizinisches Kolloquium aus Anlaß der Verabschiedung von Dr. Werner Arens am 11. 12. 1987 in Ludwigshafen. Schrift des Vereins für die Berufsgenossenschaftliche Heilbehandlung.
8. Kaiser V (1993) Unfallbedingter Meniskusschaden – positives Urteil trotz divergierender Gutachten. Akt Traumatol 23: 142
9. Kaiser V, Emmerich N (1988) Maßnahmen zur Verbesserung des ärztlichen Begutachtungswesens in der Gesetzlichen Unfallversicherung. Die BG, S. 404 und 467
10. Kaiser V, Weller S (1993) Hinweise für den ärztlichen Gutachter, 5. Aufl. Kettner Eppingen (Hrsg.: Landesverband Südwestdeutschland der gewerblichen Berufsgenossenschaften)
11. Krasney OE (1980) Behandlungs- und Befundberichte sowie Gutachten in der Sozialgerichtsbarkeit. Med Sach 76: 51
12. Krasney OE (1984) Die Sachverständigen-Äußerung im Sozialrecht. Med Sach 80: 12
13. Lüdtke P-B (1977) Unbehagen über den medizinischen Sachverständigenbeweis. Med Sach 73: 39
13a. Missliwetz J, Mortinger H (1987) Kenntnisse über das sog. Schleudertrauma der HWS und mögliche Simulation. Med Sach 83: 128
14. Popper KR (1984) Objektive Erkenntnis. Ein evolutionärer Entwurf, 4. verbesserte und ergänzte Aufl. Hoffmann & Campe, Hamburg
15. Rauschelbach H (1979) Ärztliche Begutachtung im Spannungsfeld zwischen Medizin, Recht und Auftraggeber. Med Sach 75: 22
16. Sauer A (1975) Die „Sicherheit" in der Medizin gegenüber den Anforderungen im Sozialrecht. Med Sach 71: 2

17. Schader HE (1971) Grundsätze der Begutachtung und Fehlbeurteilung. Med Sach 67: 1
18. Schaefer H (1978) Übereinstimmung der Gutachter in der Unfall-Begutachtung. ASP 229
19. Schieke H (1961) Mängel bei der Begutachtung von Unfallversicherungssachen. Die BG 1961, S. 431
20. Schimanski W (1975) Beurteilung medizinischer Gutachten, Methoden der Kritik an ärztlichen Verwaltungs- und Gerichtsexpertisen. de Gruyter, Berlin/New York
21. Silomon H (1984) Der medizinische Sachverständige in der Sozialversicherung. Med Sach 80: 9
22. Stern M, Grömig H (1978) Die Ausstellung eines falschen Gesundheitszeugnisses durch den ärztlichen Gutachter. Med Sach 74: 66
23. Stuzky H (1978) Was erwartet der Unfallversicherungsträger von einem ärztlichen Gutachten? Med Sach 74: 122

Transparenz der ärztlichen Begutachtung

J. PROBST

Einleitung

Definition des Begriffes

Der scheinbar allgegenwärtige Begriff der Transparenz findet sich in der Sprachlehre nicht definiert. Wenn das Wort gleichwohl ein nach wissenschaftlichen Grundsätzen zu lösendes Thema beschreiben soll, sei es gestattet, sich kurz bei seiner Bedeutung aufzuhalten. Der am ehesten technisch verstandene Begriff des Durchscheinens ist nicht oder jedenfallls nicht selbst unmittelbar definiert. Zieht man den technischen Gegenbegriff heran, der nicht etwa Intransparenz, sondern Opazität heißt, so kommen wir auf das physikalische Phänomen der Schwärzung, und dort heißt es, je nach der Dichte der Schwärzung werde auffallendes Licht verschluckt. Die Auflösung der Dichte gäbe den Weg der Strahlung zum Durchscheinen, d. h. dem Sichtbarwerden des Lichtes auf der anderen Seite des Mediums, frei.

Interessanter erscheint die sprachliche Entwicklung dieses Begriffs, der zwar mittellateinischen Ursprungs ist, sich aber bei uns jedoch aus dem Französischen kommend eingebürgert hat, dort transparent (transparaitre) heißt und nicht nur durchscheinend, sondern auch „sichtbar sein", aber bildlich gesprochen auch „leicht zu erraten" bedeutet. Die Wortverwandtschaft von „parere = erscheinen" und griechisch „peparein = vorzeigen" macht deutlich, was wir übertragen meinen: einen Sachverhalt dem Unkundigen erkennbar machen. Hiermit mag die etymologische Betrachtung ihr Bewenden haben.

Grundsätzliche Probleme im Begutachtungswesen

Die Frage nach der Transparenz der ärztlichen Begutachtung stellen, heißt sich mit dem Gutachter selbst befassen. Dieser kommt aber in der Literatur und auch in der Lehre nur ganz sporadisch vor. Im Medizinstudium wird die Ausbildung im Fach Begutachtung nur am Rande behandelt. Eine systematische Weiterbildung zum Sachverständigen gibt es nicht, obwohl schon 1937 Goldhahn u. Hartmann [1] ihr Buch *Chirurgie und Recht* mit der Bemerkung eingeleitet haben, daß bei der Vielgestaltigkeit der chirurgischen Tätigkeit und der Kompliziertheit des zur chirurgischen Behandlung erforderlichen Apparates ein ebenso vielgestaltiges Berühren mit rechtlichen Fragen eine Selbstverständlichkeit sei. Auch bei Hübner u. Drost [2] findet sich der Arzt nur in seiner Rolle als Betroffener. Über den ärztlichen Sachverständigen ist in diesem Artikel nichts gesagt. Diese Feststellung gilt ebenso für die Begutachtung im Rahmen der Gesetzlichen und der Privaten Unfallversicherung. Das verwundert um so mehr, als in allen diesen Bereichen Transparenz, das „Vorzeigen" sowohl bei der gutachtlichen Äußerung zur Schadenshöhe als auch bei der Aussage zur Schadensursache vonnöten ist.

Die Bedeutung des Sachverständigen ist sei langem keineswegs außer Kritik. 1963 hat Jessnitzer [3] im Vorwort zur 1. Auflage seines inzwischen achtmal aufgelegten Werkes „Der gerichtliche Sachverständige" ausgeführt: „Die Monopolstellung des Sachverständigen in der Rechtspflege muß beseitigt werden." Unter dem Schlagwort einer drohenden Inflation an Sachverständigen im Gerichtssaal wird die Wiederkehr von Richtern gefordert, die aus eigener Lebenserfahrung entscheiden, ohne hierbei zu sehr von Experten abhängig zu sein. Andererseits wird aufgrund einer zunehmenden Technisierung und Spezialisierung und bahnbrechenden neuen Erkenntnissen auf vielen Gebieten der Wissenschaft eine Beteiligung von Sachverständigen aller Art an der Rechtsfindung verlangt.

Transparenz als Grundlage des Verständnisses

Der Sachverhalt auf der einen, dessen Verständnis auf der anderen Seite sind die beiden Komponenten dessen, was Transparenz erheischt. Mit anderen Worten soll der Beweis, der im Fall des medizinischen Sachverhalts der Mitwirkung des Gutachters bedarf, für die Beteiligten nachvollziehbar gemacht werden. Woran knüpft sich die Nachvollziehbarkeit ihrerseits?

Sachliche Voraussetzungen

Zunächst setzt sie die lückenlose, erschöpfende Beischaffung des Tatsachenstoffes voraus. Eigentlich ist es nicht die Aufgabe des Sachverständigen, diesen zusammenzutragen. Es kann aber allein vom medizinischen Sachverstand abhängen, daß bestimmte Feststellungen getroffen werden, deren Notwendigkeit nur der Sachverständige kennt. So können spezielle Röntgenuntersuchungen, die die Feststellung eines bestimmten Sachverhalts ermöglichen, nur von einem hierfür Sachverständigen angefordert und nur von diesem zur Auswertung herangezogen werden.

Ein bekanntes Beispiel hierfür ist die Röntgenaufnahmetechnik beim Bruch des Kahnbeins im Handgelenk. Die Transparenz, derer es nicht nur zur Nachprüfbarkeit, sondern v. a. zur Überzeugungsbildung bedarf, erschöpft sich dabei nicht allein im „Vorzeigen" des betreffenden Beweisergebnisses, ggf. auch im Sinne des Ausschlusses der in Frage stehenden Verletzung. Es bedarf auch einer umfassenden Erläuterung der medizinischen Vorgänge und organischen Verhaltensweisen unter Berücksichtigung gerade der Umstände der im Einzelfall dann offenliegenden Befunde.

Beispiel. Zeigen im Streitfall vorgelegte Röntgenaufnahmen des Kahnbeins der Hand eine Zusammenhangstrennung dieses typischerweise verletzten Knochens und hält der erstbehandelnde Arzt diese für eine frische Verletzung, bezeichnet ein beigezogener Gutachter die Zusammenhangstrennung jedoch als ältere, nicht zu dem angeschuldigten Ereignis gehörende Erscheinung, so steht Behauptung gegen Behauptung. Für den Verletzten ist nicht nachvollziehbar, daß der Zusammenhang mit dem angeschuldigten Ereignis nicht bestehen soll, obwohl doch seit diesem Ereignis die Hand schmerzt. Der Versicherungsträger hält den Befund aufgrund seiner an einschlägigen Fällen gewonnenen Erfahrung, die selbstverständlich noch nicht die Expertise über diesen Einzelfall ersetzt, für unfallfremd. Der Streit kann aber jedenfalls dann nicht überzeugend allein dadurch beigelegt werden, daß der Unfallhergang als ungeeignet bezeichnet wird, wenn das verletzte Körperteil selbst unmittelbar in den Ablauf des Unfallmechanismus einbezogen war, und nicht überzeugend dargelegt werden kann, daß diese Körperstelle von der Einwirkung des Unfalls gar nicht betroffen war. Widerspricht der Versicherte der Ablehnung des Zusammenhanges zwischen Einwirkung und Befund mit dem Argument, unmittelbar nach dem Ereignis habe das Handgelenk geschmerzt, muß in die individuelle sachverständige Klärung zwingend eingetreten werden.

Es ist die Aufgabe des Sachverständigen, eine Transparenz zu erstellen, die sich im Sinne der Logik aus Argumenten ergibt und eine andere Annahme nicht gestattet. Dieser Umstand fehlt häufig in allgemeinen Beweisführungen.

Ziele und Wege der Argumentation

Stehen geeignete Röntgenaufnahmen zur Verfügung oder können solche noch angefertigt werden, wird sich aus ihrer Aneinanderreihung eine Befundentwicklung ergeben, die sich im Idealfalle mit Beginn auf den angegebenen Unfalltag beziehen oder aber diesen ausschließen läßt. Der Gutachter muß sich der Mühe unterziehen, die zu beschreibende Befundentwicklung anschaulich transparent darzustellen, so daß diese von verständigen Laien, d. h. dem Versicherten, den Vertretern des Versicherungsträgers und den Richtern nachvollzogen werden können.

Zu dem oben angeführten Zweck bedarf es eines kurzen Eingehens auf das Bruchgeschehen, die damit verbundenen morphologischen und biochemischen Erscheinungen, auf das Phänomen der Bruchspaltresorption, die Entwicklung des Strukturverhaltens, auf das Auftreten von Heilungszeichen und ggf. auch auf den Heilungsverlauf unter eingesetzten bzw. fehlenden therapeutischen Maßnahmen. Daneben muß auch der klinische Behandlungsverlauf gewürdigt werden. Erst wenn alle für und alle gegen eine bestimmte Annahme – frische Fraktur bzw. ältere Zusammenhangstrennung – sprechenden Argumente widerspruchsfrei dargestellt sind, kann die Zusammenhangsfrage transparent beantwortet werden.

Damit ist der Schritt von der Beschaffung des Tatsachenstoffes zu seiner Auswertung getan. Diese Auswertung vollzieht sich insbesondere im Verhältnis zum Auftraggeber des Gutachtens unter Mitteilung von Erfahrungssätzen auf dem Wissensgebiet des Gutachters.

Die Bedeutung der Schlüssigkeit eines Gutachtens

In zahlreichen Fällen scheitert die Transparenz des Gutachtens daran, daß es an Subtilität der Erhebungen und der Beschreibung der Sachverhalte und ihrer Beziehung zueinander mangelt. Subtilität heißt in diesem Zusammenhang sowohl Vollständigkeit als auch widerspruchsfreie Deutung. Unzureichende Sprach- und Darstellungsschulung, ja unbeholfener und deswegen mißverständlicher Umgang mit der Sprache können den richtigen Ansatz einer Beweisführung schädigen oder unbrauchbar machen. Der Empfänger des Gutachtens darf nicht neuen Zweifeln ausgesetzt und seine ihm obliegende eigene Überzeugungsbildung unterlaufen werden. Er soll vielmehr durch das Gutachten angeregt werden, sich selbst ein transparentes, von vernünftigen Zweifeln freies Bild des Sachverhaltes zu machen.

Gutachten erstatten heißt Sachkunde an jemand, der diese selbst nicht hat, jedoch zu seiner Entscheidung benötigt, zu vermitteln. Wenn es nicht gelingt, diese Sachkunde zu vermitteln, hat der Gutachter seinen Auftrag nicht erfüllt.

Nicht immer ist der gutachtliche Glücksfall einer lückenlosen, zeitpunktbezogenen Dokumentation durch Röntgenbilder für eine verständliche Beweisführung so klar gegeben, wie er in dem beschriebenen Fall des Kahnbeinbruches unterstellt worden ist. Und gleichwohl bedarf der Entscheidungsträger einer sachverständigen Beurteilung.

Im Gegensatz zu einem der Begutachtung unterworfenen technischen Gegenstand, der nach dem Schadenseintritt aus dem Gebrauch genommen wird und sich nicht mehr verändert, lebt der verletzte Mensch weiter und verändert seinen Verletzungsbefund, im Idealfall heilt dieser folgenlos aus. Alle Zwischenstufen der Heilung sind jedoch möglich. Aber deren Bild ähnelt mehr oder weniger anderen biologischen Erscheinungsweisen, die Unterscheidung kann schwer fallen.

Der Unfallchirurg und auch der Unfallversicherer erlebt dies tagtäglich am histologischen Befund der Meniskusverletzung, der nur selten eindeutig allein eine Verletzung kenntlich macht, viel häufiger unspezifisch ist. Dieser Umstand ist dadurch zu erklären, daß Heilungsvorgänge im wesentlichen uniform unter dem Phänomen der Durchblutungssteigerung durch Gefäßproliferation vor sich gehen. Ein spät erhobener Befund als das grundsätzlich erwünschte objektive Beweismittel steht oftmals nicht zur Verfügung, weil lediglich zum Zweck der Begutachtung eine Gewebeprobe eben nicht zur Verfügung gestellt wird. Nicht invasive Abbildungsverfahren können dagegen nur sehr bedingt die Historie eines Befundes beweisen.

Beweisführung

Analyse der Wahrscheinlichkeit

Es bleibt für den Gutachter die sachverständige Beweiswürdigung, die der rechtlichen des Entscheidungsträgers vorauszugehen hat. Dabei muß sich der

Sachverständige auf dem gleichen Rechtsboden bewegen wie jener. Das hingegen geschieht häufig nicht, weil Ärzte in der philosophischen Logik nicht ausgebildet sind und von der Existenz einer juristischen Logik nichts wissen [5]. Die Folge ist, daß sie das ihnen an die Hand gegebene Instrument des Wahrscheinlichkeitsbeweises nicht rechtskonform, sondern im Sinne ihrer persönlichen Anschauung der Dinge gebrauchen. Ginge es hier um das therapeutische Privileg, müßte ihnen dies zumindest im Rahmen ihrer Sorgfaltspflicht zugestanden werden. Dieses ärztliche Privileg gilt aber nicht für die Tätigkeit des Sachverständigen, dieser hat lediglich Sachkunde zu Rechtszwekken zu vermitteln.

Die Handhabung des Wahrscheinlichkeitsbeweises erfordert noch viel mehr Transparenzbewußtsein als die verstehbare Darstellung eines gegenständlichen Befundes, die der naturwissenschaftlich-medizinischen Betrachtungsweise näher steht als der Prozeß der Wahrscheinlichkeitsbestimmung.

Der simplifizierende Satz „Was nicht wahrscheinlich ist, ist wahrscheinlich", vice versa „Wahrscheinlich ist etwas, das nicht unwahrscheinlich ist", mag ein Anhaltspunkt sein, Beweisqualität hat er aber nicht, weil er eine beweisuntaugliche Komponente enthält. Biologisch ist diese Simplifikation auf jeden Fall unzutreffend, weil wir es nicht nur mit dem Komponenten 0 und 1, Nichtvorhandensein und Vorhandensein, Tod und Leben, zu tun haben, sondern dazwischen mit einer Fülle von Faktoren und Bedingungen morphologischer und funktioneller, biologischer und biochemischer, genetischer und biomechanischer, transitorischer und transmittorischer, nicht zuletzt auch psychischer Art, die sich nicht ohne Berücksichtigung ihres Eigenwertes dem metrisierenden 0 und 1 subsumieren lassen.

Der Wahrscheinlichkeitsbegriff muß dem Sachverständigen nicht nur klar sein, sondern auch transparent ausgeführt werden. Die Kantsche Definiton, die sich im Kapitel X der *Logik* befindet, lautet: „Unter Wahrscheinlichkeit ist ein Fürwahrhalten aus unzureichenden Gründen zu verstehen, die aber zu den zureichenden ein größeres Verhältnis haben als die Gründe des Gegenteils" [4]. Kant hat im unmittelbar vorausgehenden Satz die Erkenntnis des Wahrscheinlichen als eine „Annäherung zur Gewißheit" beschrieben; dessen sollte man sich beim Gebrauch des Wahrscheinlichkeitsbeweises erinnern.

Es dient der richtigen Wertung der Transparenz, wenn gerade die letztlich doch strapazierte Wahrscheinlichkeit im biologisch-medizinischen Bereich als das betrachtet wird, was sie ist, eine Scheinbarkeit, die sich mit „einem bloß subjektiv und praktisch hinreichenden Fürwahrhalten begnügen" (Kant) muß. Man muß sich darüber im klaren sein, daß die systemimmanente Ungleichartigkeit der Gründe eine Schätzung der Wahrscheinlichkeit nicht zuläßt. Kant unterscheidet zwischen den gleichartigen mathematischen Erkenntnissen, die zu numerieren sind, und den ungleichartigen philosophisch-naturwissenschaftlichen Erkenntnissen, die ponderiert, d. h. nach der Wirkung geschätzt werden müssen.

Die Erkenntnis, die aus dem Wahrscheinlichkeitsbeweis abgeleitet wird, muß klar sein. „Klar ist die Erkenntnis, wenn ich sie so habe, daß ich aus ihr die dargestellte Sache wiedererkennen kann" [6].

Transparenz ärztlicher Gutachten ist kein Wert an sich. Sie ist eine abstrakte Voraussetzung, und diese muß erfüllt werden, um dem Zweck, für den das Gutachten erstattet wird, gerecht zu werden. Das wird von ärztlichen Gutachtern leicht verkannt, auch wenn ihnen der unmittelbare Zweck des Verfahrens oder Rechtsstreites, etwa die Erlangung einer Rente, bekannt ist. Verkannt wird von ihnen, daß ihr Gutachten nicht die Entscheidung trifft, sondern Beweismittel zur Entscheidung sein soll, also nur mittelbar dem letztendlich verfolgten Zweck dient.

Das Gutachten als Entscheidungsgrundlage

Die Transparenz des Gutachtens muß sich auf die Tatsachen beziehen und darf nicht Meinungen an deren Stelle setzen. Wenn das so sein muß und daher Transparenz benötigt wird, erklärt der zweckbestimmte Unterschied zwischen sachverständigem und juristischem Denken und das entscheidungsgebundene Privileg. Der Sachverständige legt dar, was ist und was sein kann, der Entscheidungsträger wendet Recht an, d. h. er verschafft den durch Recht und Gesetz bestimmten Normen, z. B. sozialpolitisch begründeten Wertvorstellungen, Geltung. Hierzu ist der Entscheidungsträger verpflichtet, so schwierig die Materie im Einzelfall auch sein mag. Seine Tätigkeit wird aber nicht dadurch leichter, daß sich der Gutachter erst auf die Darstellung und hernach auf die Verteidigung seiner Meinung versteift. Transparenz wird dadurch nicht gewonnen.

Beispiel. Strittig war, ob beschwerdeverursachende Veränderungen am 1. Lendenwirbelkörper nach einem mehrere Jahre zurückliegenden Unfall, der auch zu anderen schweren Verletzungen geführt hatte, bruchmäßig durch diesen Unfall verursacht worden oder als unfallunabhängig entstandene Verformungen zu beurteilen seien. Mehrere Sachverständige vertraten hierüber unterschiedliche Meinungen, die durch die Tatsache fehlender eindeutiger Röntgenaufnahmen dieses Wirbels vom Unfalltage genährt wurden. Jahre später gefertigte Aufnahmen ließen eine traumatogene Deutung zu, die der eine Gutachter zutreffend positiv mit der Begründung in Anspruch nahm, ein anderes Unfallereignis sei nicht bekannt. Der andere Gutachter, ein Radiologe, lehnte einen Zusammenhang zunächst ohne Angaben von Gründen unter Hinweis auf in einem anderen Wirbelsäulenabschnitt tatsächlich vorhandene degenerative Veränderungen ab. Auf Nachfrage gab er eine allerdings nicht überzeugende, weil von der Prämisse der Anlage zur Degeneration nicht ablassende Beurteilung ab. Transparenz und somit Nachvollziehbarkeit war weder durch den einen noch durch den anderen Gutachter erreicht worden.

Die Klärung der Beweisfrage ergab sich folgerichtig aus einer bis dahin unberücksichtigten Tatsache, die der vorbegutachtende Orthopäde mangels Vertrautheit mit den klinischen Erscheinungen der frischen Wirbelsäulenverletzung nicht erkannte. Der zweite Gutachter, Chirurg, hatte diese Tatsache dem Radiologen nicht mitgeteilt und der Radiologe mangels Vorlage der Röntgenaufnahmen des Abdomens nicht in Erwägung gezogen. Bei der Verletzung war es nach der durch Absturz bewirkten Wirbelsäulenverletzung als eine typische Folge vorübergehend zu einem funktionellen Ileus gekommen. Sein Auftreten war zwar in den Krankenunterlagen, wie erfahrungsgemäß in den meisten Fällen, nicht dokumentiert, jedoch eindeutig in den seriellen Röntgenaufnahmen nachzuweisen. Dem Anspruch des Patienten war stattzugeben.

Praktische Verfahrenshilfen

Der dargestellte Fall macht nicht wegen des glücklicherweise doch noch eingetretenen Beweiserfolges nachdenklich, sondern weil er erkennen läßt, daß die Transparenz nicht voraussetzungslos ist. Das Problem der Grenzen der Nachprüfbarkeit des Gutachtens bleibt bestehen. Wie kann man sie einengen?

Jessnitzer hat vorgeschlagen, dem Gutachten stets die Fragestellung voranzuschicken, um damit dem Gutachter zunächst eine Bearbeitungshilfe zu geben, sodann aber darin auch die Tatsachen vorzugeben, von denen der Sachverständige auszugehen hat [3]. Der Autor hat selbst immer darauf bestanden, daß seine Mitarbeiter die Fragestellung aufführten, weil darin eine Bindung zu sehen ist, die erfüllt werden muß und von der nicht abgewichen werden darf. Wer sich daran nicht hält, erstattet in der Regel ein falsches Gutachten; auch solchermaßen – aber leider mit negativen Folgen – wird die Bearbeitungsweise für den Gutachter selbst transparent.

Soweit die Fragestellung im Gutachtenauftrag die zugrundezulegenden Tatsachen nicht nennt, müssen sie ermittelt und das Verfahren ihrer Ermittlung dargestellt werden; das geschieht z. B. durch die Erhebung der Anamnese. Nur wenn diese „Vorarbeiten" sorgfältig erkennbar gemacht werden, gewinnt dadurch das Gutachten im Ganzen Nachprüfbarkeit. Öfter ist aber, insbesondere in Gutachtenaufträgen der Sozialgerichte, zu lesen, daß auf derlei Erhebungen, insbesondere aber auf eine Aufarbeitung des Akteninhalts, zu verzichten sei. Der Autor hält das für falsch, weil dadurch verschleiert wird, ob sich der Gutachter mit den Unterlagen wirklich vertraut gemacht hat. Womit er sich aber nicht vertraut gemacht hat, das kann er in seinem Gutachten auch nicht auswerten.

Die Erhebung der Vorgeschichte, etwa vergleichbar dem Tatbestandsteil eines Urteiles, verschärft die kommunikative Kompetenz, d. h. die „argumentative Selbständigkeit gegenüber dialogisch definierten Unterscheidungen" [7]. Was der Sachverständige außer Vorgutachten in den Akten vorfindet, ist unreflektiert umgangssprachlich verfaßt, oft im Sinne von Aufzählungen. Indem er diese referiert, erfaßt und beschreibt er schon ihre Aussage, die Vorgeschichte wird dadurch prädikativ. Und hier, nicht erst in der abschließenden Beurteilung, findet der Entscheidungsträger den Ansatz für seine Nachprüfung.

Und dennoch bleibt es nicht aus, daß die passive Annahme der Sachkundevermittlung trotz Nachprüfung eine Fiktion bleibt, wenn der Informant selbst einem Tatbestandsirrtum erlegen und dies für den Informierten sozusagen im Sinne einer totalen Opazität unerkennbar gewesen ist.

Nur in schwierigen Fällen wird der Entscheidungsträger eine Zweitexpertise einholen und dadurch sein eigenes Beurteilungsspektrum verbreitern. Es bleibt ein Rest von Gutachtenirrtum.

Beispiel. Veranschaulicht an einem gutachtlich verhältnismäßig einfachen Schadensfall einer Komplexverletzung des oberen Sprunggelenkes, bestehend aus WEBER-C-Fraktur, Abbruch des hinteren Tibiabasisdreiecks, Zerreißung der distalen Fibula-Tibia-Syndesmose, lateraler Subluxation des Talus und Zerreißung des Lig. deltoideum. Der Behandler hatte aufgrund fehlerhafter Röntgentechnik die Verletzung nicht erkannt und die notwendigen therapeutischen Maßnahmen nicht ergriffen; aber auch zwei nacheinander konsultierte Unfallchirurgen erkannten die Verletzung nicht. Der Arzthaftpflichtfall wurde nicht wegen fehlerhafter Behandlung, die sich bis dahin noch nicht offenbart hatte, sondern wegen unterlassener Aufklärung über alternative Behandlungsmethoden, von denen der Patient sich ein besseres Ergebnis glaubte versprechen zu können, abhängig. Erst im Gutachten über die unterlassene Aufklärung wurde die unbeseitigt gebliebene Fehlstellung entdeckt. Dem Haftpflichtversicherer mußte die Anerkennung des Schadens aus dem Grunde buchstäblich vorzeigbarer aneinandergereihter Sorgfaltsverstöße mit der Konsequenz der Notwendigkeit einer Arthrodese, nicht aber wegen mangelnder Aufklärung empfohlen werden.

Ist die Transparenz ein ungelöstes Problem, bleibt sie ein im Zufallsbereich positives oder negatives Phänomen. Die Frage, wodurch die Transparenz gefördert werden kann, läßt sich einstweilig mit „Argumenta non sunt numeranda, sed ponderanda" beantworten.

Zusammenfassung

Transparenz ärztlicher Gutachten setzt Eindeutigkeit der Ermittlung und Darstellung des Sachverhaltes auf der einen Seite und Verständlichmachung zum Gebrauch des Benutzers des Gutachtens auf der anderen Seite voraus. Sie beginnt bei der lückenlosen Beschaffung der dokumentierten Akten, muß sachgerecht etwa verbleibende Beweislücken berücksichtigen, die Veränderlichkeit des begutachteten Menschen und die Gesetze der Logik beachten. Nachprüfbarkeit im juristischen Sinne, Nachvollziehbarkeit im Verständnis des Laien umfassen äußerlich die Summen dieser Komponenten.

Literatur

1. Goldhahn R, Hartmann W (1937) Chirurgie und Recht. Enke, Stuttgart
2. Hübner A, Drost H (1955) Ärztliches Haftpflichtrecht. Springer, Berlin Göttingen Heidelberg
3. Jessnitzer K (1963[1], 1988[9]) Der gerichtliche Sachverständige. Heymanns, Köln Berlin Bonn München
4. Kant I (1800) Logik. Friedrich Nicolovius, Königsberg. (Zit. n. Werkausgabe, 4. Aufl. Bd. 6, 1982, Suhrkamp, Frankfurt/M.)
5. Klug U (1958) Juristische Logik. Springer, Berlin Göttingen Heidelberg
6. Leibniz GW (1684) Betrachtungen über die Erkenntnis, die Wahrheit und die Ideen. (Zit. n. Philosophische Schriften, Bd. I, hg. u. übers. v. H. Holz, 2. Aufl. 1986. Insel, Frankfurt)
7. Mittelstrass J (1974) Die Möglichkeit von Wissenschaft. Suhrkamp, Frankfurt am Main

Verfahren bei Meinungsverschiedenheiten in der Privaten Unfallversicherung – Gütliche Einigung, Ärzteausschuß, Prozeß

K. Welsch

Einleitung

Ursachen des Streites in der Privaten Unfallversicherung

Ein Versicherungsnehmer, der eine Unfallversicherung abgeschlossen hat, bezahlt oft über Jahre regelmäßig seine Prämie. Erleidet er bzw. die versicherte Person eine unfallbedingte Verletzung, so erwartet er zu Recht, daß der Versicherer die vertraglich vereinbarte Leistung aus der Unfallversicherung erbringt. Gelegentlich geht der Versicherungsnehmer fälschlicherweise davon aus, daß eine Erkrankung Unfallfolge ist. Auch kann er eine unrealistische Vorstellung von der ihm tatsächlich zustehenden Leistung haben. Vereinzelt wird sogar vorsätzlich eine nicht zustehende Versicherungsleistung unberechtigt angestrebt.

Der Versicherer kann und darf eine Leistung nur dann erbringen, wenn tatsächlich die vertraglich vereinbarten rechtlichen und medizinischen Voraussetzungen vorliegen. Diese sind zum einen geregelt in den dem Vertrag zugrunde liegenden allgemeinen Unfallversicherungs-Bedingungen – AUB 61 oder AUB 88 –, zum anderen durch die Bestimmungen des Versicherungsvertragsgesetzes.

Streitobjekt

Strittig sind häufig Fragen aus dem rein rechtlichen wie auch aus dem medizinischen Bereich. Vor allem wird die Frage der Kausalität zwischen Unfallereignis und Gesundheitsschaden gestellt. Zu überprüfen ist zudem, welche versicherten Folgen die Gesundheitsschädigung hervorrief und inwieweit der Einfluß mitwirkender Krankheiten oder Vorerkrankungen zu berücksichtigen ist. Anders als in der Gesetzlichen Unfallversicherung ist in der Privaten Unfallversicherung die Leistung des Versicherers zu kürzen, wenn bei der durch ein Unfallereignis hervorgerufenen Gesundheitsschädigung oder deren Folgen Krankheiten oder Gebrechen zu mindestens 25% mitgewirkt haben und/oder wenn durch den Unfall eine körperliche oder geistige Funktion betroffen wird, die schon vorher dauernd beeinträchtigt war.

Auswirkungen aus den oben angeführten Fragen ergeben sich z. B. u. a. auf die Höhe des Invaliditätsanspruches, auf die Feststellung eines uneingeschränkten oder eingeschränkten Todesfallanspruches sowie auf die Dauer und Höhe des Tagegeldanspruches.

Bei vielen medizinischen Fragen besteht ein mehr oder weniger großer Ermessensspielraum. Oft vertreten die medizinischen Gutachter unterschiedliche Auffassungen, von denen keine eindeutig richtig oder falsch ist. Häufig ist dieses bei der Festsetzung des Prozentsatzes einer dauernden Beeinträchtigung oder hinsichtlich der Mitwirkung einer Vorschädigung der Fall. Berechtigt wird in den Gutachten bei der Angabe der gewonnenen Prozentsätze von „Schätzungen" gesprochen. In solchen Fällen ist es sowohl für den Gutachter als auch für den Versicherer schwer, eine Entscheidung wirklich unanfechtbar zu begründen.

Bei solchen Überlegungen ist es wichtig zu beachten, daß ein medizinisches Gutachten für den Versicherer immer nur die Grundlage einer Entscheidung darstellt. Die tatsächliche Entscheidung über zu erbringende Leistung kann immer nur der Versicherer, nie der Gutachter treffen.

Möglichkeiten zur Beilegung von Meinungsverschiedenheiten

Für die Beilegung von Meinungsverschiedenheiten kommen drei unterschiedliche Wege in Betracht:

1. Es kann eine gütliche Einigung herbeigeführt werden.
2. Die Entscheidung wird durch den Ärzteausschuß herbeigeführt. Dies gilt nicht, wenn die AUB 88 zugrunde liegen. Die Anrufung eines Ärzteausschusses kommt auch dann nicht in Frage, wenn ausschließlich über juristische und nicht über medizinische Fragen gestritten wird. Eine solche Entscheidung muß durch den Versicherungsnehmer gemäß § 12 I (2), (3) AUB 61 innerhalb von 6 Monaten beantragt werden.
3. Entscheidung durch ordentliche Gerichte. Auch die gerichtliche Geltendmachung muß gemäß § 12 I (2), (3) AUB 61 bzw. gemäß § 11, V AUB 88 und gemäß § 12 (3) VVG innerhalb von 6 Monaten erfolgen. Diese Frist hat jedoch nur dann Gültigkeit, wenn der Versicherer ausdrücklich darauf hingewiesen hat. Setzt der Versicherer die 6-Monats-Frist nicht durch eine entsprechende Belehrung in Kraft, verjähren die Ansprüche gemäß § 12 (1) VVG in 2 Jahren. Die Verjährung beginnt mit dem Schluß des Jahres, in dem die Leistung verlangt werden kann. Wenn Ansprüche beim Versicherer angemeldet sind, ist die Verjährung gemäß § 12 (2) VVG bis zum Eingang der schriftlichen Entscheidung des Versicherers gehemmt.

Bei der Entscheidung, welchem dieser Verfahren der Vorzug zu geben ist, spielen sowohl zeitliche als auch wirtschaftliche Aspekte eine erhebliche Rolle. Diese sprechen häufig für eine gütliche Einigung.

Gütliche Einigung

Eine „offizielle" Regelung für ein solches Verfahren gibt es nicht, dennoch hat diese Vorgehensweise in der Praxis eine sehr große Bedeutung. Folgende Abläufe sind vorstellbar:

– Der Versicherungsnehmer kann dem Versicherer mitteilen, daß er mit dessen Entscheidung nicht einverstanden ist und kann dies überzeugend begründen.
– Der Versicherungsnehmer kann dem Versicherer ein selbst in Auftrag gegebenes Gegengutachten einreichen.
– Der Versicherer kann eine Nebenbegutachtung bzw. eine nachträgliche Stellungnahme durch seinen ursprünglichen oder auch durch einen anderen medizinischen Gutachter veranlassen. Gegebenenfalls können sich Versicherter und Versicherungsunternehmer auf einen Gutachter einigen, dessen Gutachten dann als verbindlich anerkannt wird.

Unter Berücksichtigung der abschließend vorliegenden medizinischen Aussagen einigen sich Versicherungsnehmer und Versicherer auf eine Beurteilung, die in der Regel zwischen den vertretenen Auffassungen liegt. Im Einzelfall hängt dies davon ab, wie gut einzelne Positionen begründet werden können und wie stark sachlich objektivierbare Punkte oder subjektive Ermessensfragen im Vordergrund stehen.

Beispiel. Ist strittig, ob die nach einem Kreuzbandriß verbliebene dauernde Beeinträchtigung des Beines nach unterschiedlichen Gutachten mit 15% oder mit 25% zu bewerten ist, kann eine Einigung bei 20% erlangt werden.

Der Vorteil der gütlichen, auf dem Vergleichswege erlangten Einigung liegt für alle Beteiligten darin, daß eine solche Regelung relativ schnell und auch kostengünstig zustande kommen kann, selbst wenn ggf. weitere Gutachten benötigt werden.

Ärzteausschuß

Kann eine gütliche Einigung nicht erlangt werden, so besteht bei Versicherungsverträgen, denen noch die AUB 61 zugrunde liegt, die Möglichkeit, bei medizinischen Meinungsverschiedenheiten die Entscheidung durch einen Ärzteausschuß herbeizuführen. Vor 1961 war in den betreffenden AUB im Falle von Meinungsverschiedenheiten ausschließlich das Verfahren vor dem Ärzteausschuß vorgesehen. Mit den AUB 61 wurde die Möglichkeit eingeführt, wahlweise anstatt des Ärzteausschusses die ordentlichen Gerichte anzurufen. Die AUB 88 sehen das Verfahren vor dem Ärzteausschuß gar nicht mehr vor. Der Ablauf des Ärzteausschußverfahrens ist in § 12 AUB 61 geregelt (vgl. auch Anhang A).

In diesem Verfahren werden der Versicherungsnehmer und auch der Versicherer jeweils durch einen von ihnen benannten Arzt ihres Vertrauens vertreten. Diese beiden Ärzte einigen sich auf einen Obmann. Hierbei sollte es sich um einen auf dem Gebiet der Unfallbegutachtung erfahrenen Arzt handeln. Der Obmann vereinbart mit den beiden anderen Ärzten Ort und Zeitpunkt der Sitzung. Hiervon gibt er den Parteien mindestens 1 Woche vor dem Termin Nachricht. In der Sitzung soll der Versicherte in Anwesenheit aller 3 Ärzte nach Möglichkeit gehört und untersucht werden. Der Ärzteausschuß trifft dann eine Mehrheitsentscheidung, Einstimmigkeit ist nicht erforderlich. Die Entscheidung muß schriftlich begründet und vom Obmann unterzeichnet werden.

Wenn die Entscheidung des Ärzteausschusses für den Versicherten günstiger ist als das vorherige Angebot des Versicherers, so sind die Kosten voll vom Versicherer zu tragen. Andernfalls werden sie bis zu bestimmten Höchstgrenzen dem Versicherungsnehmer auferlegt. Die Kosten für ein solches Verfahren sind hoch. Drei Gutachter müssen bezahlt werden; wohnen sie nicht am selben Ort, fallen zusätzlich Reise- und Abwesenheitskosten an. Die Gutachtenkosten sind unabhängig von der Höhe der Versicherungssumme, so daß dieses Verfahren insbesondere bei Streitigkeiten über kleinere Beträge relativ teuer ist. Ein Vorteil dieses Verfahrens ist jedoch, daß die medizinischen Fragen von Medizinern in allen Details diskutiert und entschieden werden.

Probleme

Nicht immer können sich die vom Versicherungsnehmer und Versicherer benannten Ärzte auf einen Obmann einigen. Häufig benennen Versicherungsnehmer und Versicherer den Vertrauensarzt nicht innerhalb der bedingungsgemäßen Monatsfrist. In solchen Fällen soll gemäß AUB 61 auf Antrag einer Partei der Vorsitzende der für den Wohnsitz des Versicherten zuständigen Ärztekammer diesen benennen. Für den Ärztekammervorsitzenden besteht jedoch dazu keine rechtliche Verpflichtung, es kommt vor, daß die Vorsitzenden einer Ärztekammer nicht entsprechend mitwirken. Wenn sich die Ausschußmitglieder nicht auf einen Obmann einigen können oder wenn dieser mit seiner Wahl nicht einverstanden ist und Terminschwierigkeiten auftreten, kann dieses Verfahren u. U. langwierig und ggf. gar nicht durchführbar werden. Diese Probleme halten viele Versicherer davon ab, Ärzteausschußverfahren durchzuführen.

Die Entscheidung des Ärzteausschusses ist auch nicht in jedem Falle endgültig. Gemäß § 184 des Versicherungsvertragsgesetzes (VVG/vgl. Anhang B) ist die getroffene Feststellung nicht verbindlich, wenn sie offenbar von der wirklichen Sachlage erheblich abweicht. Die Feststellung erfolgt in diesem Falle durch ein Gerichtsurteil.

Beispiel. In einem Schadensfall war eine Entscheidung des Ärzteausschusses zugunsten des Versicherers ergangen. Der Ärzteausschuß war der Ansicht, der Versicherte habe bei seinem Unfall einen Muskelfaserriß erlitten, dieser habe jedoch keinerlei Dauerfolgen hinterlassen und die behaupteten Beschwerden hätten mit dem Unfall nichts zu tun. Der Versicherungsnehmer klagte, das zuständige Landgericht gab ein eigenes Gutachten in Auftrag. Der Gutachter kam letztendlich zu dem Ergebnis: „Ich kann eigentlich gar nicht beurteilen, was bei dem Unfall passiert ist, aber ich glaube, es war anders, als der Ärzteausschuß entschieden hat." Der Versicherer konnte eine solche Auffassung nicht nachvollziehen, so daß letztendlich das zuständige Landgericht entschied, daß der Beschluß des Ärzteausschusses offenbar unrichtig sei. Der Versicherer legte gegen das ergangene Urteil Berufung beim Oberlandesgericht ein. Dies vertrat die Ansicht, daß das vom Landesgericht in Auftrag gegebene Gutachten für eine Entscheidung nicht ausreichend sei und forderte ein weiteres Gutachten an. Auf dringendes Anraten des Oberlandesgerichtes wurde jedoch ein Vergleich abgeschlossen, der in der Mitte zwischen den Entscheidungen des Ärzteausschusses und der des Gerichtsgutachtens lag.

Beispielhaft Gerichtsentscheide aus dem AUB-Kommentar

- Eine offenbare Unrichtigkeit wurde von Gerichten angenommen, wenn bei der Feststellung des Invaliditätsgrades nicht nach der Gliedertaxe entschieden, sondern ein Invaliditätsgrad nach § 8 II (5) AUB 61, d.h. entsprechend der dauernden Beeinträchtigung der Arbeitsfähigkeit errechnet wurde.
- Eine offenbare Unrichtigkeit wurde auch anerkannt, wenn eine Kommission mangels Fachkunde ein organisches Hirnleiden nicht erkannt hat, das einem Facharzt ohne weiteres aufgefallen wäre.
- Eine offenbare Unrichtigkeit liegt immer dann vor, wenn der Ausschuß von falschen tatsächlichen Grundlagen bei seiner Beurteilung ausgegangen ist.
- Eine offenbare Unrichtigkeit liegt jedoch nicht vor, wenn lediglich das Ergebnis umstritten ist.
- Eine offenbare Unrichtigkeit muß im Zeitpunkt der Gutachtenerstattung bestehen. Sie darf nicht erst aufgrund späterer tatsächlicher Ereignisse erkennbar sein.
- Ein Ärzteausschußgutachten ist auch dann unverbindlich, wenn der Ärzteausschuß über Fragen entschieden hat, die außerhalb seiner Zuständigkeit liegen, so z.B. über die Frage, ob überhaupt ein Unfallereignis vorgelegen hat.
- Eine Anfechtungsklage nach § 184 VVG ist auch dann zulässig, wenn die Sachverständigen das Gutachten aus unterschiedlichen Gründen nicht erstatten.

Zusammenfassung

Aufgrund der verschiedenen Möglichkeiten der Anfechtung bei einem Ärzteausschußgutachten ist es wichtig, daß alle relevanten medizinischen Fakten berücksichtigt werden und nur über medizinische und nicht über juristische Fragen entschieden wird. Die Entscheidung muß so weit wie möglich nachvollziehbar begründet werden. Im Falle einer Anfechtungsklage gegen ein Gutachten des Ärzteausschusses ist es bedeutsam, daß dargelegt wird, ob der

Gutachter lediglich eine von der Entscheidung des Ausschusses abweichende Meinung vertritt oder ob die Entscheidung des Ausschusses nach objektiven Kriterien unrichtig ist.

Wenn der Versicherungsnehmer das Gutachten eines Ärzteausschusses als offenbar unrichtig angreift oder in den Fällen, in denen weder eine gütliche Einigung möglich ist noch ein Ärzteausschuß angerufen werden kann, besteht nur noch die Möglichkeit der Klage vor den ordentlichen Gerichten.

Prozeßverfahren

Ablauf

Für ein solches Verfahren gelten umfangreiche gesetzliche Bestimmungen, die überwiegend in der Zivilprozeßordnung geregelt sind. Der Versicherungsnehmer reicht in der Regel durch einen Anwalt, je nach Schadenshöhe bei dem zuständigen Amts- oder Landgericht, Klage ein und begründet seinen Anspruch, evtl. unter Beifügung eines medizinischen Gutachtens. Der Versicherer wird üblicherweise durch seinen Anwalt vertreten und setzt sich gegen den Anspruch ggf. unter Beifügung eines eigenen medizinischen Gutachtens zur Wehr. Viele Schriftsätze werden so bei Gericht eingereicht, in denen sich die Juristen über medizinische Probleme streiten, von denen sie evtl. noch nie zuvor etwas gehört haben. Insbesondere die Anwälte auf Versicherungsnehmerseite sind u. U. erstmalig mit einem Schadensfall zu einem Privaten Unfallversicherungsvertrag und der damit verbundenen medizinischen Problematik konfrontiert. Nicht jeder dieser Anwälte ist bereit, sich intensiv mit dieser Materie vertraut zu machen. Nicht jedem der Anwälte steht auch ein geeigneter medizinischer Berater zur Verfügung. Auch der Versicherer kann auf Probleme stoßen, einen im Bereich der Privaten Unfallversicherung erfahrenen Anwalt zu finden, insbesondere wenn der Prozeß bei einem Gericht anhängig ist, vor dem der Versicherer nicht regelmäßig verklagt wird.

Die Richter, die den Fall zu entscheiden haben, sind in aller Regel nur gelegentlich mit Schadensfällen aus der Privaten Unfallversicherung beschäftigt und haben nicht in jedem Fall Erfahrungen mit Auseinandersetzungen über medizinische Fragen. Die Richter sind daher gezwungen, sich in eine mehr oder weniger fremde Materie einzuarbeiten und sie sind so gut wie immer auf die Hilfe medizinischer Sachverständiger angewiesen. Das Gericht zieht in aller Regel auf Antrag einer oder beider Parteien einen Gutachter heran. Dieses Gerichtsgutachten hat Beweischarakter (§ 402 ff. ZPO) und dient in den meisten Fällen als Grundlage für die gerichtliche Entscheidung.

Gutachter

Die Auswahl des Sachverständigen trifft das Gericht. Die Parteien können Vorschläge unterbreiten und Einwände gegen vorgeschlagene Gutachter vortragen. Das Gericht kann das Erscheinen des Gutachters anordnen, damit dieser sein schriftliches Gutachten erläutert (§ 411 (3) ZPO). Es kann auch eine erneute Begutachtung durch denselben oder einen anderen Gutachter veranlassen, wenn es das vorgelegte Gutachten für ungenügend erachtet (§ 412 ZPO).

Berufungsverfahren

Gegen das Urteil des erstinstanzlichen Gerichtes kann die unterlegene Partei Berufung einlegen. Ausgenommen hiervon sind Verfahren mit einem Streitwert von bis zu DM 1.550,–. Wenn das dem erstinstanzlichen Urteil zugrunde liegende Gutachten ernsthafte Angriffspunkte aufweist, kann ggf. eine weitere Begutachtung erreicht werden. Auch kann eine dritte Instanz angerufen werden. Bei besonders hohem Streitwert oder bei Streitigkeiten von besonderer grundsätzlicher Bedeutung kann gegen ein zweitinstanzliches Urteil eine Revision eingelegt werden. Hierfür ist der Bundesgerichtshof zuständig. Da fast alle Gerichte und auch die vom Gericht beauftragten Gutachter stark überlastet sind, kann sich ein gerichtliches Verfahren über viele Jahre hinziehen, besonders wenn es über zwei oder drei Instanzen geführt wird.

Ist ein Gerichtsurteil schließlich rechtskräftig geworden, ist diese Entscheidung endgültig und nicht mehr angreifbar. Rechtskraft tritt ein, wenn die oberste in Frage kommende Instanz entschieden hat oder wenn ein zulässiges Rechtsmittel, wie die Berufung oder Revision, innerhalb der vorgesehenen Frist nicht eingelegt wurde.

Kosten

Sowohl die Gerichtskosten als auch die Rechtsanwaltsgebühren sind gesetzlich vorgeschrieben und u. a. von der Höhe des Streitwertes abhängig. Die Kosten des gerichtlichen Verfahrens hat die unterlegene Partei zu tragen. Bei teilweisem Unterliegen werden die Kosten geteilt. Die genaue Aufteilung wird im Urteil festgelegt. Auf Versicherungsnehmerseite erfolgt ggf. eine Erstattung durch eine Rechtsschutzversicherung, sofern ein entsprechender Versicherungsschutz besteht. Wenn der Versicherungsnehmer nicht in der Lage ist, die Prozeßkosten selbst zu tragen, so hat er die Möglichkeit, Prozeßkostenbeihilfe beim Gericht zu beantragen.

Beispiel. Ein Schadensfall wurde durch den Versicherer aufgrund eines medizinischen Gutachtens abgelehnt. Der Versicherungsnehmer legte Ende 1988 Klage ein. Beide Parteien beriefen sich auf Beweis durch Sachverständigengutachten. Das Gericht beauftragte einen weiteren Gutachter. Gemäß des Gerichtsgutachters wäre der Versicherer leistungspflichtig gewesen. Der Versicherer beauftragte einen weiteren Arzt, der zu diesem Zeitpunkt noch nicht mit dem Schadensfall befaßt war, mit einer Stellungnahme über das Gerichtsgutachten. In seiner Stellungnahme führte dieser weitere Gutachter auf, daß das Gerichtsgutachten an mehreren Stellen unschlüssig und sachlich falsch war. Der Gerichtsgutachter hatte angeführt, daß der Versicherte unfallbedingt eine frische Verletzung des Innenbandes erlitten habe und daß sich dieser Umstand aus dem Operationsbericht ergäbe. Es kam jedoch zutage, daß der

Gerichtsgutachter den Operationsbericht nicht kannte. Der zusätzlich befragte Gutachter wies darauf hin, daß bei einer Operation 6 Wochen nach einem behaupteten Unfall frische Verletzungszeichen sicher nicht mehr festgestellt werden könnten. Diese Aussage wurde durch den später befragten Operateur bestätigt. In diesem Fall gab es keine eindeutigen Beweise für das Vorliegen einer frischen, unfallbedingten Verletzung, die Angaben des ersten Gutachters beruhten auf Vermutungen. Der zusätzlich bemühte Gutachter fügte seiner Stellungnahme zusätzliche juristische Erläuterungen bei.

Das Gericht zog daraufhin erneut den Gerichtsgutachter zu Rate, ebenso der Versicherer den Gegengutachter. Der Operateur wurde befragt, schließlich noch einmal der Gerichtsgutachter und der Gegengutachter. Der Gegengutachter machte in seiner dritten Stellungnahme deutlich, daß die verschiedenen Äußerungen des Gerichtsgutachters nicht nur unschlüssig, sondern zwischenzeitlich auch in sich widersprüchlich waren. Der ursprünglich allein beweisende Operationsbericht war inzwischen vollkommen unwesentlich geworden. Das Gericht kam zu der Auffassung, daß das gerichtliche Gutachten nicht als Grundlage für ein Urteil dienen konnte.

Dieses war der Stand im Januar 1993, nachdem die Klage 1988 eingereicht worden war. Da der hinzugezogene Arzt als Parteigutachter galt, wäre zur Klärung des Sachverhaltes eine erneute Begutachtung durch einen weiteren Gerichtsgutachter notwendig gewesen. Hierdurch hätte das Verfahren nochmals mehrere Jahre dauern können. Das Gericht schlug daher dem Versicherer einen Vergleich vor. Die Entscheidung zur Annahme des Vergleiches fiel dem Versicherer schwer, da das Ergebnis nicht überzeugte. Dennoch war dieses günstiger, als noch über viele weitere Jahre einen zeit- und kostenintensiven Prozeß führen zu müssen.

An dem oben angeführten Beispiel soll gezeigt werden, wie gerichtliche Verfahren bei ungünstiger Konstellation ablaufen können. Nicht jedes Verfahren zieht sich bereits in der ersten Instanz derart lange hin, nicht in jedem Gutachten finden sich zudem begründbare Angriffspunkte.

Zusammenfassung

Das Ärzteausschußverfahren ist zur Beilegung rein medizinischer Streitigkeiten wesentlich besser geeignet als das gerichtliche Verfahren. Hierbei können Mediziner eine ausschließlich medizinische Entscheidung direkt und schnell treffen.

Schwieriger wird es dann, wenn in die medizinische Beurteilung zwangsläufig rechtliche Probleme einfließen. Hier besteht die Gefahr, daß ein Verfahren anfechtbar wird. Im Prozeß haben die Ärzte eine eher beratende Funktion. Das medizinische Gutachten dient im Prozeß als Beweis für die Behauptungen der einen oder anderen Partei. Über den Sachverhalt streiten und entscheiden Juristen. Ursprünglich war der Ärzteausschuß als neutrale dritte Stelle gedacht, die in der Lage sein sollte, medizinische Meinungsverschiedenheiten zwischen Versicherungsnehmer und Versicherer schnell und unbürokratisch beizulegen.

Bei den Verfahren vor dem Ärzteausschuß kann dies auch in den meisten Fällen erreicht werden. Diese erledigten Fälle sind überwiegend nach wenigen Monaten abgeschlossen. In 60% der Fälle eines Versicherers hatte dieser gewonnen. In 20% der Fälle kam es anschließend zu einem Prozeß, in dem aufgrund eines Urteils oder eines Vergleichs noch eine weitere Zahlung geleistet werden mußte. In 40% der oben angegebenen Ärzteausschußverfahren wurde aufgrund der Entscheidung des Ärzteausschusses eine über das ursprüngliche Angebot hinausgehende Zahlung geleistet.

Viele Versicherer hatten jedoch mit der Durchführung von Ärzteausschußverfahren eher schlechte Erfahrungen gemacht. Es war einer der Gründe für den Wegfall des Ärzteausschusses in der AUB 88, daß dieses Verfahren langwierig und schwerfällig ist.

Der Einwand trifft zu, wenn man das Ärzteausschußverfahren mit einer möglichen gütlichen Einigung vergleicht. Kommt diese zustande, dann lohnt sich oft auch aus wirtschaftlichen Aspekten die Ausführung des Ausschußverfahrens nicht. Dies gilt ganz besonders, wenn lediglich Meinungsverschiedenheiten über eine Differenz von einigen Prozentpunkten in der Beurteilung der dauernden Beeinträchtigung gemäß der Gliedertaxe bestehen.

Anders ist es dagegen, wenn eine Entscheidung zwischen Ärzteausschuß und gerichtlichem Verfahren ansteht. Die Ärzteausschußverfahren dauern in der Regel einige Monate, die Prozesse, in denen es um komplizierte medizinische Fragen geht, mehrere Jahre. Gelegentlich dauert jedoch die Einigung auf einen Obmann des Ärzteausschusses manchmal Jahre. So wird die Abneigung gegen das Ärzteausschußverfahren seitens der Versicherer, die solche Erfahrungen gemacht haben, verständlich.

Ein weiterer Grund, das Ärzteausschußverfahren in die AUB 88 nicht mehr aufzunehmen, war die Tatsache, daß eine Tendenz unverkennbar ist, die Entscheidung des Ärzteausschusses unter Hinweis auf § 184 VVG gerichtlich überprüfen zu lassen. Dadurch konnte der Zweck des Ärzteausschusses, Meinungsverschiedenheiten schnell und unverbindlich beizulegen, nicht mehr erreicht werden [3]. Wenn es im Anschluß an dieses Verfahren doch zu einer Klage kommt und wenn die Gerichte die Anfechtungsmöglichkeiten gemäß § 184 VVG immer großzügiger auslegen, dann verursacht das Ärzteausschußverfahren lediglich zusätzlichen Zeit- und Kostenaufwand. Aus allen vorstehend genannten Gründen hatte das Verfahren vor dem Ärzteausschuß schon in den vergangenen Jahren eine relativ geringe Bedeutung und wird zusätzlich auch durch den Wegfall in den AUB 88 in Zukunft sicher noch mehr an Bedeutung verlieren.

Möglicherweise wird sich dadurch eine weitere Zunahme der Prozesse ergeben. Wünschenswert wäre es jedoch, wenn sich zumindest der größte Teil der Meinungsverschiedenheiten gütlich beilegen ließe. Hierzu kann eine möglichst objektive medizinische Beratung, die sowohl auf Versicherungsnehmer- wie auch auf Versichererseite zu einer realistischen Betrachtungsweise führt, eine Menge beitragen.

Anmerkungen

1. AUB Kommentar Wussow/Pürckhauer, 5. Aufl., 1985, zu § 12 AUB
2. J. Konen, R. Lehmann, AUB 88, Motive und Erläuterungen, 1990, S. 57
3. J. Konen, R. Lehmann, AUB 88, Motive und Erläuterungen, 1990, S. 57

Anhang A

§ 12 Verfahren bei Meinungsverschiedenheiten (AUB 61)

I. (1) Im Falle von Meinungsverschiedenheiten über Art und Umfang der Unfallfolgen oder darüber, ob und in welchem Umfang der eingetretene Schaden auf den Versicherungsfall zurückzuführen ist, entscheidet ein Ärzteausschuß; für alle sonstigen Streitpunkte sind die ordentlichen Gerichte zuständig.

(2) Die Entscheidung des Ärzteausschusses ist von dem Versicherungsnehmer bis zum Ablauf von sechs Monaten, nachdem ihm die Erklärung des Versicherers nach § 11 zugegangen ist, zu beantragen. Versicherer und Versicherungsnehmer können jedoch bis zum Ablauf dieser Frist verlangen, daß anstelle des Ärzteausschusses die ordentlichen Gerichte entscheiden. Wird dieses Verlangen gestellt, so kann der Versicherungsnehmer nur Klage erheben.

(3) Läßt der Ansprucherhebende die unter (2) genannte Frist verstreichen, ohne daß er entweder die Entscheidung des Ärzteausschusses verlangt oder Klage erhebt, so sind weitergehende Ansprüche, als sie vom Versicherer anerkannt sind, ausgeschlossen. Auf diese Rechtsfolge hat der Versicherer in seiner Erklärung hinzuweisen.

II. Für den Ärzteausschuß gelten folgende Bestimmungen:

(1) Zusammensetzung
a) Der Ärzteausschuß setzt sich zusammen aus zwei Ärzten, von denen jede Partei einen benennt, und einem Obmann. Dieser wird von den beiden von den Parteien benannten Ärzten gewählt und soll ein auf dem Gebiet der Unfallbegutachtung erfahrener Arzt sein, der nicht in einem Abhängigkeitsverhältnis zu einer der Parteien steht. Einigen sich die von den Parteien gewählten Ärzte nicht binnen einem Monat über einen Obmann, so wird dieser auf Antrag einer Partei von dem Vorsitzenden der für den inländischen Wohnsitz des Versicherten zuständigen Ärztekammer benannt. Hat der Versicherte keinen inländischen Wohnsitz, so ist die für den Sitz des Versicherers zuständige Ärztekammer maßgebend.

b) Benennt eine Partei ihr Ausschußmitglied nicht binnen einem Monat, nachdem sie von der anderen Partei hierzu aufgefordert ist, so wird dieses Ausschußmitglied gleichfalls durch den Vorsitzenden der Ärztekammer ernannt.

(2) Verfahren
a) Sobald der Ausschuß zusammengesetzt ist, hat der Versicherer unter Einsendung der erforderlichen Unterlagen den Obmann um die Durchführung des Verfahrens zu ersuchen.

b) Der Obmann bestimmt im Benehmen mit den beiden Ausschußmitgliedern Ort und Zeit des Zusammentritts und gibt hiervon den Parteien mindestens eine Woche vor dem Termin Nachricht. Es bleibt ihm unbenommen, sich wegen weiterer Klärung des Sachverhaltes an die Parteien zu wenden. In der Sitzung ist der Versicherte, soweit möglich, zu hören und erforderlichenfalls zu untersuchen. Erscheint der Versicherte unentschuldigt nicht, so kann der Ausschuß aufgrund der Unterlagen entscheiden.

c) Die Entscheidung ist schriftlich zu begründen und vom Obmann zu unterzeichnen.

(3) Kosten

Ist die Entscheidung des Ärzteausschusses für den Versicherten günstiger als das vor seinem Zusammentritt abgegebene Angebot des Versicherers, so sind die Kosten voll von diesem zu tragen. Andernfalls werden sie dem Versicherungsnehmer auferlegt. Wenn nur Tagegeld strittig ist, bis zum 20fachen Betrag des versicherten Tagegeldsatzes, wenn nur Krankenhaustagegeld strittig ist, bis zum 10fachen Betrag des versicherten Krankenhaustagegeldsatzes, wenn nur Heilkosten oder Übergangsentschädigung strittig sind, jeweils bis zu 10% der versicherten Summe, sonst bis zu 2% der versicherten Invaliditäts- oder Todesfallsumme.

Anhang B

§ 184 (Feststellung durch Sachverständige)

(1) Sollen nach dem Vertrag einzelne Voraussetzungen des Anspruchs aus der Versicherung oder das Maß der durch den Unfall herbeigeführten Einbuße an Erwerbsfähigkeit durch Sachverständige festgestellt werden, so ist die getroffene Feststellung nicht verbindlich, wenn sie offenbar von der wirklichen Sachlage erheblich abweicht. Die Feststellung erfolgt in diesem Falle durch Urteil. Das gleiche gilt, wenn die Sachverständigen die Feststellung nicht treffen können oder wollen oder sie verzögern.
(2) . . . .
(3) Eine Vereinbarung, durch welche von der Vorschrift des Absatzes 1 Satz 1 abgewichen wird, ist nichtig.

Rundgespräch – Öffentlichkeitsarbeit, Transparenz, Datenschutz

Zusammengefaßt und redigiert von G. HIERHOLZER und H. SCHEELE
(Diskussionsteilnehmer: BONNERMANN, ECHTERMEYER, EICHENDORF,
EKKERNKAMP, HIERHOLZER, MEHRHOFF, MÜLLER, MÜNCHOW, NEHLS,
OEHME, PROBST, ROESGEN, SCHRÖTER)

Transparenz und Öffentlichkeitsarbeit im Verhältnis
zwischen Berufsgenossenschaften und Gutachtern

Ricke leitet mit dem Hinweis auf die Mißverständlichkeit der gebotenen
Aufgabe ein: „Mit Öffentlichkeitsarbeit will sich jemand positiv ins Gespräch
bringen"; er zitiert die Sprichwörter „Wer sich in Gefahr begibt, kommt darin
um", und schließlich „Wer sich ins Gespräch bringt, kommt leicht ins Gerede."
Die Berufsgenossenschaften verzichten bekanntlich keineswegs auf eine Öffentlichkeitsarbeit. Nun leben wir in diesen Jahren in einer Zeit der Erwartungshaltung und einer besonderen Sensibilisierung für die Frage der Ursächlichkeit
irgendwelcher Schäden. Auch als Träger der Gesetzlichen Unfallversicherung
können die Berufsgenossenschaften nicht alle Erwartungshaltungen befriedi-
gen. In Verbindung mit verschiedenen Vorgängen werden Ablehnungen ausgesprochen, sobald nachgewiesen ist, daß keine durch die Berufsgenossenschaften zu verantwortende Verursachung vorliegt. Dabei ist der Idealzu-
stand, immer auf absolut zuverlässige Kriterien zurückgreifen zu können,
bekanntlich noch nicht erreicht.

Verständnis der Informations- und Öffentlichkeitsarbeit
aus der Sicht der Medien

Nach der Auffassung von Ricke soll sich die Diskussion in Ergänzung zu den
obengenannten Fragen auch mit dem Verhältnis der Berufsgenossenschaften
zum Verletzten auseinandersetzen und sich mit der Frage beschäftigen, wie die
Vertreter der Gesetzlichen Unfallversicherung in die Öffentlichkeit wirken
können.

Der für den sozialpolitischen Bereich bei der Hannoverschen Allgemeinen
Zeitung zuständige Redakteur Münchow räumt einerseits ein, daß es über die
Berufsgenossenschaften „viel Positives zu berichten gibt", für ihn besteht aber
auch ein verhältnismäßig großer Mangel beim Informationstransfer. Ein Grund
liege in den Vorurteilen gegenüber dem Journalisten, der angeblich nur auf
„Negatives" aus sei. Nach der Auffassung von Münchow ist dies ebensowenig
gerechtfertigt wie die Furcht vor der Medienschelte.

Es ist die Aufgabe der Medien, Veränderungen in der Gesellschaft in einer Form darzustellen, die die Bevölkerung interessiert (Münchow). Positionen, Sachverhalte und Konflikte beinhalten aber eine „Parteienbildung", und es ist dann die Aufgabe des seriös arbeitenden Journalisten, den Sachverhalt so richtig wie möglich darzustellen. Dieses Ziel wird verständlicherweise nicht immer vollständig zu erreichen sein.

Die Diskussion ergibt eine Erklärung für die Fragen über den Informationstransfer zwischen den Berufsgenossenschaften und den Medien. In den aktuellen Sendungen ist die Nachrichtendichte extrem hoch geworden. Für Meldungen, über die früher 2–3 Minuten berichtet werden konnte, stehen jetzt nur noch 15 Sekunden zur Verfügung. Die Vertreter der Berufsgenossenschaften sehen das Schlagwort „Ohne Sensation keine aktuelle Sendung" bestätigt. Die Sensation könne in der Regel nichts Positives vermitteln, damit habe aber das Negative in der Darstellung Vorrang.

Informations- und Öffentlichkeitsarbeit aus der Sicht der Gesetzlichen Unfallversicherung

Aus der Sicht der Gesetzlichen Unfallversicherung (Eichendorf) benötigen die Berufsgenossenschaften mehr „eine angemessene Bonität" als einen größeren Bekanntheitsgrad. Die Bonität ist im Benehmen mit den Sozialpartnern wichtig, und es haben z. B. die Allgemeinen Ortskrankenkassen im deutschen Raum in den letzten Jahren Beispielhaftes geleistet. Durch die „Gesundheitskampagne" ist das Bild der Allgemeinen Ortskrankenkassen deutlich gewandelt worden.

Die Aufgabe der Berufsgenossenschaften, Positivmeldungen in den Medien unterzubringen, ist durch die obengenannte Erkenntnis sehr erschwert. Die Erschwernis wird dadurch vergrößert, daß man bei positiven Mitteilungen oder Ergebnissen aus dem berufsgenossenschaftlichen Bereich den Hintergrund der Gesetzlichen Unfallversicherung in den Medien als „Tribut an die Nachrichten- und Datendichte" zu kurz kommen lassen.

Mehrhoff räumt die Notwendigkeit ein, die Aufgabe der Selbstdarstellung der Berufsgenossenschaften immer wieder zu überprüfen. Dazu sind die Themen „Selbstverwaltung, Auswahl von Gutachtern, Zulassungskriterien für Personen, die für die Berufsgenossenschaften sachverständig oder gutachtlich tätig sind", wichtige Beispiele. Es steht aber nicht nur das Unfallgeschehen im Mittelpunkt, eine aktuelle Bedeutung haben auch die Berufskrankheiten. Viele Themen, die der Staat über den Sachverständigenbeirat den Berufsgenossenschaften vorgibt, sind verbunden mit der Entscheidung „Kausalität ja oder nein".

Information und Transparenz der Begutachtung aus ärztlicher Sicht

Die Effektivität der Transformation von Vorgängen aus dem berufsgenossenschaftlichen und aus dem medizinischen Bereich wird in Analogie zu der

Aufgabe der Gutachterkommissionen für ärztliche Behandlungsfehler und Schlichtungsstellen der Ärztekammern diskutiert (Ekkernkamp). Als Ärzte können wir bei Reportagen über Veranstaltungen und Veröffentlichungen keineswegs immer eine neutrale Wiedergabe von Sachverhalten erkennen. Häufig ergibt sich aus verkürzten Aussagen und Meldungen eine negative Tendenz, die die Vertrauensbasis in Frage stellt.

In den letzten Jahren hat die Entwicklung gezeigt, daß sich sowohl die Vertreter der Verwaltungen der Gesetzlichen Unfallversicherung als auch die in die Unfallbegutachtung einbezogenen Ärzte den Medien geöffnet haben. Die sozialpolitische Bedeutung der berufsgenossenschaftlichen Arbeit wird international zwar anerkannt, aus der ärztlichen Sicht aber stellt Müller die berechtigt erscheinende Frage an die Medien, Wege der Verbesserung der Kommunikation aufzuzeigen. So wird beispielsweise über die sehr große Zahl der qualitativ unstrittig erscheinenden Gutachten mit ihrer sozial befriedenden Wirkung kaum berichtet, statt dessen aber auf Einzelfälle abgehoben, bei denen man eine negative Behauptung schon als objektiviert hinnimmt.

Methodische Vorschläge zur Öffentlichkeitsarbeit aus der Sicht einer Tageszeitung

Als Vertreter der Medien empfiehlt Münchow, vermehrt auf die Art der Finanzierung der Gesetzlichen Unfallversicherung, auf die paritätische Besetzung der Gremien in den Berufsgenossenschaften, auf eine Transparenz im Widerspruchsbereich u. a. hinzuweisen. Man müsse seitens der Gesetzlichen Unfallversicherung, ihrer Verwaltungen und der Ärzte vielleicht mehr zeitliche Mühen aufbringen, um zu einem gewünschten Erfolg in der Zusammenarbeit mit Journalisten zu kommen. Münchow empfiehlt insbesondere, den Kontakt zu den Tageszeitungen zu pflegen.

In der Diskussion wird der Forderung zugestimmt, die Zusammenarbeit mit den Medien und insbesondere mit den Tageszeitungen in einer verständlichen Sprache zu handhaben. Der Journalist hat die Aufgabe, einen Zusammenhang, für den er primär nicht sachverständig ist, umzusetzen und mit einfachen Worten dem Leser zu schildern. Er ist dabei auf den ärztlichen Sachverstand und auf die Kooperationsbereitschaft angewiesen. Allerdings ist zu erwarten, daß sich der journalistische Partner den versicherungsrechtlichen oder medizinischen Sachverhalt ergänzend erklären läßt, sofern Verständnisschwierigkeiten bestehen.

Aufklärung über das System der gegliederten Sozialversicherung

Anhand von Beispielen zur Öffentlichkeitsarbeit berichtet Nehls über die Entwicklung in den neuen Bundesländern. Es war wichtig, das System der gegliederten Sozialversicherung zu erläutern, auf die Verwaltungsstrukturen hinzuweisen und die Behandlungspraxis nach Verletzungen und bei Berufskrankheiten darzulegen. Ganz besonders müßten die Richtlinien der Begutachtung und der Entschädigung dargestellt werden. Es hat sich als fruchtbar erwiesen, in einen freien Arbeitskreis von Vertretern der Gesetzlichen Unfallversicherung, der Krankenkassen, der Rentenversicherung und des Arbeitsamtes einen Journalisten mit aufzunehmen. Das wiederkehrende Gespräch dient dem sachlichen Verständnis und dem Verständnis über den sozialpolitischen Hintergrund der berufsgenossenschaftlichen Arbeit.

Es wird seitens der Medien um Verständnis dafür gebeten, daß nicht jede Verwaltungsfachkraft und jeder Arzt im Umgang mit den Medien geübt sein kann und die Grundlagen der Öffentlichkeitsarbeit nicht als selbstverständlich vorauszusetzen sind (Münchow).

Bewußtsein der Bevölkerung über die Leistungsträger „Berufsgenossenschaften"

Bonnermann stellt die Frage, aus welchem Grund sich die Berufsgenossenschaften nicht im zentralen Bereich der sozialpolitischen Diskussion und im Bewußtsein der allgemeinen Bevölkerung befinden. Die Antwort kann darin bestehen, daß die Berufsgenossenschaften neben der Renten- und Krankenversicherung nur ein Leistungsträger von vielen sind. Aufgrund der Zuständigkeit ist es selbstverständlich, daß fast jeder Mitbürger die Renten- und Krankenversicherung als Institution kennt. Nicht jeder Versicherte hat aber mit seinem Unfallversicherungsträger zu tun, da es glücklicherweise nicht so viele Unfälle und auch nicht viele Berufskrankheiten gibt. Trotz einer objektivierbaren Arbeitsleistung fehlt damit der Multiplikator, um diese in das allgemeine Bewußtsein der Öffentlichkeit zu bringen. Es ist damit seitens der Berufsgenossenschaften auch erschwert, Ergebnisse, Fragen und Probleme so in die Öffentlichkeitsarbeit einzubringen, daß sie von den Medien regelmäßig umgesetzt werden.

Ärztliche Erwartungen an den Kontakt mit den Medien

Roesgen beschäftigt die gleiche Frage mit einem anderen Ansatz. Der hohe berufsgenossenschaftliche Standard ist in der heutigen Anspruchsgesellschaft zur Selbstverständlichkeit geworden. Das hohe Maß an sozialer Absicherung und sozialer Leistung wird von der Bevölkerung nicht zur Diskussion gestellt. Der ärztliche Bereich ist traditionsgemäß dazu erzogen, Öffentlichkeitsarbeit zu meiden, sofern diese als eine Reklame aufgefaßt werden kann. Es gibt deshalb in der Ärzteschaft generell eine Scheu vor der Öffentlichkeitsarbeit und in Verbindung mit den obengenannten anderen Gründen eine Zurückhaltung zur Kontaktaufnahme mit Journalisten.

Die Vertreter der Medien haben aus diesen Gründen keinen regelmäßigen Kontakt mit dem ärztlichen Bereich und sind in der sachlichen Darstellung medizinischer Zusammenhänge nicht immer in wünschenswertem Maße geübt.

Der Mangel an Kontakt führt bei Journalisten teilweise zu der Auffassung, die Ärzte würden über Fehlergebnisse und Komplikationen nicht ausreichend berichten. Dieser Verdacht erstreckt sich dann auch auf die Begutachtungsaufgabe. Es besteht dadurch auch die Gefahr, daß negative Einzelbeispiele verallgemeinert werden. So taucht dann auch immer wieder die Frage einer versicherungsfreundlichen Tätigkeit ärztlicher Gutachter auf. Statt diese an der Gesamtarbeit zu beantworten, legt man der Meinungsbildung das kritikwürdig erscheinende Ergebnis einer einzelnen Begutachtung zugrunde. Dieses Vorgehen dient weder dem Allgemeininteresse, noch dem Interesse des einzelnen Patienten noch demjenigen der Versicherungsträger (Hierholzer).

Aus der Sicht von Ricke sollten die Berufsgenossenschaften die Begutachtungspraxis, die im Auftrag der Gesetzlichen Unfallversicherung durch Ärzte durchgeführt wird, mehr in der Öffentlichkeit darstellen. Schröter richtet an die Vertreter der Medien die Bitte, Informationen nicht nur bei betroffenen Patienten oder bei Laien einzuholen, sondern auch den betroffenen Arzt und den objektiven medizinischen Sachverstand über den Kontakt mit neutralen Fachvertretern einzuholen.

Informationstransfer aus der Sicht des Medienvertreters

Münchow bezieht in die Diskussion Fragen der Psychologie ein. Journalisten seien eben, gleich wie Ärzte, Juristen und andere Fachleute, eitel. Der kritische Journalist wird sich aber bewußt machen, daß er in den meisten Gebieten, über die er berichten soll, Laie, d.h. fachunkundig ist. Diese Tatsache kann dazu führen, daß man nicht genügend nachfragt, um beim Gesprächspartner nicht als Unkundiger dazustehen. Nach Auffassung von Münchow sollten z. B. der begutachtende Arzt oder der Versicherungsträger sich im Falle einer unsachgerecht erscheinenden Darstellung an den zuständigen Chefredakteur oder Redakteur wenden. Diese Kontaktaufnahme führt u. U. nicht beim ersten Bemühen zum gewünschen Erfolg. Wiederkehrende Hinweise und Einwände würden sicher nicht ungeprüft bleiben. Im übrigen sei für einen Redakteur mit der Zuständigkeit für die Sozialpolitik das Interesse an der Sensation nicht in dem allgemein unterstellten Ausmaß groß. Man könne diese Art von Journalisten sicher zur Mitarbeit gewinnen, indem man auf Konflikte und offene Fragen hinweist und mit dazu beiträgt, ein Thema fachlich fundiert darstellen zu können.

Kritische Anmerkungen und Rechtfertigung aus der Sicht der berufsgenossenschaftlichen Verwaltung

Ricke stellt die Frage, wie man seitens der Gesetzlichen Unfallversicherung und der Ärzte, insbesondere in ihrer Funktion als Gutachter, auf kritische Anmerkungen der Öffentlichkeit reagieren soll. Mehrhoff will dabei berücksichtigt sehen, daß man seitens der Berufsgenossenschaften selbst nach Problemfeldern in Verbindung mit der Öffentlichkeitsarbeit sucht. Da die Gesetzliche Unfallversicherung u. a. von der Frage nach der Kausalität getragen sei, kann in der Öffentlichkeit der Eindruck entstehen, der Versicherungsträger verstehe sich als ein „Ablehnungssystem". Mehrhoff stellt weiterhin die Frage, ob wir mit dem Verständnis der Kausalität im gegliederten System bestehen können. Vertreter aus Nachbarstaaten, die das Einheitssystem vertreten, sind der Auffassung, es sei Schicksal, ob arbeitsbezogene Faktoren oder Kausalfaktoren aus dem privaten Bereich oder aus der Anlage im Vordergrund stehen. Das betreffe besonders die Wirbelsäulenerkrankungen, aber auch die Hochrisikogruppen für die Krebserregung. Man müsse sich Gedanken darüber machen, ob das „Alles-oder-nichts-Prinzip" aufgelöst werden kann, d. h. es sei über die Beweisregeln nachzudenken.

Im Sinne der Qualitätssicherung ist ebenfalls zu fragen, ob und welche Möglichkeiten der Verbesserung bestehen. Dazu wird eine umfangreichere Befragung der Versicherten ebenso diskutiert wie die Bildung von Kommissionen zur Qualitätssicherung von Gutachtern.

Ricke legt Wert auf die Feststellung, daß die Gesetzliche Unfallversicherung besser mit dem System der „Anerkennung" als dem der „Ablehnung" charakterisiert sei. Mehrhoff stimmt dem zu, er will mit seinen obigen Ausführungen lediglich von außen kommende kritische Ansätze aufgenommen haben. Nach Ekkernkamp ist bei aller möglichen kritischen Auswirkung in der Bevölkerung auch der Gesichtspunkt der sozialen Absicherung zu beleuchten, der sich mit den Berufsgenossenschaften verbindet. Dies läßt sich schlagwortartig mit einem Beispiel erläutern. Der Patient sagt: „Ich habe zwar einen Unfall gehabt, ein Glück nur, es war ein Arbeitsunfall."

Offene Fragen der Informationsarbeit zwischen Berufsgenossenschaften und Öffentlichkeit und des Bewußtseins der Öffentlichkeit um die Gesetzliche Unfallversicherung werden an dem Beispiel des Unglücks von „Ramstein" diskutiert. Der Hinweis des Landesministers: „Wir haben ja unsere Landesunfallklinik in Ludwigshafen", ist dafür nicht untypisch. Diese verbesserungswürdige Darstellung einer berufsgenossenschaftlichen Unfallklinik vor der Presse entlastet uns nicht von der Aufgabe, selbst eine effektivere Öffentlichkeitsarbeit anzustreben. Man sollte mit repräsentativen Umfragen Erkundigungen darüber einziehen, wie groß und welcher Art die Kenntnis der Bevölkerung über die Gesetzliche Unfallversicherung ist. Daraus wären Reaktionen über die Gestaltung der Öffentlichkeitsarbeit abzuleiten.

Anmerkungen zur ärztlichen Begutachtungsaufgabe

Seitens der ärztlichen Gutachter (Roesgen, Müller, Probst) wird darauf hingewiesen, daß die Öffentlichkeitsarbeit schon beim einzelnen Verletzten anzusetzen hat. Dieser zeigt nicht selten bei der Darstellung der Anamnese und bei dem anschließenden Informationsgespräch ein sehr ergänzungsbedürftiges Verständnis der Gesetzlichen Unfallversicherung. Die individuelle Information über den Sachbearbeiter der Berufsgenossenschaft, den behandelnden Arzt u. a.

kann durch Merkblätter nicht vollständig ersetzt werden. Die Tatsache, daß es einen Rentenausschuß, ein Widerspruchsverfahren als aktive Instrumente zur Sicherung der Interessen des Verletzten gibt, ist oft unbekannt. Nicht selten hat der Versicherte die Auffassung, seine Ansprüche könnten nur auf dem Wege über ein Sozialgerichtsverfahren objektiv überprüft werden. Dabei hat die Gesetzliche Unfallversicherung bereits im Vorfeld zahlreiche Merkmale, die gewährleisten, den Entscheidungsprozeß zur Einschätzung und Regulierung von Verletzungsfolgen möglichst objektiv vorzunehmen. Ricke sieht in der Verwendung entsprechender Merkblätter ein geeignetes Mittel, die Informationsarbeit im Benehmen zum Versicherten sinnvoll zu ergänzen.

An den Vertreter der Presse, Münchow, richtet Hierholzer die Frage, ob besonders tragische Einzelfälle nach einer Verletzung oder in Verbindung mit den Anerkennungskriterien einer Berufskrankheit an die Medien weitergegeben werden sollen, um das Bewußtsein für das Risiko einerseits und die Bedeutung des Versicherungsschutzes andererseits zu wecken. Es widerstrebt eigentlich dem ärztlichen Verständnis, auf diese Weise Informationen weiterzugeben. Der Redakteur einer Zeitung sieht diese Gefahr als gering an und verweist auf die Möglichkeit, über den „menschlichen Hintergrund" des Einzelfalles Bewußtsein zu bilden und Informationsweitergabe zu erreichen. Der gebotenen sachlichen Darstellung sollte der Arzt über eine möglichst gut verständliche und fachgerechte Darstellung dienen. Münchow ermuntert ausdrücklich, derartige Versuche zu unternehmen.

Bewußtseinsbildung für das sozialpolitische Niveau als Gemeinschaftsaufgabe

Probst greift das Problem der Bewußtseinsbildung um Sinn und Zweck der Gesetzlichen Unfallversicherung und um deren Arbeitsweise am Beispiel der Bundeswehr erneut auf. Die Tatsache, daß die Bundeswehr über 35 Jahre wirksam der Sicherheit gedient hat, ist selbstverständlich, diese Funktion wird in der Bevölkerung ganz offensichtlich unvollständig umgesetzt. Es gelingt leichter, spektakuläre Einzelfälle, die kaum einen versicherungsrechtlichen oder medizinischen Hintergrund haben, in die Presse zu bringen. Die Bereitschaft dagegen, die erarbeitete medizinische Erkenntnis, das hohe sozialpolitische Niveau der Gesetzlichen Unfallversicherung wiederkehrend darzustellen, ist demgegenüber gering. Die Aufforderung, den Informationstransfer zu intensivieren, kann sich also nicht nur an die Versicherungsträger und die Ärzte richten, sie muß auch von den Medien aufgenommen werden.

Die Gesetzliche Unfallversicherung im Vergleich zu Nachbarländern

Hinsichtlich der Wirksamkeit der Außendarstellung der Berufsgenossenschaften im Vergleich zu der „AUVA" (Österreich) und der „SUVA" (Schweiz) verweist Eichendorf auf das entsprechende föderale deutsche System. Fünfunddreißig deutsche Berufsgenossenschaften mit ihrem Dachverband stehen jeweils einem entsprechenden Träger in Österreich und in der Schweiz gegenüber, die aus dieser Struktur bei der Informationsarbeit organisatorische Vorteile haben. Im übrigen unterscheidet Eichendorf im Hinblick auf die Resonanz aus der Bevölkerung zwischen dem Unfallgeschehen und dem Berufskrankheitenproblem.

Öffentlichkeitsarbeit über Berufskrankheiten

Die Modalitäten der Gesetzlichen Unfallversicherung seien wesentlich besser bekannt als ihre Zuständigkeit für die Berufskrankheiten. Hier bestünde noch ein erheblicher Informationsbedarf der Bevölkerung. Ricke konkretisiert diesen Fragenkomplex mit einem Beispiel: Die Finanzierung der Gesetzlichen Unfallversicherung sollte immer wieder aufgezeigt werden. Das angebliche Wohlverhalten der ärztlichen Gutachter im Benehmen zu den Berufsgenossenschaften, für das keine Beweise vorliegen, sollte in der offenen Diskussion ausgeräumt werden, und es ist auf die öffentlichkeitswirksamen Kontrollfunktionen hinzuweisen. Besonders bei den Berufskrankheiten ist der Landesgewerbearzt eingeschaltet, die Sozialgerichte stellen ein Sicherungsinstrument gegen Gefälligkeitsgutachten dar.

Bonnermann unterstreicht die Tradition einer aufbauenden Arbeit und Bemühung zur Vermeidung, Erkennung, Behandlung und Entschädigung einer Berufskrankheit. Die Berufsgenossenschaften können nicht für alle offenen Fragen verantwortlich gemacht werden, die Gegenstand der aktuellen Diskussion sind. Für die Berufskrankheiten ist auch der Verordnungsgeber zuständig, der für die Vorbereitung und die Umsetzung einer Novellierung der Berufskrankheitenverordnung verantwortlich zeichnet. Er macht dies u. a. an der Einführung einer Rückwirkungsklausel deutlich, für die beim Versicherten das Verständnis fehlt. Die Berufsgenossenschaften können Widerspruchsbegründungen und entsprechende Bescheide nur nach den gesetzlichen Grundlagen bearbeiten und erteilen. Negative Auswirkungen, die u. U. auftreten, richten sich verständlicherweise nicht an den Gesetz- oder Verordnungsgeber, sondern an die zuständige Berufsgenossenschaft.

An dem Beispiel der neuen Berufskrankheiten Nr. 2108–2110 verweist Mehrhoff auf die Möglichkeiten der Verbesserung der allgemeinen Öffentlichkeitsarbeit. Es ist dazu ein Informationsfilm vorbereitet worden, der die Voraussetzungen zur Anerkennung, die notwendigen Kriterien, die Verwaltungsabläufe und die Fragen der Kausalität für die ärztliche Begutachtung erklären soll. Mehrhoff verweist weiterhin auf den Unterschied der Entscheidungskriterien in Österreich im Vergleich zu Deutschland. Dort wird für alle Berufskrankheiten, für die die allgemeine Geeignetheit oder die generelle Kausalität festgestellt worden ist, bis auf Fälle, in denen der Beweis des Gegenteils erbracht ist, die Einzelkausalität mit abgehandelt. Das Prinzip der Beweiserleichterung steht uns in dieser Form nicht zur Verfügung.

Das Informationsmedium „Film" wird von Ricke begrüßt, er verweist aber auf die Schwierigkeit bzw. auf die Notwendigkeit der Informationsweitergabe. Münchow unterstreicht die Feststellung und gibt zu bedenken, daß man beim zuständigen Redakteur keineswegs im gewünschten Maße die Kenntnis der fachlichen Information und deren Hintergrund voraussetzen kann. Nach Müller sind diese Feststellungen Grund dafür, die Öffentlichkeitsarbeit professionell wahrzunehmen. Gleichzeitig appelliert er aber an den ärztlichen Gutachter, im Einzelfall mit dem Patienten die Erkrankungs- bzw. die Verletzungsfolgen verständlich und mit Einfühlungsvermögen zu besprechen, sie zu objektivieren oder zu relativieren, wo dies erforderlich erscheint. Er sollte dabei die soziale Sorge in geeigneter Weise erkennen lassen. Ärzte haben also nicht nur die Erlaubnis, sondern vielmehr auch die Verpflichtung, durch das Informationsgespräch, durch die Art der Untersuchung, Begutachtung und durch die Einschaltung der im Heilverfahren vorgesehenen Instrumente dem Gesichtspunkt der sozialen Befriedung Rechnung zu tragen.

Schlußbemerkung

Die Feststellung, daß Hektik und Zeitdruck die Art, das Ausmaß und den zeitlichen Ablauf der Öffentlichkeitsarbeit bestimmen und damit die Frage beantworten, wie der Bürger informiert wird, stimmen nachdenklich. Ein damit zu erklärender Einfluß auf die Qualität der Information erlaubt es keinesfalls, daraus einen Rechtfertigungsgrund abzuleiten. Die Diskussionsteilnehmer bekennen sich ausdrücklich zu dem Gebot der Öffentlichkeitsarbeit. Die Diskussion hierüber erscheint wichtig und hilfreich trotz der Erkenntnis, den methodisch erfolgreichen Weg damit noch nicht ausreichend aufgezeigt zu haben.

Sachverzeichnis

Springer-Verlag und Umwelt

Als internationaler wissenschaftlicher Verlag sind wir uns unserer besonderen Verpflichtung der Umwelt gegenüber bewußt und beziehen umweltorientierte Grundsätze in Unternehmensentscheidungen mit ein.

Von unseren Geschäftspartnern (Druckereien, Papierfabriken, Verpackungsherstellern usw.) verlangen wir, daß sie sowohl beim Herstellungsprozeß selbst als auch beim Einsatz der zur Verwendung kommenden Materialien ökologische Gesichtspunkte berücksichtigen.

Das für dieses Buch verwendete Papier ist aus chlorfrei bzw. chlorarm hergestelltem Zellstoff gefertigt und im pH-Wert neutral.